JN022040

新・社会福祉士シリーズ 15

児童・家庭福祉

福祉臨床シリーズ編集委員会編
責任編集＝ 八重樫牧子・原　葉子・土田美世子

弘文堂

はじめに

現代の日本社会では、出生率の低下、家族の多様化、地域社会の変容などにより、子どもを取り巻く環境が大きく変化しています。かつては子どもを育み、守ってきた家庭や地域社会の子育て機能が低下し、子どもの育ち、親の育ち、親子関係そして子育て環境に関する問題、たとえば、いじめや不登校、子育て不安や孤立感、児童虐待、待機児童、子どもの貧困、そしてヤングケアラーなどが深刻な社会問題になっています。このような子どもや子育て家庭の問題を解決するために、子どもの養育の社会化の重要性が認識されるようになり、要保護児童だけではなく、すべての子どもや家庭を対象とした総合的・計画的な子育ち・子育て支援が実施されるようになりました。2012（平成24）年8月には子ども・子育て支援法などが公布され、2015（平成27）年度より「子ども・子育て支援新システム」が始まっています。

また、1989（平成元）年に国際連合により採択された「児童の権利に関する条約」の理念に見られるような、子どもを権利主体として捉え直す国際的な動きの高まりは、日本国内でも子どものウェルビーイングへの流れを強めることにつながりました。2016（平成28）年の児童福祉法の改正では、児童の権利に関する条約にのっとり、子どもの最善の利益を尊重し、すべての子どもが健全に育成されるよう児童福祉法の理念の明確化などが行われました。そして、日本がこの条約を批准してから28年を経た2022（令和4）年には、子どもの権利を包括的に定めた国内法として「こども基本法」が成立し、こども施策の基本理念が示されています。さらに、これらの理念を具現化し課題解決を図るため、2023年には、「こどもを社会のまん中に」というキャッチフレーズのもと、こども政策の司令塔の役割を果たすべく「こども家庭庁」が設置され、その行方が注視されています。

こうした展開のなかですべての子どもの最善の利益を保障するために、要保護児童福祉対策のみならず、子どもが生活する基盤となる家庭への福祉サービスを含む子ども家庭福祉に求められる役割は、ますます重要かつ多岐にわたるものになってきたといえます。2019（令和元）年6月には、社会福祉士の実践能力を高めていくために、社会福祉士養成課程の教育内容等の見直しが行われました。2021年度からすでに新カリキュラムへの移行が始まっており、2024年度の国家試験の問題から新カリキュラムを反映させることになっています。本書は、旧版の『児童や家庭に対する支援と児童・家庭福祉制度』［第4版］においてすでに新シラバスに対応する形をとっていましたが、このたび新しい布陣のもと、新カリキュラム用である「新・社会福祉士シリーズ」の第15巻『児童・家庭福祉』［初版］として新たに刊行されることになりました。

本書の構成は、第1章から第3章は子ども家庭福祉の総論、第4章は子ども家庭福祉の各論となっています。各章の概要は次の通りです。

第1章「現代社会と子ども家庭福祉」では、子どもや家庭を取り巻く環境の変化に関する統計的資料を踏まえ、子ども家庭福祉の理念、子ども家庭福祉の発展過程など、現在の子ども家庭福祉の基盤となる知識を整理しています。第2章「子ども家庭福祉に関する法律」では、児童福祉法を中心に、子ども家庭福祉に関わる各種法律・制度を概観し、子ども家庭福祉の法体系の全体像を提示しています。第3章「子ども家庭福祉の実施体制」では、子ども家庭福祉を実施する諸機関の仕組みや役割を詳細に説明しています。第4章「子ども家庭福祉サービスの実際」では、子どもや家庭、女性をめぐる問題について、重要な12のテーマを取り上げ、各テーマ（問題）に関する施策・サービスの展開過程を踏まえ、現状と課題を解説しています。

今版では、最新の制度改正を反映させるとともに、キーワード集を再編し、より受験対策に照準を合わせたものとしました。また、実践に即したコラムを増やし、学習者が制度と実践とを具体的に結びつけて考えられるように努めました。受験勉強に活用していただくのはもちろん、子ども家庭福祉の制度や実態について理解を深めていただく一助となれば幸いです。

今日、子どもの貧困や児童虐待など子どもや子育て家庭が置かれている状況を見るとき、「子どもの最善の利益」が尊重されず、むしろ子どもの人権侵害が明らかになってきています。子どもが安心して、自信をもって、自由に生きる権利を保障し、親が子どもを安心して産み、育てることができるような子育て支援が求められています。子ども家庭福祉について学習された皆さんが、この学びをきっかけに子どもや子育て家庭の問題・課題に興味や関心をもち、さらなる学びと実践を進め、子どもや子育て家庭のウェルビーイングを実現するために、福祉の専門職として活躍されることを執筆者一同願っています。

2022年10月

編著者　八重樫牧子　原 葉子　土田美世子

目次

児童・家庭福祉（30時間）〈シラバスと本書との対応表〉

シラバスの内容　ねらい
①児童が権利の主体であることを踏まえ、児童・家庭及び妊産婦の生活とそれを取り巻く社会環境について理解する。 ②児童福祉の歴史と児童観の変遷や制度の発展過程について理解する。 ③児童や家庭福祉に係る法制度について理解する。 ④児童や家庭福祉領域における支援の仕組みと方法、社会福祉士の役割について理解する。 ⑤児童・家庭及び妊産婦の生活課題を踏まえて、適切な支援のあり方を理解する。

教育に含むべき事項	想定される教育内容の例		本書との対応
大項目	中項目	小項目（例示）	
①児童・家庭の定義と権利	1 児童・家庭の定義	●児童の定義、家庭の定義 ●児童と家庭の関係	第1章2節
	2 児童の権利	●児童憲章 ●児童権利宣言 ●児童の権利に関する条約	第1章3節
②児童・家庭の生活実態とこれを取り巻く社会環境	1 児童・家庭の生活実態	●ライフサイクル、家族形態 ●子育て（出産、育児、保育、家事） ●住居、就労、経済、教育 ●課外活動、遊び	第1章1節 第4章5、6節
	2 児童・家庭を取り巻く社会環境	●いじめ ●児童虐待 ●ひとり親家庭 ●家庭内DV ●社会的養護	第1章1節 第4章1、8、10、11、12節
③児童・家庭福祉の歴史	1 児童福祉の理念	●健全育成 ●児童の権利 ●最善の利益	第1章2節 第1章3節
	2 児童観の変遷	●保護の対象としての児童 ●権利の主体としての児童	第1章2節 第1章3節
	3 児童・家庭福祉制度の発展過程	●児童福祉法制定 ●措置と契約 ●最善の利益	第1章4節
④児童・家庭に対する法制度	1 児童福祉法	●児童福祉法の概要 ●児童相談所 ●児童福祉施設の種類、里親制度、障害児支援、児童福祉制度に係る財源、児童福祉サービスの最近の動向	第2章4節 第3章1、2、4、5節 第4章1、3節
	2 児童虐待の防止等に関する法律	●児童虐待の防止等に関する法律の概要 ●児童虐待の定義、虐待予防の取組、虐待発見時の対応	第2章4節 第4章10節
	3 配偶者からの暴力の防止及び被害者の保護等に関する法律（DV防止法）	●DV防止法の概要 ●DV防止法の目的、DVの定義、家庭内暴力発見時の対応	第2章4節 第4章12節
	4 母子及び父子並びに寡婦福祉法	●母子及び父子並びに寡婦福祉法の概要 ●母子及び寡婦福祉法の目的、母子寡婦福祉資金、母子福祉施設、母子寡婦福祉制度に係る財源、母子寡婦福祉サービスの最近の動向	第2章4節 第4章8節
	5 母子保健法	●母子保健法の概要 ●母子保健法の目的、母子健康手帳、養育医療の種類、母子保健制度に係る財源、母子保健サービスの最近の動向	第2章4節 第4章7節
	6 児童手当法	●児童手当法の概要 ●児童手当の種類、児童手当に係る財源、児童手当制度の最近の動向	第2章4節
	7 児童扶養手当法	●児童扶養手当法の概要 ●児童扶養手当の種類、児童扶養手当に係る財源、児童扶養手当制度の最近の動向	第2章4節 第4章8節
	8 特別児童扶養手当等の支給に関する法律（特別児童扶養手当法）	●特別児童扶養手当法の概要 ●特別児童扶養手当の種類、特別児童扶養手当に係る財源、特別児童扶養手当制度の最近の動向	第2章4節 第4章3節

	9 次世代育成支援対策推進法	● 次世代育成支援対策推進基本法の概要	第2章4節 第4章5節
	10 少子化社会対策基本法	● 少子化社会対策基本法の概要	第2章4節 第4章5節
	11 売春防止法	● 売春防止法の概要 ● 婦人相談所、婦人保護施設、婦人相談員	第4章12節
	12 子ども・子育て支援法	● 子ども・子育て支援法の概要	第2章4節 第4章5節
	13 就学前の子どもに関する教育、保育等の総合的な提供の推進に関する法律	● 就学前の子どもに関する教育、保育等の総合的な提供の推進に関する法律の概要	第2章4節 第4章4節
	14 子どもの貧困対策の推進に関する法律	● 子どもの貧困対策の推進に関する法律の概要	第2章4節 第4章9節
	15 子ども・若者育成支援推進法	● 子ども・若者育成支援推進法の概要	第2章4節 第4章6節
	16 いじめ防止対策推進法	● いじめ防止対策推進法の概要	第2章4節 第4章11節
⑤児童・家庭に対する支援における関係機関と専門職の役割	1 児童や家庭に対する支援における公私の役割関係	● 行政の責務 ● 公私の役割関係	第3章1節
	2 国、都道府県、市町村の役割	● 国の役割 ● 都道府県の役割 ● 市町村の役割	第3章1節
	3 児童相談所の役割	● 児童相談所の組織 ● 児童相談所の業務 ● 市町村及び他の機関との連携	第3章1節
	4 その他の児童や家庭（女性、若者を含む）に対する支援における組織・団体の役割	● 児童福祉施設 ● 家庭裁判所 ● 警察 ● 婦人相談所、配偶者暴力相談支援センター、婦人保護施設 ● 子ども家庭総合支援拠点 ● 子ども・若者総合相談センター ● 子育て世代包括支援センター ● 地域若者サポートステーション	第3章1、2節 第4章2、7、10、12節
	5 関連する専門職等の役割	● 保育士、医師、歯科医師、保健師、看護師、助産師、理学療法士、作業療法士、栄養士、弁護士　等 ● 児童福祉司、児童心理司、家庭児童福祉主事、児童指導員、母子支援員　等 ● スクールソーシャルワーカー、スクールカウンセラー　等 ● 民生委員、児童委員、主任児童委員 ● 家族、住民、ボランティア　等	第3章1、3節 第4章11節
⑥児童・家庭に対する支援の実際	1 社会福祉士の役割		第3章1、3節
	2 支援の実際（多職種連携を含む）	● 児童相談所における支援 ● 要保護児童対策地域協議会における支援 ● 児童虐待防止にむけた支援 ● 社会的養護を必要とする児童に対する支援 ● 障害児に対する支援 ● ひとり親家庭に対する支援 ● 児童と家庭に対する就労支援 ● 子どもの貧困に対する支援 ● 女性、若者への支援 ● 子ども・子育て妊産婦への支援	第4章

注）この対応表は、厚生労働省が発表したシラバスの内容が、本書のどの章・節で扱われているかを示しています。
全体にかかわる項目については、「本書との対応」欄には挙げていません。
「想定される教育内容の例」で挙げられていない重要項目については、独自の視点で盛り込んであります。目次や索引でご確認ください。

第1章　現代社会と子ども家庭福祉

今日、少子高齢化が進む中で子どもや家庭を取り巻く環境が大きく変化し、社会全体で子どもや子育て家庭を支援することが求められている。本章では、子どもや子どもを取り巻く家庭や地域の現状を理解し、子どもの権利を尊重するという視点から、子ども家庭福祉の発展過程を踏まえた上で、子ども家庭福祉の理念や定義について学ぶ。

1

子どもや家庭を取り巻く環境の変化を検討することによって、人口減少社会における少子化の進行が、日本経済や子育ち・子育て環境に及ぼす影響について理解を深める。

2

子どもの特性からみた子どもの捉え方や理念について検討することによって、子どもや家庭のウェルビーイングを実現するための子ども家庭福祉とは何か理解を深める。

3

子どもの権利とは何か理解し、子どもの権利保障、特に児童の権利に関する条約について学ぶとともに、子どもの権利と親権を調整する権利擁護システムについて考える。

4

イギリスとアメリカ、および日本における、子どもに対する処遇および福祉の歴史を概観し、今日の子ども家庭福祉がどのような発展過程の上に成立しているかを理解する。

1. 子どもや家庭を取り巻く環境の変化

A. 少子化をめぐる現状

［1］総人口と人口構造の推移

日本の総人口は、2021（令和3）年で1億2,550万人となっている。**年少人口**（0～14歳）は1,478万人（11.8%）、**生産年齢人口**（15～64歳）は7,450万人（59.4%）、**高齢者人口**（65歳以上）は3,621万人（28.9%）である（**図1-1-1**）。世界全域の年少人口割合（2019年の国連推計）は、25.4%であるが、日本の総人口に占める年少人口の割合は、11.9%と世界的にみても小さくなっている(1)。1997（平成9）年に年少人口が老年人口を下回り、「**少子社会**」となった。2005（平成17）年の総人口は、戦後初めて前年度を下回り、「**人口減少社会**」に突入した。しかし、その後いったん回復し、2011（平成23）年以後は減少を続けている。**図1-1-1**からわかるように、現在の傾向が続けば、2065年の人口は8,808万人となり、1年間に生まれる子どもの数も現在の半分程度の約56万人となり、年少人口の割合は10.2%、高齢化率は約38%に達するという厳しい見通しが示されている(1)。

少子社会
合計特殊出生率が人口置き換え水準の2.08をはるかに下回り、かつ、年少人口（0～14歳）が高齢者人口（65歳以上）よりも少なくなった社会のことである。

［2］出生数・出生率の推移

図1-1-2からわかるように出生数や出生率の低下が続いており、**少子化**が進んでいる(1)。年間の出生数は、第1次ベビーブーム期には約270万人、第2次ベビーブーム期には約210万人であったが、以後次第に減少し、2016（平成28）年にはついに100万人を割り込んだ。2020（令和2）年の出生数は84万832人であった(1)。

合計特殊出生率をみると、第1次ベビーブーム期には4.3を超えていたが、1950（昭和25）年以降急激に低下した。その後、第2次ベビーブーム期を含め、ほぼ2.1台で推移していたが、1975（昭和50）年に2.0を下回ってから再び低下傾向となった。1989（昭和64、平成元）年にはそれまで最低であった1966（昭和41）年（丙午（ひのえうま））の1.58を下回る1.57を記録し、さらに、2005（平成17）年には1.26と過去最低を記録した。2020（令和2）年の合計特殊出生率は、前年より0.03ポイント下回り、1.33と依然として低い水準にあり、長期的な少子化の傾向が続いている(1)。

合計特殊出生率
合計特殊出生率には、期間合計特殊出生率とコーホート合計特殊出生率の2種類がある。
期間合計特殊出生率は、その年次の15歳から49歳までの女性の年齢別出生率を合計したもので、1人の女性が仮にその年次の年齢別出生率で生涯に生むとしたときの子どもの数に相当し、一般的に合計特殊出生率といった場合これを指す。
コーホート合計特殊出生率は、同一年生まれ（コーホート）の女性の各年齢（15歳から49歳）の出生率を過去から積み上げたものであり、実際に1人の女性が生涯に生む子どもの数であり、「出生に関する統計」により調べることができる(2)。

図 1-1-1　日本の総人口および人口構造の推移と見通し

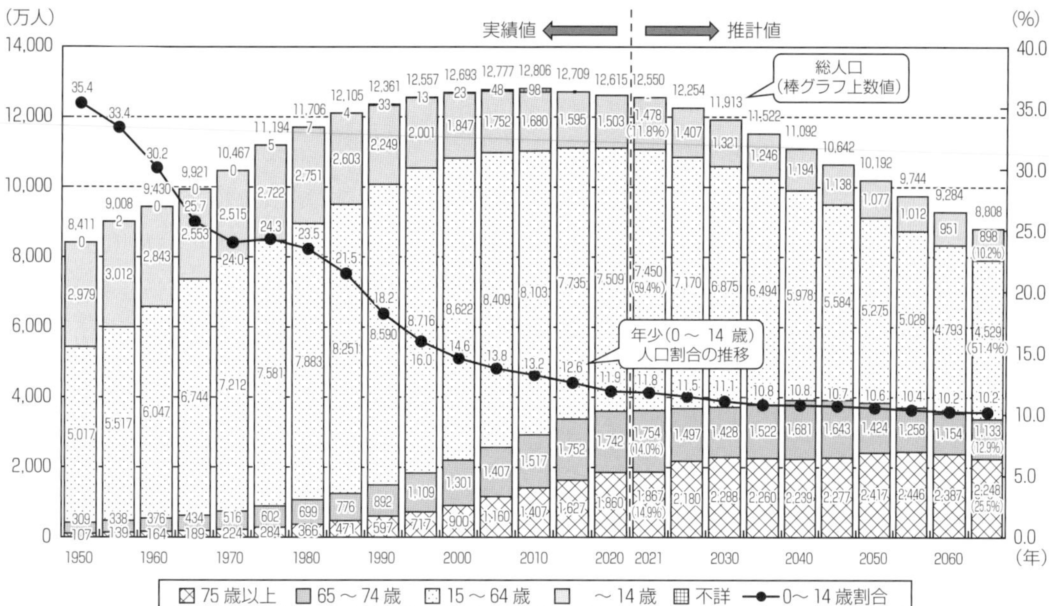

資料：2020 年までは総務省「国勢調査」（2015 年及び 2020 年は不詳補完値による。）、2021 年は総務省「人口推計」（2021 年 10 月 1 日現在（令和２年国勢調査を基準とする推計））、2025 年以降は国立社会保障・人口問題研究所「日本の将来推計人口（平成 29 年推計）」の出生中位・死亡中位仮定による推計結果から作成。

注：1．2015 年及び 2020 年の年齢階級別人口は不詳補完値によるため、年齢不詳は存在しない。2021 年の年齢階級別人口は、総務省統計局「令和２年国勢調査」（不詳補完値）の人口に基づいて算出されていることから、年齢不詳は存在しない。2025 年以降の年齢階級別人口は総務省統計局「平成 27 年国勢調査　年齢・国籍不詳をあん分した人口（参考表）」による年齢不詳をあん分した人口に基づいて算出されていることから、年齢不詳は存在しない。なお、1950 ～ 2010 年の年少人口割合の算出には分母から年齢不詳を除いている。ただし、1950 年及び 1955 年において割合を算出する際には、下記の注釈における沖縄県の一部の人口を不詳には含めないものとする。

2．沖縄県の 1950 年 70 歳以上の外国人 136 人（男 55 人、女 81 人）及び 1955 年 70 歳以上 23,328 人（男 8,090 人、女 15,238 人）は 65 ～ 74 歳、75 歳以上の人口から除き、不詳に含めている。

3．百分率は、小数点第２位を四捨五入して、小数第１位までを表示した。このため、内訳の合計が 100.0% にならない場合がある。

出典）内閣府ウェブサイト「令和 4 年版　少子化社会対策白書」p.2 の第 1-1-1 図.

図 1-1-2　出生数および合計特殊出生率の年次推移

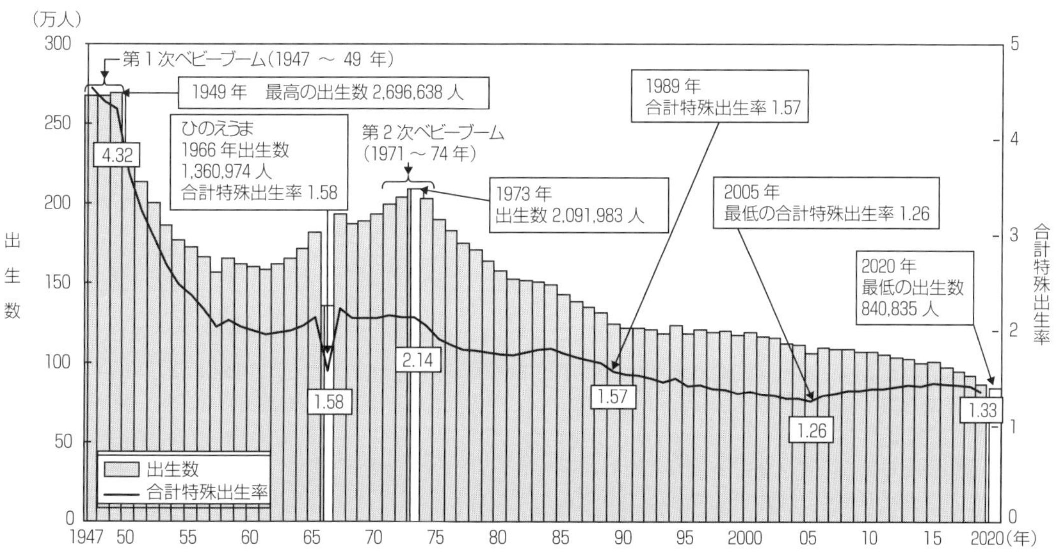

資料：United Nations “World Population Prospects 2019” を基に作成。

出典）内閣府ウェブサイト「令和 4 年版　少子化社会対策白書」p.5 の第 1-1-3 図.

［3］婚姻・出産の状況

婚姻・離婚
2020（令和2）年の婚姻件数は52万5,5077組で、前年の59万9,007組より7万3,500組減少し、婚姻率（人口千対）は4.3で前年の4.8より低下した。同年の離婚件数は19万3,253組で、前年の20万8,496組より1万5,243組減少し、離婚率（人口千対）は1.57で前年の1.69より低下した[(4)]。2019（令和元）年の出生数86万5,239人中、嫡出子は84万5,068人（97.7%）、嫡出でない子は2万701人（2.3%）であった[(5)]。

出生数や出生率の低下の原因は、親世代の人口規模の減少や未婚率の上昇、夫婦の行動の変化等が影響しているといわれている[(3)]。未婚率を年齢（5歳階級）別に見ると、2020（令和2）年は、たとえば、30～34歳では、男性はおよそ2人に1人（47.4%）、女性はおよそ3人に1人（35.2%）が未婚である[(1)]。50歳時の未婚割合を見ると、1970（昭和45）年は、男性1.7%、女性3.3%であった。その後、男性は一貫して上昇する一方、女性は1990（平成2）年まで横ばいであったが、以降上昇を続け、2015（平成27）年の国勢調査では男性24.8%、女性14.9%、2020（令和2）年は男性28.3%、女性17.8%と、それぞれ上昇している[(1)]。

「第15回出生動向基本調査報告書」[(6)]によると、夫婦にたずねた理想的な子どもの数（理想子ども数）の平均値は、前回調査より0.1人低下し、これまでで最も低い2.32人となった（**図1-1-3**）。また、夫婦が実際に持つつもりの子どもの数（予定子ども数）の平均値も前回調査に引き続き低下し、2.01人と過去最低になった。夫婦の予定子ども数が理想子ども数を下回る理由として最も多いのは、「子育てや教育にお金がかかりすぎる」（56.3%）、次いで「高年齢で生むのはいやだから」（39.8%）であった[(6)]。

図1-1-3　調査別にみた、夫婦の平均理想子ども数と平均予定子ども数の推移

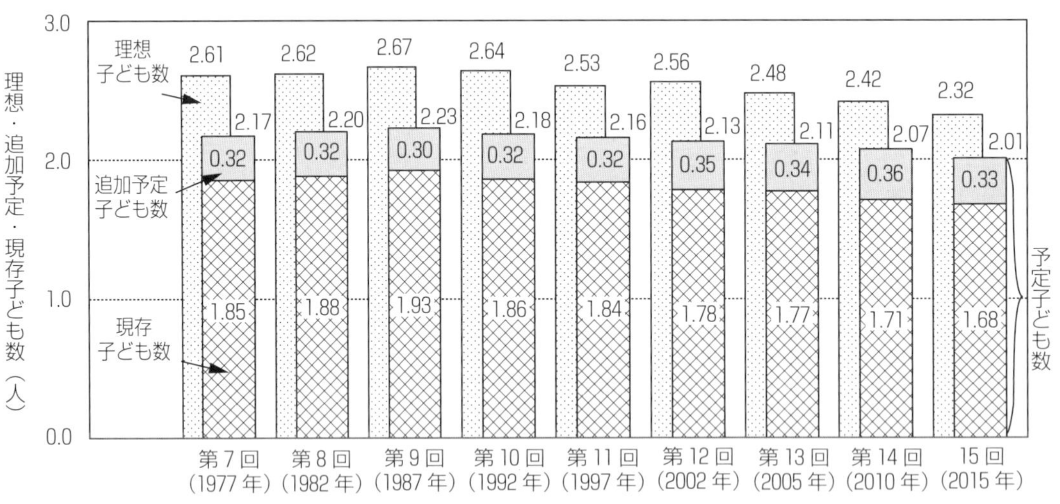

注：対象は初婚どうしの夫婦（妻50歳未満）。予定子ども数は現存子ども数と追加予定子ども数の和として算出。理想子ども数、予定子ども数とも8人以上を8として計算（理想・予定子ども数不詳をのぞく）。総数には結婚持続期間不詳を含む。

設問　理想子ども数：「あなた方ご夫婦にとって理想的な子どもの数は何人ですか。」、（追加）予定子ども数：「あなた方ご夫婦の今後のお子さんの予定についておたずねします。（1）お子さんの数と、（2）希望の時期について、あてはまる番号に○をつけてください。」

出典）国立社会保障・人口問題研究所ウェブサイト「第15回（2015年）出生動向基本調査（結婚と出産に関する全国調査）報告書」図表Ⅲ-1-6.

[4] 世帯構造および世帯類型の状況

2019（令和元）年の全国の世帯総数は約5,178万5千世帯となっており、増加傾向にある（**表1-1-1**）[(7)]。世帯構造をみると、「単独世帯」が1,490万7,000世帯（全世帯の28.8%）で最も多く、次いで「夫婦と未婚の子のみの世帯」が1,471万8,000世帯（同28.4%）、「夫婦のみの世帯」が1,263万9,000世帯（同24.4%）となっている。平均世帯人数は、2.39人と減少し続けている。「児童のいる世帯」は1,122万1,000世帯で全世帯の21.7%となっており、「児童のいる世帯」の平均児童数は、1.68人である[(7)]。**核家族化**や**高齢化**により、①世帯数の増加および平均世帯人数の減少、②単独世帯の増加、夫婦と未婚のみの世帯および三世代世帯の減少という傾向が

世帯
世帯とは、住居および生計を共にする者の集まりまたは独立して住居を維持し、もしくは独立して生計を営む単身者をいう。家族とは血縁関係や婚姻関係にある人で、精神的な結びつきがある人の集団である。住居を共にしていない人も含まれるので、厳密には世帯と家族は異なる。しかし、家族を検討する場合は、この世帯を用いて検討することが多い。

表1-1-1　世帯構造別、世帯類型別世帯数及び平均世帯人員の年次推移

	総数	世帯構造						世帯類型				平均世帯人員
		単独世帯	夫婦のみの世帯	夫婦と未婚の子のみの世帯	ひとり親と未婚の子のみの世帯	三世代世帯	その他の世帯	高齢者世帯	母子世帯	父子世帯	その他の世帯	
	推計数（単位：千世帯）											（人）
1986（昭和61）年	37 544	6 826	5 401	15 525	1 908	5 757	2 127	2 362	600	115	34 468	3.22
'89（平成元）	39 417	7 866	6 322	15 478	1 985	5 599	2 166	3 057	554	100	35 707	3.10
'92（　4）	41 210	8 974	7 071	15 247	1 998	5 390	2 529	3 688	480	86	36 957	2.99
'95（　7）	40 770	9 213	7 488	14 398	2 112	5 082	2 478	4 390	483	84	35 812	2.91
'98（　10）	44 496	10 627	8 781	14 951	2 364	5 125	2 648	5 614	502	78	38 302	2.81
2001（　13）	45 664	11 017	9 403	14 872	2 618	4 844	2 909	6 654	587	80	38 343	2.75
'04（　16）	46 323	10 817	10 161	15 125	2 774	4 512	2 934	7 874	627	90	37 732	2.72
'07（　19）	48 023	11 983	10 636	15 015	3 006	4 045	3 337	9 009	717	100	38 197	2.63
'10（　22）	48 638	12 386	10 994	14 922	3 180	3 835	3 320	10 207	708	77	37 646	2.59
'13（　25）	50 112	13 285	11 644	14 899	3 621	3 329	3 334	11 614	821	91	37 586	2.51
'16（　28）	49 945	13 434	11 850	14 744	3 640	2 947	3 330	13 271	712	91	35 871	2.47
'17（　29）	50 425	13 613	12 096	14 891	3 645	2 910	3 270	13 223	767	97	36 338	2.47
'18（　30）	50 991	14 125	12 270	14 851	3 683	2 720	3 342	14 063	662	82	36 184	2.44
'19（令和元）	51 785	14 907	12 639	14 718	3 616	2 627	3 278	14 878	644	76	36 187	2.39
	構成割合（単位：%）											
1986（昭和61）年	100.0	18.2	14.4	41.4	5.1	15.3	5.7	6.3	1.6	0.3	91.8	·
'89（平成元）	100.0	20.0	16.0	39.3	5.0	14.2	5.5	7.8	1.4	0.3	90.6	·
'92（　4）	100.0	21.8	17.2	37.0	4.8	13.1	6.1	8.9	1.2	0.2	89.7	·
'95（　7）	100.0	22.6	18.4	35.3	5.2	12.5	6.1	10.8	1.2	0.2	87.8	·
'98（　10）	100.0	23.9	19.7	33.6	5.3	11.5	6.0	12.6	1.1	0.2	86.1	·
2001（　13）	100.0	24.1	20.6	32.6	5.7	10.6	6.4	14.6	1.3	0.2	84.0	·
'04（　16）	100.0	23.4	21.9	32.7	6.0	9.7	6.3	17.0	1.4	0.2	81.5	·
'07（　19）	100.0	25.0	22.1	31.3	6.3	8.4	6.9	18.8	1.5	0.2	79.5	·
'10（　22）	100.0	25.5	22.6	30.7	6.5	7.9	6.8	21.0	1.5	0.2	77.4	·
'13（　25）	100.0	26.5	23.2	29.7	7.2	6.6	6.7	23.2	1.6	0.2	75.0	·
'16（　28）	100.0	26.9	23.7	29.5	7.3	5.9	6.7	26.6	1.4	0.2	71.8	·
'17（　29）	100.0	27.0	24.0	29.5	7.2	5.8	6.5	26.2	1.5	0.2	72.1	·
'18（　30）	100.0	27.7	24.1	29.1	7.2	5.3	6.6	27.6	1.3	0.2	71.0	·
'19（令和元）	100.0	28.8	24.4	28.4	7.0	5.1	6.3	28.7	1.2	0.1	69.9	·

注：1）1995（平成7）年の数値は、兵庫県を除いたものである。
　2）2016（平成28）年の数値は、熊本県を除いたものである。
出典）厚生労働省ウェブサイト「2019年　国民生活基礎調査の概況」p.3の表1.

続いている[8]。

[5]「児童のいる世帯」の就労状況

「児童のいる世帯」における母の仕事の状況を見ると、「仕事あり」の割合は2019（令和元）年は72.4％であり、2010（平成22）年の60.2％より上回り、上昇傾向となっている[7]。そのうち「正規の職員・従業員」は26.2％、「非正規の職員・従業員」は、37.8％であった（**表1-1-2**）。

6歳未満の子どもを持つ夫の家事・育児関連行動者率（1日当たりの行動者率）でみると、「家事」については、妻・夫共に有業（共働き）の世帯で約8割、夫が有業で妻が無業の世帯で約9割の夫が行っておらず、「育児」については、妻の就業状態にかかわらず、約7割の夫が行っていないことがわかる（**図1-1-4**）[9]。

B. 少子化が社会経済に及ぼす影響

[1] 少子化が経済に及ぼす影響

少子化が経済に与える影響については、①年齢構成の変化による需要またはニーズへの影響、②生産年齢人口の変化による労働力への影響、③生産年齢人口と従属年齢人口の変化による扶養への影響の3つが挙げられる[8]。

需要またはニーズは、年齢や地域により異なる。少子化の進行により、子ども関連の需要の総量は減少し、人口減により、地域によっては総需要が大きく減ることも懸念される。生産年齢総人口は21世紀を通じて減り続けることが予想されており、しかも若者の減少が大きいために、労働人口の高齢化も同時に進行する。しかし、通常、高齢者の労働時間は短いため、労働供給は一層減少し、労働力の低下を招き、外国人労働者の活用が大きな課題になってくる。また、少子高齢社会の進展は、年金、医療、介護などの社会保障の分野において、給付を増大させ、少ない人数でそれを支える現役世代の負担を重くさせることが予想され、社会保障制度の持続可能性が危ぶまれている。さらに、若い世代が減少し高齢者が50％以上となった中山間地などの過疎地（いわゆる**限界集落**）では、地域経済の活力が低下し、地域社会の存続自体が危機に瀕しているところもある[8]。

限界集落
過疎地域等で人口の50％以上が65歳以上の高齢者であるために、冠婚葬祭などの社会的共同生活が困難になった集落である。

[2] 少子化が子育ち・子育て環境に及ぼす影響

少子化の進行は、子育ち・子育て環境にも影響を及ぼしている[10]。

子どもの年間出生数は、2016（平成28）年に100万人を下回り、少子

表 1-1-2　児童のいる世帯における母の仕事の状況

		総数	仕事あり				仕事なし
				正規の職員・従業員	非正規の職員・従業員	その他	
2010(平成 22)年	推計数(単位：千世帯)	11945	7190	2019	3731	1439	4756
	構成割合(単位：%)	100.0	60.2	16.9	31.2	12.1	39.8
2019(令和元)年	推計数(単位：千世帯)	11034	7869	2843	4105	921	3003
	構成割合(単位：%)	100.0	72.4	26.2	37.8	8.5	27.6

注：1）母の「仕事の有無不詳」を含まない。
　　2)「その他」には、会社・団体等の役員、自営業主、家族従業者、内職、その他、勤めか・自営か・不詳及び勤め先での呼称不詳を含む。
出典）厚生労働省ウェブサイト「2019 年　国民生活基礎調査の概況」p.8 の表 6 より筆者作成.

図 1-1-4　6 歳未満の子供を持つ夫の家事・育児関連行動者率

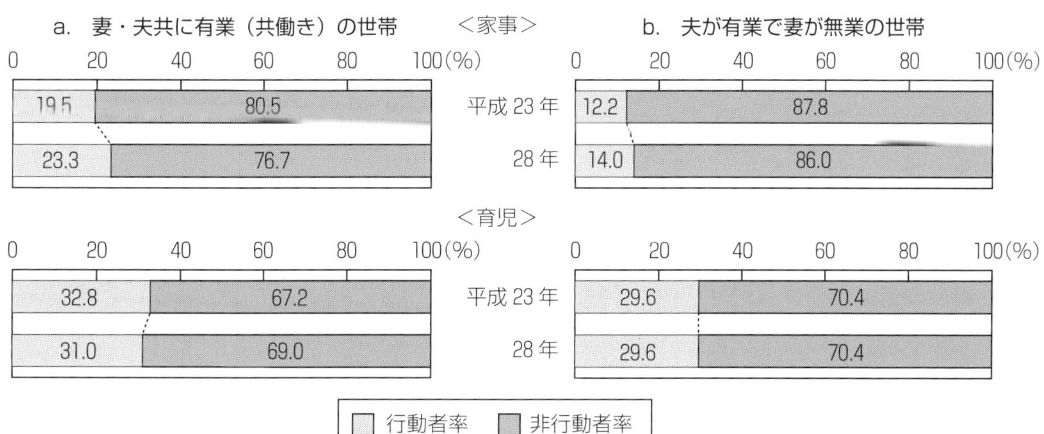

（備考）1. 総務省「社会生活基本調査」より作成。
　　2.「夫婦と子供の世帯」における 6 歳未満の子供を持つ夫の 1 日当たりの家事関連（「家事」及び「育児」）の行動者率（週全体平均）。
　　※行動者率…該当する種類の行動をした人の割合（%）　※非行動者率…100%－行動者率
　　3. 本調査では、15 分単位で行動を報告することとなっているため、短時間の行動は報告されない可能性があることに留意が必要である。
出典）内閣府男女共同参画局ウェブサイト「男女共同参画白書　平成 30 年版」I-3-9 図.

化が進行している。たとえば、「子どものいない風景」といわれるように公園や空き地で多くの子どもたちが遊んでいるのを見かけることができなくなってきている。子どもの数が減少し、子ども同士で遊ぶ機会が少なくなったことは、子どもの仲間関係の形成や遊びを通じた規範意識の形成など社会性の発達に悪影響を与えているといわれている。

また、核家族化が進行し、地域社会のつながりが弱くなってきているので、子育て中の親は、子育てに関する知識や技術が不十分なまま子育てをしなければならない。親同士で情報を交換し、助け合う機会も少なくなってきている。さらに、父親の参加・参画が得られないまま母親が一人で子育てに専念することが一般化し、子育ての責任が母親に集中し、周囲から適切な支援を受けられない場合は、母親は子育て負担、子育て不安、ストレスを抱えこむことになる。

一方、女性の社会進出に伴い、保育需要が増大し、多様化してきている。保育所入所児童数は、出生数の減少にもかかわらず近年急激に増加し、働く母親には仕事・家事・子育てという過重な負担がかかってきている。そして、出産後も就業を継続したい、あるいは再就職をしたいと考えているにもかかわらず職場復帰ができないなどの理由により、地域によっては希望する保育所を利用できないこともある。

このように、かつては子どもを育み、守ってきた家庭や地域社会の子育て力や教育力が低下し、その結果、子ども自身（子育ち）、親自身（親育ち）、親子関係（子育て）そして子育て環境にさまざまな問題、たとえば子どもの非行や犯罪、いじめや不登校、ひきこもり、気になる子どもの増大、子どもの貧困、そして児童虐待などが深刻な社会問題となっている。このような子どもや家庭の問題を解決するために、子どもの育ち、親の育ち、子育てに対する社会的支援の必要性が増大し、すべての子どもと家庭を対象にした総合的で計画的な子育て支援対策が求められている。

注）

ネット検索によるデータの取得日は，いずれも 2022 年 8 月 11 日．

(1) 内閣府ウェブサイト「令和 4 年版　少子化社会対策白書」．

(2) 総務庁統計局ウェブサイト「02C–Q02　女性が生涯に生む子供の数（合計特殊出生率）」．

(3) 厚生労働省ウェブサイト「平成 30 年版 厚生労働白書―障害や病気などと向き合い、全ての人が活躍できる社会に」．

(4) 厚生労働ウェブサイト「令和 2 年（2020）人口動態統計（確定数）の概況」．

(5) 総務省統計局ウェブサイト／政府統計の総合窓口（e-Stat）「人口動態調査 人口動態統計 確定数 出生／嫡出子―嫡出でない子別にみた年次別出生数及び百分率」．

(6) 国立社会保障・人口問題研究所ウェブサイト「2015 年　社会保障・人口問題基本調査（結婚と出産に関する全国調査）現代日本の結婚と出産―第 15 回出生動向基本調査（独身者調査ならびに夫婦調査）報告書」2017.

(7) 厚生労働省ウェブサイト「2019 年　国民生活基礎調査の概況」．

(8) 厚生労働統計協会編『国民の福祉と介護の動向（2021/2022）』厚生労働統計協会，2021，p.61，pp.84–85.

(9) 内閣府男女共同参画局ウェブサイト「男女共同参画白書　平成 30 年版」．

(10) 八重樫牧子『児童館の子育ち・子育て支援―児童館施策の動向と実践評価』相川書房，2012.

2. 子ども家庭福祉とは何か

A. ウェルフェアとしての児童福祉から ウェルビーイングとしての子ども家庭福祉へ

[1] 子ども家庭福祉の展開

少子高齢社会においては、**ウェルフェア**としての児童福祉から、**ウェルビーイング**としての子ども家庭福祉への転換を進めていくことが重要になってきている(1)。従来のウェルフェアとしての児童福祉は、救貧的・慈恵的・恩恵的歴史をもっており、最低生活保障としての事後処理的・補完的・代替的な児童福祉であった。ウェルビーイングとしての新しい子ども家庭福祉は、人権の尊重・自己実現や子どもの権利擁護の視点にたった予防・促進、そして問題の重度化・深刻化を防ぐ支援的な施策や実践を重視しており、子どもや家庭のウェルビーイングを実現するための制度の見直しが行われている(2)。

ウェルビーイング
well-being
個人の権利や自己実現が保障され、身体的・精神的・社会的に良好な状態にあることを意味する概念である。生活保障や最低限度の生活保障のサービスのみではなく、人間的に豊かな生活の実現を支援し、人権を保障するための多様なサービスにより達成される(3)。

1997（平成9）年の児童福祉法の改正により、子ども家庭福祉のサービスの理念も伝統的な「児童の保護」から「**自立支援**」へと転換された。2003（平成15）年は「子育て支援元年」といわれるように、同年7月に**次世代育成支援対策推進法**と**少子化社会対策基本法**が公布され、子育て支援に関する法律が相次いで成立した。さらに、2012（平成24）年8月には**子ども・子育て支援法**などが公布され、2015（平成27）年度より「子ども・子育て支援新システム」が実施されている。また、2016（平成28）年の児童福祉法の改正により、児童の権利に関する条約にのっとり、すべての子どもが健全に育成されるよう児童福祉法の理念の明確化などが行われた。さらに、2022（令和4）年6月に子どもの権利を総合的に規定した国内法である「**こども基本法**」が公布された。

自立支援
支援対象者への「保護」に留まることなく、支援対象者が経済的、社会的、精神的な自立と、就労面および身辺関連の自立を通して自己の生き方を切り開いていけるようになることを目指す。自立支援は、支援者が自己の潜在的可能性に応じてさまざまな能力を総合的に身につけ、時には他者に頼ることの大切さについても理解した上で自立できるように支援することである(4)。

[2] 法律に明文化された子ども家庭福祉の理念

日本の子ども家庭福祉の理念を明文化したものとして、代表的なものに2016（平成28）年に改正された児童福祉法1条から3条の2(5)や、こども基本法3条がある。児童福祉法に規定された理念については第3章で詳しく述べるので、ここでは、こども基本法に明記された理念について見ておきたい。

こども基本法は、1994（平成6）年に批准された「児童の権利に関する条約」の国内法として、2022（令和4）年6月に公布された（施行は2023年4月1日）。この法律の目的は1条に以下のように規定されている。「この法律は、日本国憲法及び児童の権利に関する条約の精神にのっとり、次代の社会を担う全てのこどもが、生涯にわたる人格形成の基礎を築き、自立した個人としてひとしく健やかに成長することができ、心身の状況、置かれている環境等にかかわらず、その権利の擁護が図られ、将来にわたって幸福な生活を送ることができる社会を目指して、社会全体としてこども施策に取り組むことができるよう、こども施策に関し、基本理念を定め、国の責務等を明らかにし、及びこども施策の基本となる事項を定めるとともに、こども政策推進会議を設置すること等により、こども施策を総合的に推進することを目的とする。」

こども基本法は、子どもの権利を総合的に規定した「基本法」であるが、重要なポイントとしては、①こども基本法であること（こども家庭基本法ではなく）、②「日本国憲法及び児童の権利条約の精神にのっとり」「全てのこども」が対象となっていること（1条）、③「こども」に年齢制限はなく「心身の発達の過程にある者」とされていること（2条）、④子どもの権利が位置づけられていること（3条）が挙げられる[(6)]。

こども施策の基本理念については3条に以下のように明記されている。

一　全てのこどもについて、個人として尊重され、その基本的人権が保障されるとともに、差別的取扱いを受けることがないようにすること。
二　全てのこどもについて、適切に養育されること、その生活を保障されること、愛され保護されること、その健やかな成長及び発達並びにその自立が図られることその他の福祉に係る権利が等しく保障されるとともに、教育基本法（平成十八年法律第百二十号）の精神にのっとり教育を受ける機会が等しく与えられること。
三　全てのこどもについて、その年齢及び発達の程度に応じて、自己に直接関係する全ての事項に関して意見を表明する機会及び多様な社会的活動に参画する機会が確保されること。
四　全てのこどもについて、その年齢及び発達の程度に応じて、その意見が尊重され、その最善の利益が優先して考慮されること。
五　こどもの養育については、家庭を基本として行われ、父母その他の保護者が第一義的責任を有するとの認識の下、これらの者に対してこどもの養育に関し十分な支援を行うとともに、家庭での養育が困難なこどもにはできる限り家庭と同様の養育環境を確保することにより、こどもが心身ともに健やかに育成されるようにすること。
六　家庭や子育てに夢を持ち、子育てに伴う喜びを実感できる社会環境を整備すること。

B. 子ども家庭福祉における子どもの捉え方と理念

[1] 法制度に規定されている子ども

子ども家庭福祉においては、「子ども」をどのように捉えておけばよいのだろうか。児童福祉法においては、「**児童**」は「満 18 歳に満たない者」（4 条）とされており、「児童」をさらに「**乳児**」（満 1 歳に満たない者）、「**幼児**」（満 1 歳から小学校就学の始期に達するまでの者）、「**少年**」（小学校就学の始期から満 18 歳に達するまでの者）に区分している。こども基本法では「心身の発達の過程にある者」とされ、満 18 歳を過ぎても、虐待被害者や障害を持つ子ども、児童養護施設の子どもなどを含む「全てのこども」が継続して支援を受けることができる。**母子父子寡婦福祉法**では 20 歳に満たない者を「児童」といい、**少年法**では 20 歳に満たない者を「少年」と規定しており、法律によって子どもの年齢区分や呼称が異なっている（**表 1-2-1**）。

母子父子寡婦福祉法
正式名称は「母子及び父子並びに寡婦福祉法」。

[2] 子どもの特性からみた子どもの捉え方と子ども家庭福祉の理念

「子ども」と「成人」を区分する基準は「自立」ができているかいないかということであり、子どもは「保護の必要性」があるとみなされている。そこで、子どもは次の 2 つの特性をもった存在として捉えることができる(7)。

第 1 の子どもの捉え方は、子どもは未熟な状態で生まれ、それぞれの時期に特有の**発達課題**をもって成長・発達する存在であるということである。したがって、大人は子どもが自立するまで長期間にわたって、子どものニーズを充足させるために保護・養育・教育をすることが必要である。子ども家庭福祉の第 1 の理念としては、子どもの発達保障が挙げられる。

発達課題
エリクソンは、人間の生涯にわたる発達を 8 つの段階に区分し、それぞれの時期に解決しなければならない発達課題を明らかにしている。ある発達段階の発達課題が達成されない場合、次の発達課題に取り組むことは難しいとされている。たとえば、乳児期は基本的信頼の獲得が必要であり、その体験がないと不信を体験することになり、自己や他者を信頼することができなくなる。その結果、次の幼児期における自律の獲得も困難にし、人格発達にさまざまな支障をきたすこともある(8)。

第 2 の子どもの捉え方は、子どもは保護・養育・教育される存在ではあるが、大人と同等の権利をもっており、一人の人間として尊重される存在でもあるということである。したがって、子どもの人権を尊重し、子どものウェルビーイング（自立・自己実現）を保障することも必要となる。子ども家庭福祉の第 2 の理念としては、子どもの権利保障が挙げられる。

(1) 成長・発達する存在としての子ども―子どもの発達保障

子どもは身体的にも精神的にも未熟な状態で生まれるので、まず大人の保護や養育が必要である。しかし、子どもは未熟ではあるが無能なのではない。むしろ、人とのかかわりを積極的に求めようとする主体的な能力を備えている。したがって、子どもの発達を促すためには、大人の側からの働きかけだけでなく、子どもからの主体的、自発的、能動的な働きかけが

表 1-2-1　各種法令による子ども・若者の年齢区分

法律の名称	呼称等	年齢区分
こども基本法	こども	心身の発達の過程にある者
児童福祉法	児童	18 歳未満の者
	乳児	1 歳未満の者
	幼児	1 歳から小学校就学の始期に達するまでの者
	少年	小学校就学の始期から 18 歳に達するまでの者
児童手当法	児童	18 歳に達する日以後の最初の 3 月 31 日までの間にある者
児童扶養手当法	児童	18 歳に達する日以後の最初の 3 月 31 日までの間にある者、または 20 歳未満で政令で定める程度の障害の状態にある者
母子及び父子並びに寡婦福祉法	児童	20 歳未満の者
児童虐待の防止等に関する法律	児童	18 歳未満の者
児童買春、児童ポルノに係る行為等の規制及び処罰並びに児童の保護等に関する法律	児童	18 歳未満の者
子ども・子育て支援法	子ども	18 歳に達する日以降の最初の 3 月 31 日までの間にある者
子ども・若者育成支援推進法	子ども・若者	年齢区分に関する規定はない注1)。
少年法	少年	20 歳未満の者。ただし、特定少年（18 歳以上の少年）については、保護事件の特例、刑事事件の特例、記事等の掲載の禁止の特例が定められている。
刑法	刑事責任年齢	満 14 歳
学校教育法	学齢児童	満 6 歳に達した日の翌日以後における最初の学年の初めから、満 12 歳に達した日の属する学年の終わりまでの者
	学齢生徒	小学校又は特別支援学校の小学部の課程を終了した日の翌日後における最初の学校の初めから、満 15 歳に達した日の属する学年の終わりまでの者
民法	未成年者	18 歳未満の者
	婚姻適齢	男 18 歳、女 18 歳
労働基準法	年少者	18 歳未満の者
	児童	15 歳に達した日以後の最初の 3 月 31 日が終了するまでの者
青少年の雇用の促進等に関する法律	青少年	35 歳未満。ただし、個々の施策・家業の運用状況等に応じて、おおむね「45 歳未満」の者についても、その対象とすることは妨げない（法律上の規定はないが、法律に基づき定められた青少年雇用対策基本方針（平成 28 年 1 月厚生労働省）において規定）。
公職選挙法	子供	幼児、児童、生徒その他の年齢満 18 歳未満の者
二十歳未満ノ者ノ喫煙ノ禁止ニ関スル法律	未成年者	20 歳未満の者
二十歳未満ノ者ノ飲酒ノ禁止ニ関スル法律	未成年者	20 歳未満の者

（参考）

児童の権利に関する条約	児童	18 歳未満の者

注 1　子ども・若者育成支援推進法の規定に基づき策定された「子ども・若者ビジョン」（子ども・若者育成支援推進本部、2021［平成 22］年 7 月）においては、それぞれ対象となる者を以下のように定義している。
子ども：乳幼児期（義務教育年齢に達するまでの者）、学童期（小学生の者）及び思春期の者（中学生からおおむね 18 歳までの者）。
若者：思春期、青年期の者（おおむね 18 歳からおおむね 30 歳未満までの者）。施策によっては、40 歳未満までのポスト青年期の者も対象。
青少年：乳幼児期から青年期までの者。
ポスト青年期：青年期を過ぎ、大学等において社会の各分野を支え、発展させていく資質・能力を養う努力を続けている者や円滑な社会生活を営む上で困難を有する、40 歳未満の者。

出典）内閣府ウェブサイト『令和 4 年版　子供・若者白書』p.298. 参考資料の「各種法令による子供・若者の年齢区分」の表を一部加筆修正.

図 1-2-1　マズローの欲求 5 段階説

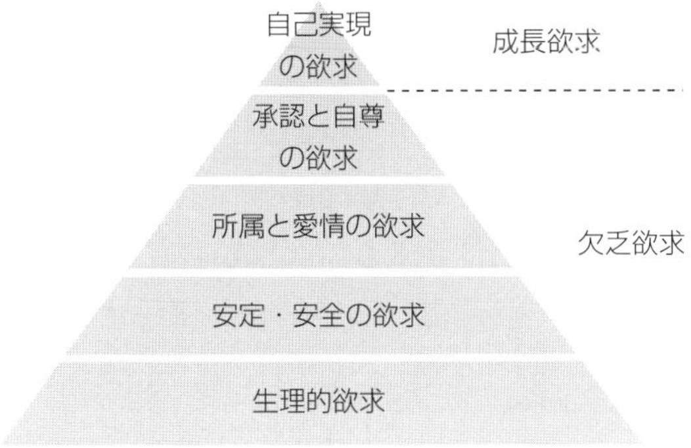

出典）高島重宏・才村純編『子ども家庭福祉論』建帛社，1999，p.23.

行われるようにすることが必要である。

また、子どもの発達課題をよりよく達成できるように子どもの発達を保障するということは、子どもが人間としてふさわしい日常生活を送れるよう子どものニーズを充足させるということでもある。マズローは、人間の発達に対するニーズについて**欲求 5 段階説**を明らかにしている（**図 1-2-1**）。

マズローは、人はその人生に計り知れない可能性をもっており、自分についてよく知り、自分の可能性をできるだけ実現しようと試みることこそ人間の本質であるとしている[9]。したがって、子どもの基本的ニーズを充足するだけではなく、子どもの自己実現のニーズを充足することができるように子ども家庭福祉のサービスを整備していくことが大切になってくる。

(2) 1 人の人間として尊重される存在―子どもの権利保障

子どもの発達段階に応じて、子どものニーズを充足させ、子どもの健全な発達を保障していくことが重要であるということは、社会的にも法的にも認識され、成文化されている。ジャン・シャザルは、子どもの権利とは、子どもの基本的ニーズの法的承認にほかならないと述べている[10]。

わが国の児童福祉法に規定された子どもの権利は、大人が子どもの権利を保障するというものであり、子どもみずからが権利を行使するというものではない。子どもの権利は、「……られる」という受動態記述で表現され、「**受動的権利**」の保障にとどまっている[5]。しかし、1989（平成元）年に国際連合が採択した**児童の権利に関する条約**には、子どもは未熟な状態で生まれてくる存在ではあるが、主体的に環境に働きかけ精一杯生きようとしている有能な存在であるという、権利行使の主体とした子ども観が鮮明に打ち出された[5]。受動的権利とともに、「**意見表明権**」（12 条）、「表現・情報の自由」（13 条）、「思想、良心及び宗教の自由」（14 条）、「集団・結社の自由」（15 条）など子どもの能動的権利を積極的に認めている。したがって、子どもを 1 人の人間として尊重し、「受動的権利」とともに「能動的権利」を保障していかなければならない。

欲求 5 段階説
「生理的ニーズ」を底辺とした「安定や安全のニーズ」、その上位の「所属と愛情のニーズ」、さらにその上位にある「承認と自尊のニーズ」は、基本的なニーズであり、これらが欠損すると心身の健康を失い、充足することによって発達する動機づけが促されるという。さらに、これらの基本的なニーズが充足されたとしても、人間には自分の可能性を追求し、創造し、学習したいという気持ち、真・善・美等の価値を求める「自己実現のニーズ」があることを示している[2]。

2016（平成 28）年改正児童福祉法
児童福祉法制定以来、約 70 年ぶりに理念が改正された。1 条に子どもの能動的権利も保障する「児童の権利に関する条約の精神にのっとり……」と規定されたこと、2 条に「児童の年齢及び発達の程度に応じて、その意見が尊重され、その最善の利益が優先して考慮され……」と意見表明権や児童の最善の利益が明記されたことは意義がある。

C. 子ども家庭福祉の定義

子ども家庭福祉の定義には、子ども家庭福祉の理念（目的）、対象、実施主体、そして子ども家庭福祉活動が規定されている。

網野[7]は、ウェルビーイングとしての子ども家庭福祉の基本理念として、「子どもの人権の尊重と平等な福祉」と「子どもの自己実現のための環境の配慮」という２つの基本理念を明らかにし、子ども家庭福祉を次のように定義している。子ども家庭福祉とは「生存し、発達し、自立しようとする子どもおよびその養育の第一義的責任を有する保護者とその家庭に対し、人間における尊厳性の原則、無差別平等の原則、自己実現の原則を理念として、子どもと家庭のウェルビーイング（健幸）の実現のために、国、地方公共団体、法人、事業体、私人などが行う児童および関係者を対象とする実践および法制度である」。さらに、活動内容を**3つのP**（普及・増進・予防）と、**3つのS**（支援・補完・代替）で示している。

3つのP
子どもの発達上のニーズに対応するための諸活動。「普及（popularization）」：すべての子どもを愛護し、育成するための思想・理念を図る諸活動、「増進（promotion）」：子どもの心身の健康や発達の増進・促進を図る諸活動、「予防（prevention）」：胎児および子どもの発達上の障害や問題の発生予防に関する諸活動[7]。

3つのS
個々の子どもや関係者の問題や障害などなんらかの発達上のハンディキャップにかかわるニーズに対応するための諸活動。「支援（support）」：子どもの発達上の障害や問題の軽減・除去のための養育支援に関する諸活動、「補完（supplement）」：発達上の障害や問題のある子どもの養育の補完をするための諸活動、「代替（substitute）」：発達上の障害や問題のある子どもの養育の代替を行う諸活動[7]。

注)

ネット検索によるデータの取得日は，いずれも 2022 年 8 月 11 日.

(1) 八重樫牧子「子どもの視点にたった児童家庭福祉―ウェルフェアからウェルビーイングへ」ノートルダム清心女子大学人間生活学科編『ケアを生きる私たち』大学教育出版，2016，pp.108-131.

(2) 高橋重宏「子ども家庭福祉の理念」高橋重宏・山縣文治・才村純編『子ども家庭福祉とソーシャルワーク（第 3 版）』社会福祉基礎シリーズ 6，有斐閣，2002，pp.8-9.

(3) 中谷茂一「ウェルビーイング（well-being）」山縣文治・柏女霊峰編『社会福祉用語辞典（第 9 版）』ミネルヴァ書房，2013，p.21.

(4) 板倉孝枝「自立支援」山縣文治・柏女霊峰編『社会福祉用語辞典（第 9 版）』ミネルヴァ書房，2013, pp.207-208.

(5) 柏女霊峰『子ども家庭福祉論（第 6 版）』誠信書房，2020.

(6) 末冨芳「こども基本法、法案国会提出！30 年越しで実現される子どもの権利の国内法の大きな大きな意義とは⁉（2022 年 4 月 8 日）」Yahoo! ニュースウェブサイト.

(7) 網野武博『児童福祉学―「子ども主体」への学際的アプローチ』中央法規出版，2002.

(8) エリクソン , E.H. 著 / 仁科弥生訳『幼児と社会』みすず書房，1977，pp.317-322.

(9) 安梅勅江「子どもの発達」高橋重宏・才村純編『子ども家庭福祉論』社会福祉選書 4，健帛社，1999，p.23.

(10) シャザル , ジャン著 / 清水慶子・霧生和子訳『子供の権利』白水社，1960，p.16.

3. 子どもの権利保障

A. 子どもの権利保障の歴史的変遷

人権は、人間が人間であるという理由だけで保障される権利である。人権は、西欧社会の近代化の中で、大人たちによる闘争を通して勝ち取られたものであるが、子どもの権利は、大人たちによる深い共感と理解、それに基づく思想や実践を通して次第に主張され、育まれたものである(1)。そもそも、**アリエス**が指摘するように、中世社会では大人と異なる子どもの特殊性は意識されておらず、子どもという観念は存在しなかった(2)。しかし、18 世紀以降、人権思想を前提として、子どもは子どもであり、大人とは違った存在であるという考え方が次第に広まった(2)。ルソーは「子どもの発見」の書といわれる『エミール』において、子どもの未熟性を可能性として受け止めるとともに、発達段階に応じた教育の必要性を説いている(2)。

エレン・ケイの「20 世紀は児童の世紀」の言葉に象徴されるように、20 世紀になってから、子どもの権利は急速に社会的に認められた。1909 年のアメリカの第 1 回**児童福祉白亜館会議**の開催、1922 年のドイツのワイマール憲法の下での「児童法」の制定、同年のイギリスでの児童救済基金団体による「世界児童憲章草案」の提示、そして 1924 年の国際連盟による「**児童の権利に関するジュネーブ宣言**」の採択などが続いた(1)。

日本においては、第二次世界大戦後、憲法の基本理念に基づいて、1947（昭和 22）年に児童福祉法が定められ、児童福祉の原理が明記された。さらに、1951（昭和 26）年に**児童憲章**が定められた。1948（昭和 22）年には国際連合によって**世界人権宣言**が採択され 1959（昭和 34）年には子どもを対象とした**児童権利宣言**も採択された。世界人権宣言や児童権利宣言を法的拘束力のあるものにするために、1966（昭和 41）年には**国際人権規約**が、そして 1989（平成元）年には**児童の権利に関する条約**が採択された。日本は 1994（平成 6）年に批准した。また、2016（平成 28）年の児童福祉法の改正により、1 条に「児童の権利に関する条約の精神にのっとり、すべての子どもの権利が保障される」という児童福祉の原理が明記された。さらに、2022 年（令和 4）年 6 月に、児童の権利に関する条約に対する国内法と位置づけられる**こども基本法**が成立した。

アリエス
Ariès, Philippe
1914–1984
フランスの歴史学者。『<子供>の誕生―アンシァン・レジーム期の子供と家族生活』（杉山光信・杉山恵美子訳，みすず書房，1980）.

エレン・ケイ
Key, Ellen Karolina Sofia
1849–1926
スウェーデンの教育学者、社会思想家、女性運動家。児童中心主義を唱える『児童の世紀』を 1900 年に出版した。この本で述べられた「次の世紀は児童の世紀になる。」「教育の最大の秘訣は、教育をしないことにある。」という言葉は有名。母性を重視した『恋愛と結婚』は日本の女性運動家、平塚らいてう等に大きな影響を与えた。

児童福祉白亜館会議（児童と青年のためのホワイトハウス会議）
エレン・ケイに触発されて、ローズヴェルト大統領によって開催され、「家庭は文明の最高の創造物」とし、子どもにとっての家庭の大切さが強調された(3)。

児童の権利に関するジュネーブ宣言
児童の権利が国際規模で考えられた最初のものである。児童の最善の利益を強調している(4)。

児童憲章
5 月 5 日の「子どもの日」に児童憲章制定会議が制定・宣言した。全文と 3 条の総則、本文 12 条からなる(5)。

世界人権宣言
「すべての人間は，生まれながらにして自由であり、かつ、尊厳と権利とについて平等である」として「自由権」や「社会権」を規定している(6)。

B. 子どもの権利とは何か

森田[9]は、基本的人権とは「それがなければ生きられないもの」であり、衣・食・住の基本的人権とならんで、人間が尊厳をもって生きるためになくてはならない「安心して」「自信をもって」「自由に」生きるという大切な人権があると述べている。子どもにとって、この安心・自信・自由の権利は、特別に大切な権利である。森田[9]は、なぜこの3つの権利が基本的人権なのかを理解するために、その権利が奪われるとどうなるか考えると理解しやすいとして、暴力行為を受けた被害者に共通する心理を例に挙げて説明している。

被害者は、暴力を受けることによって「恐怖と不安」を抱き、「無気力」に陥り、「行動の選択肢が何もない」と思い込むようになる。「恐怖と不安」は「安心」でない状態であり、「無気力」とは「自信」がない状態であり、「選択肢がない」とは「自由」がないことである[9]。虐待という暴力を受けた子どもはこのような心理に追い込まれ、人間としての尊厳を失い、人間らしく生きる力を失ってしまってしまう。人権とは、**図1-3-1**に示すように「人の生きる力」である[10]。暴力による人権侵害に対しては、権利意識を活性化すること、すなわち**エンパワメント**することが必要である[9]。

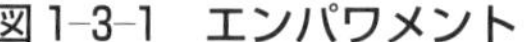
図1-3-1　エンパワメント

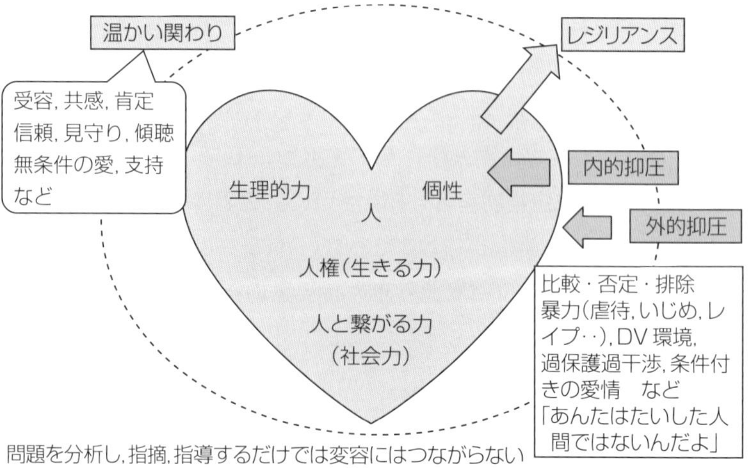

出典）森田ゆり「Diversity Now! 多様性の今（16）エンパワメントとレジリアンス」解放出版社『部落解放』2018年11月号，一部修正．

児童権利宣言
ジュネーブ宣言を引き継ぐ世界的宣言。特に「児童の最善の利益」が全体を貫く原則として協調されている[7]。

国際人権規約
「経済的、社会的及び文化的権利に関する国際規約」（社会権規約、A規約）、および「市民的及び政治的権利に関する国際規約」（自由権規約、B規約）ならびに後者の「選択議定書」からなる条約の総称[8]。

エンパワメント
empowerment
エンパワメントとは、私たち一人ひとりが誰でも潜在的にもっているパワーや個性をふたたび生き生きと息吹かせることである。あるがままをまず受容し、内在する資源に働きかけることである。権利意識とは自分を大切にする心のことであり、セルフエスティーム（自己尊重）と呼ぶものであるが、エンパワメントとは、この権利意識を核とする肯定的パワー（知識、技術、共感、連帯、信頼、愛など）をもって外的抑圧と内的抑圧の両方を取り除いていくこと、人びとの心を深く浸食している無力感と闘うこととともいえる[9]。

安心・自信・自由の権利
CAPプログラムの基本理念と方法。CAP（キャップ）とは、Child Assault Prevention（子どもへの暴力防止）の頭文字をとったもの。子どもがいじめや性暴力などから自分を守るための予防教育プログラムである。

C. 児童の権利に関する条約

児童の権利に関する条約を最初に草案したのは、子どもの権利に先駆的な思想をもち、第二次世界大戦下ユダヤ人収容所で子どもたちと死をともにしたコルチャックの故国ポーランドである[(1)]。したがって、この条約には彼の実践が大きく影響を与えている。

「条約」は、前文、本文54か条および末文から構成されている。前文では原則が示され、本文1条から41条では子どもの権利が具体的に規定されている。**子どもの権利**は、「生きる権利」「育つ権利」「守られる権利」「参加する権利」の4つに大別される。42条から45条では普及、実施に関わる手続き、46条から54条では署名、批准などに関わる手続きが規定されている。この条約は、先に述べた受動的権利をすべての国々の児童に保障されるようにあらためて確認しただけではなく、能動的権利を初めて明文化したことに重要な意義がある。

特に能動的権利の特徴を端的に表しているのは、12条の「**意見表明権**」である。子どもの最善の利益を、子ども自身が自ら判断するとともに、自己にかかわる決定に自ら参加することによってその判断能力を形成していくためにも、この「意見表明権」は重要な意味をもっている。「意見表明権」が十分保障され、その意見が尊重されることによって、初めて「**児童の最善の利益**」が真に達成される[(14)]。

D. 子どもの権利と親権

[1] 子どもの養育の権利と義務—「子どもの権利」(子権) の尊重

網野[(1)]や柏女[(14)]は、今日、子育てを親が一手に担うことによって強まる親の権利（**親権**）と、子どもが生存し発達しようとする権利（子権）の対立が生じた場合、公権がこれにどのように介入し、調整していくかということが重要な課題になってきていると指摘している。しかし、わが国の法制度は、親権の伝統的な強さともあいまって、国（行政・司法）、親、子の三者関係が欧米諸国に比してあいまいであり、「公権」が「親権」や「私権」に対して「子権」確保のために介入する思想や手段が限定的である[(14)]。親が子どもの権利を侵害し、親権と子権が対立する児童虐待などに関しては、親権・子権・公権を調整する効果的なシステム構築が緊急の課題となっているが、児童の権利に関する条約は、その思想と手段を考えていく上で多くの示唆を与えてくれる。

児童の権利に関する条約の18条1項は、子どもの養育責任に関する最

コルチャック
Korczak, Janusz
1878–1942
ポーランド生まれのユダヤ人。第一次世界大戦後、戦災孤児を収容するために、「ナシュ・ドム」（ぼくらの家）という孤児院を設立した。そこで子どもの自主性を重んじ、彼らに自治権を与え、「子ども議会」「子ども法典」「子ども裁判」などを試みた。1942年、ナチスによるユダヤ人迫害により、子どもたちとともにトレブリンカ収容所に送られた。世界的教育者の助命嘆願が各国から殺到したためナチスも解放を決意したが、コルチャックは断固拒否し子どもたちとともに手をとってガス室に消えていったという[(11)]。

子どもの権利
①生きる権利：すべての子どもの命が守られること、②育つ権利：もって生まれた能力を十分に伸ばして成長できるよう、医療や教育、生活への支援などを受け、友達と遊んだりすること、③守られる権利：暴力や搾取、有害な労働などから守られること、④参加する権利：自由に意見を表したり、団体を作ったりできること[(12)]。

意見表明権
この条文には、第1に自己の見解をまとめる力のある子どもは、自己に影響を与えるすべての事柄について自由に見解を表明する権利を有すること（意見表明権）、第2に子どもの見解を年齢・成熟に応じて正当に重視すべきこと（子どもの見解の重視）、第3に司法・行政手続きにおいて、子どもに聴聞の機会が与えられなければならないこと（聴聞の保障）、が規定されている[(13)]。

も重要な規定である。ここには、①「児童の養育及び発達について父母が共同の責任を有する」こと、②「児童の養育及び発達について第一義的な責任を有する」ものは「父母又は場合により法定保護者」であること、③これらの養育責任者が常に考慮すべきことは「児童の最善の利益」であることを確認している。そして2項において、国は親がこの養育責任を遂行するにあたり、適当な援助を与え、子どもの養護のための施設、設備、サービスを提供する義務があることを規定している。また、9条1項においては、親の意思に反する分離禁止の原則を明らかにし、次に司法機関が法律や手続きに従って親からの分離が子どもの最善の利益のために必要であると決定した場合は、親からの分離を認めている。さらに19条には、子どもが親などによって、虐待、搾取されている場合、国は子どもを保護するためにすべての適当な立法上、行政上、社会上そして教育上の措置をとることが規定されている[15]。

児童の最善の利益
児童の権利に関する条約の3条に規定されている。児童に関するすべての措置をとるにあたっては、公的・私的にかかわらず、すべての機関は、児童の最善の利益を考慮しなければならない。

以上のことから、次の5点が確認できる。①「子どもの最善の利益」すなわち子どもの権利（子権）が最優先されること、②親権は子どもに対しては養育責任の義務として理解され、公権に対しては養育責任の法的権利であること、したがって「子ども最善の利益」に反しない限り、親権が公権より優先されること、③公権は親の義務である養育責任を援助しなければならないこと、④法的に「子どもの最善の利益」に反しているとされた場合には、たとえば親が子どもを虐待している場合には、公権が親権に介入し、子どもを親から分離できること、⑤公権は子どもが不当に取り扱われている場合は、子どもを保護するため適当な立法、行政、社会、教育上の措置をとることが必要であるということである[15]。

[2] 親権・子権・公権を調整する子どもの権利擁護システム

今日、子どもの権利は、健やかな成長・発達に係る育成的な側面から、いじめ、体罰、虐待などの権利侵害への対応という側面まで多様な形で権利保障がなされている。また、養育者が子どもの権利の代弁者あるいは権利侵害からの防衛という役割を担いきれないほど、社会構造が複雑多様化してきているので、社会的権利擁護システムの構築が必要になってきた。同時に、養育者が子ども虐待などの子どもの権利侵害を行っている場合にも、積極的介入を行う社会システムが必要になる。これらの社会システムとして児童相談所などの権利擁護システム（内部システム）がある。しかし、内部システムではカバーしきれない問題や、これに対する養育者や保護者の不満について第三者の判断が必要となることがある。そこで、今後、いわゆる外部システムとしての権利擁護システム（「**オンブズパーソン**」

オンブズパーソン
広くは住民の利益を擁護する人の意味であるが、一般には、公的事務や制度に対して、市民的立場で監視し、苦情を申し立てるとともに、必要に応じて、その対応を図る人と解される。日本には、国の制度としての福祉オンブズパーソン制度はないが、地方自治体や民間社会福祉団体の中にはこのような制度を導入しているところもある[16]。

組織や権利擁護機関）を構築していかなければならない(17)。

注）

(1) 網野武博『児童福祉学—「子ども主体」への学際的アプローチ』中央法規出版, 2002.
(2) 濱川今日子「子ども観の変容と児童権利条約」国立国会図書館調査及び立法考査局『青少年をめぐる諸問題—総合調査報告書』2009, pp.66–76.
(3) 山縣文治「児童福祉白亜会議（児童と青年のためのホワイトハウス会議」山縣文治・柏女霊峰編『社会福祉用語辞典（第９版）』ミネルヴァ書房, 2013, p.310.
(4) 柏女霊峰「児童の権利に関するジュネーブ宣言」山縣文治・柏女霊峰編『社会福祉用語辞典（第９版）』ミネルヴァ書房, 2013, p.183.
(5) 柏女霊峰「児童憲章」山縣文治・柏女霊峰編『社会福祉用語辞典（第９版）』ミネルヴァ書房, 2013, p.138.
(6) 植田彌生「世界人権宣言」山縣文治･柏女霊峰編『社会福祉用語辞典（第９版）』ミネルヴァ書房, 2013, pp.241–242.
(7) 柏女霊峰「児童権利宣言」山縣文治･柏女霊峰編『社会福祉用語辞典（第９版）』ミネルヴァ書房, 2013, p.142.
(8) 芦田一志「国際人権規約」山縣文治･柏女霊峰編『社会福祉用語辞典（第９版）』ミネルヴァ書房, 2013, p.98.
(9) 森田ゆり『エンパワメントと人権—こころの力のみなもとへ』解放出版社, 1998, pp.26–27.
(10) 森田ゆり『新・子ども虐待—生きる力が侵されるとき』岩波ブックレット, 2004, p.23.
(11) 栗山直子「コルチャック」山縣文治･柏女霊峰編『社会福祉用語辞典（第９版）』ミネルヴァ書房, 2013, pp.110–111.
(12) 日本ユニセフ協会ウェブサイト「子どもの権利条約」.
(13) 永井憲一・寺脇隆夫編『解説・子どもの権利条約』日本評論社, 1990, p.72.
(14) 柏女霊峰『現代児童福祉論（第５版）』誠信書房, 2018, p.47, pp.64–77.
(15) 八重樫牧子「子どもの視点にたった児童家庭福祉—ウェルフェアからウェルビーイングへ」ノートルダム清心女子大学人間生活学科編『ケアを生きる私たち』大学教育出版, 2016, pp.108–131.
(16) 鵜浦直子「オンブズパーソン」山縣文治・柏女霊峰編『社会福祉用語辞典（第９版）』ミネルヴァ書房, 2013, p.30.
(17) 古川孝順編『子どもの権利と情報公開』ミネルヴァ書房、pp.33–39, 2000.

4. 子ども家庭福祉の発展過程

救貧法（1601 年）
教区の責任において、①労働可能な貧民には労働を強制し、②労働不能者は救済し、③子どもは徒弟に出す、ことが規定された。徒弟年齢に達する前の乳幼児は、大人と一緒に救貧院に収容された。

徒弟
一定期間親方のところに住み込み、仕事の見習いをする若者のこと。

労役場
workhouse
労働能力のある貧民を収容し、救済するための施設。そこでの労働と生活は悲惨を極め、収容された乳幼児の死亡率も高かった。

工場法
工場法は複数あり、最初のものは 1802 年に制定されたが、あまり効力をもたなかった。1819 年の紡績工場法の制定には、児童保護を訴えたロバート・オーウェンの活動も影響を与えた。

新救貧法（1834 年）
新救貧法は、従来の惰民観を保ち、①救貧行政の全国的な統一、②院外救済の拒否と労役場制度への復帰、③劣等処遇の原則を特徴とした。

バーナード・ホーム
トーマス・バーナードによって設立された孤児院。小舎制の採用や里子委託などを行い、石井十次にも影響を与えた。

児童の権利に関するジュネーブ宣言（1924 年）
5 か条からなり、前文で「人類は子どもに対して最善のものを与えるべき義務を負う」と宣言した。

A. 欧米の子ども家庭福祉の歴史

[1] イギリス

(1) 第二次世界大戦までの児童処遇・福祉

子どもを社会が保護しなければならないという考え方は、近代になってから登場したものである。中世封建社会においては、孤児・棄児・私生児たちは共同体、僧院、救貧院、救治院などで養育されたほか、里子や徒弟に出されたりしていた[(1)]。1601 年に、生産手段を失った大量の貧民への施策の 1 つとして**救貧法**（エリザベス救貧法）が成立したときも、子どもは徒弟として労働を強制される対象であった。貧民を労働させる労役場を制度化した労役場テスト法（1722 年）の下では、孤児や貧窮児童が労役場に収容され、厳しい規律管理の中で労働させられた。

しかし次第に、子どもに対するまなざしの変化が、子どもを保護する施策の中に見られるようになる。18 世紀後半になり、産業革命が進展してくると、工場の低賃金労働者として児童労働の需要が高まり、それと同時に子どもの劣悪な労働環境が問題となった。こうした子どもを保護するために制定されたのが、**工場法**であった。1833 年法では、児童の労働時間の制限、幼年者の雇用禁止、児童教育の義務などが定められた。1834 年に制定された「**新救貧法**」は貧民に対して厳しい内容であったが、救貧院においては子どもを成人の収容者から分離し、道徳的・職業的訓練を施すようになった[(2)]。また次第に、保護が必要で「イノセント」な存在としての子ども観が広がったことを背景に、虐待が新たな問題領域として「発見」され、1889 年の**児童虐待防止法**につながった[(3)]。民間では、**バーナード・ホーム**（1870 年開設）に代表される児童ケア施設が数多く設立され、孤児の収容保護、授産、里親委託、海外移住などが行われた[(3)]。

1908 年には児童保護、児童虐待防止、非行少年の処遇などに関する内容を統合した**児童法**が成立し、**児童憲章**と呼ばれるようになった。こうした子ども観の変容は、第一次世界大戦への反省から、イギリスの児童救済基金団体によって発表された世界児童憲章草案（1922 年）にも反映されている[(1)]。この内容は、1924 年に国際連盟によって採択された「**児童の権利に関するジュネーブ宣言**」に引き継がれた。

(2) 第二次世界大戦後の児童福祉

第二次世界大戦勃発後の1942年には、社会保障制度を構想した**ベヴァリッジ報告**が出され、社会問題への対応として家族（児童）手当、国民保健サービス、完全雇用政策を提言した。このうち家族手当法は1945年に制定され、多子家庭に手当が支給された。

児童虐待への対策に関しては、里子が里親による虐待で死亡した**デニス・オニール事件**をきっかけに、行政責任機構の不備やスタッフの専門性の低さが問題となった。検証にあたったカーティス委員会の勧告を受けて成立した1948年**児童法**では、児童福祉に関する単一の児童局の設置や、児童福祉の有資格者の導入が行われるとともに、施設入所よりも里親による養育を優先することになった。1951年には、WHOの委託を受けた精神科医ボウルビィが、**ホスピタリズム**研究において施設養育の欠陥と、母子関係の重要性を強調し、家庭的養育を重視する方向性に影響を与えた。1987年のクリーブランド事件では児童保護行政の介入に批判が高まり、それを受けた1989年児童法では「子どもの福祉を最大に考慮すること」を求めたほか、「親の責務」という概念を導入し、家族による養育を促進した(3)。

子どもの貧困に関しては、1970年代以降の雇用の悪化や家族形態の多様化、社会保障給付の抑制などで状況の悪化が続いていたが、1997年に始まった労働党のブレア政権が、子どもの貧困撲滅を宣言し、対策を実施した。親の就労支援や、貧困の連鎖を断つことを目的とした、貧困地域の就学前児童に対する「シュア・スタート地域プログラム」が展開され、2005年以降「**チルドレンズ・センター**」の実施するプログラムへ再編されている。2010年には、政府に子どもの貧困対策への取組みを義務づける子どもの貧困法（Child Poverty Act）が成立した(4)。

[2] アメリカ

アメリカでは、1909年に当時のローズヴェルト大統領によって、要救護児童に関する会議が開催された。これは第1回**児童福祉白亜館会議**（「児童と青年のためのホワイトハウス会議」）と呼ばれ、「家庭生活は文明の最高にして最もすばらしい産物である。児童は緊急かつやむを得ない事由のある場合を除いて、それをはく奪されるべきではない」という勧告を行い、アメリカの児童福祉における家庭中心主義の基礎となった。その後、1929年の世界恐慌とそれに続く長期不況を背景に、それまでの州ごとの救貧法による制限的な救済では間に合わなくなったことから、**社会保障法**（1935年）が成立する。アメリカの児童福祉は、この社会保障法に

ベヴァリッジ報告（1942年）
正式名称は「社会保険および関連サービス」（Social Insurance and Allied Services）。①貧困、②疾病、③無知、④不潔、⑤怠惰を5つの悪とし、社会保険制度で貧困問題に対応し、それが不可能な場合に公的扶助制度を用意することを提言した。児童手当提言の背景には、出生率低下への危機感も見られる。ベヴァリッジ報告の内容は戦後に法制化され、「ゆりかごから墓場まで」と呼ばれるイギリス社会保障制度の基礎となった。

デニス・オニール事件
両親の虐待によりいったん当局に保護され、里親に引き取られた13歳のデニス・オニールが、1945年1月に里親による虐待で死亡した事件。

ホスピタリズム（施設病）
施設などの乳幼児にみられた発達の遅れや情緒的な障害を指す。ボウルビイが戦後に施設における乳児の発達の遅れを「母性剥奪」と結びつけたことが有名。日本では「三歳児神話」の根拠にもなった。

クリーブランド事件
1987年、クリーブランドの総合病院で100人を超える子どもが性的虐待を受けたと診断され、当局に保護された事件。国内の注目を集め、家族分離の措置に関わった小児科医とソーシャルワーカーに対して批判が寄せられた。

チルドレンズ・センター
就学前の子どもに対して総合的な乳幼児サービスを実施する場所。乳幼児向けサービスには、幼児教育、保育、社会サービス、保健医療サービス、親に対する就労訓練や情報提供・助言が含まれる。

社会保障法（1935 年）
社会保障法は、①老齢年金保険と失業保険からなる社会保険制度、②老齢者・視覚障害者・要扶養児童などに対する公的扶助、③母子保健サービス・肢体不自由児サービス・児童福祉サービスなどからなる社会福祉サービスの 3 部門から構成された。

ヘッドスタート事業
貧困線以下の世帯の未就学児と親を対象にした事業。教育プログラム、保健プログラム、親の関与を促進するプログラム、ソーシャルサービスの 4 つを柱とした包括的なプログラムが提供される。

よって初めて国レベルの政策課題となり、基本的な枠組みを与えられた[(1)]。

社会保障法で制度化された「要扶養児童扶助」（ADC）（1962 年から「要扶養児童家庭扶助」〔AFDC〕）は、60 年の間、主に貧困母子世帯に対する扶助制度として機能した。しかし、1996 年に廃止され、「個人責任および就労機会調整法」の中に設けられた「貧困家庭一時扶助」（TANF）へ再編された。受給者には就労要件や受給期間の制限が課され、締め付けが強くなる傾向にある。そのほか、貧困の世代間連鎖を断ち切ることを目的に、貧困世帯の子どもを対象とした**ヘッドスタート事業**が 1965 年から全国で展開されている[(5)]。

また、1960 年代から児童虐待が社会問題として意識されるようになり、1974 年に「児童虐待の防止及び対処措置法」が制定された。この法律は、その後の幾度にもわたる改正を経ながら、アメリカの連邦レベルにおける児童虐待対策の基本的枠組みとなっている[(6)]。

B. 日本の子ども家庭福祉の歴史

[1] 明治・大正期の児童保護

(1) 恤救規則

明治維新以降、日本近代における子どもへの施策は、堕胎、人身売買、棄児、貧窮児などへの対策からはじまった[(1)]。1874（明治 7）年には**恤救規則**（じゅっきゅう）が制定され、「独身」で働けない極貧の高齢者や廃疾者・疾病者と並び、13 歳以下の「独身」で極貧の児童にも米代が支給されることになった。しかし、これらの施策は、明治政府が近代国家としての体裁を整え、中央集権的な制度を再編する必要性から導入されたもので、実質的な救済よりは制度の整備に意義があったといわれる。恤救規則は、貧民の救済が本来は「人民相互の情誼（じょうぎ）」で行われるべきであるという前提をもち、制度適用の範囲を、自分で生きていくことのできない「無告の窮民」（苦しさを訴える先がない困窮者）に限定する最小限なものであったと同時に、その救済の水準も非常に低く、実効性の面では不十分なものであった[(8)]。

独身
ここでいう独身とは、戸籍上の家を同じくする家族がいないことを指す。家族がいれば救助の対象にはならない。ただし、その家族が 70 歳以上か 15 歳以下で病気または老衰している場合は、例外とされている[(7)]。

(2) 民間の事業

こうした公的な救済制度の不備を背景に、子どもに対する支援は民間の慈善団体などによって担われることになった。孤児や棄児のための施設としては、カトリック系では修道女ラクロットらによる仁慈堂（1872〔明治 5〕年、横浜）、宣教師ド・ロや岩永マキらによる浦上養育院（1874〔明治 7〕年、長崎）、プロテスタント系では**石井十次**による**岡山孤児院**（1887〔明治 20〕年）、仏教徒の慈善団体による福田会育児院（1879〔明治 12〕

年、東京）など、その多くが明治期前半に設立された。

非行少年への対応に関しては、池上雪枝が1884（明治17）年に神道祈祷所に不良児を収容保護しているが、組織的な感化教育は、高瀬真卿による私立予備感化院の設立（1885〔明治18〕年）が始まりとされる[9]。**留岡幸助**は、不良少年の教育施設として**家庭学校**（1899〔明治32〕年）を設立した。

保育事業では**野口幽香**が、貧困家庭の子どもを対象とした**二葉幼稚園**（1900〔明治33〕年）を設立した。障害児の分野では、1878（明治11）年に**京都府立盲唖院**が開設され、視聴覚障害児教育の先駆となった。**石井亮一**は、知的障害児施設の**滝乃川学園**を設立した。また、整形外科医の**高木憲次**は、1916（大正5）年より肢体不自由児診療を行い、1932（昭和7）年に肢体不自由児のための**光明学園**を設立した。

(3) 貧児・非行児に対する施策

1872（明治5）年には**学制**が公布され、近代的教育制度が始まった。背景には、近代化を急ぐ明治政府の殖産興業、富国強兵策がある。労働力と兵力の確保および資質の向上のために、公教育制度の整備が行われた。他方で、明治20～30年代の日本では、産業構造の転換によって都市下層社会が形成されていた。1886（明治19）年の**学校令**では、貧困家庭の児童に就学を猶予する規定があり、こうした世帯の子どもは教育を受ける機会を奪われていたといえる。

1900（明治33）年には、不良少年や犯罪少年の増加が社会の関心を集めるようになったことを背景に、それに対応した**感化法**が制定された[1]。大正期の1922（大正11）年には、**少年法**、ならびに**矯正院法**が成立する。少年法では18歳未満の犯罪少年、虞犯少年を対象とした保護処分と刑事処分が定められ、保護処分のための少年審判所と少年保護司が置かれた。また矯正院法で矯正院が設置された。

さらに、12歳未満の入職を禁止し、女性や15歳未満児童の労働時間を最長12時間に制限する**工場法**が1911（明治44）年に成立、1916（大正5）年に施行された。子どもや女性の保護に対する社会の関心を反映したものといえるが、資本家の激しい反対にあって不十分な内容に終わった[1]。

[2] 昭和初期・戦時体制における児童保護

(1) 救護法

1920年代後半の日本社会では、慢性不況および独占資本の確立によって、労働者や農業者などは経済的に逼迫し、社会不安が増大していた。そこで恤救規則の改正機運が盛り上がり、恤救規則に代わる**救護法**が1929

学制（1872年）
日本最初の近代学校制度に関する基本法令。全国を大学区、中学区、小学区に区分し、学区制によって小学校、中学校、大学校を設置することとしている。1879（明治12）年9月、教育令の公布とともに廃止された。

学校令（1886年）
1886年に公布された帝国大学令、師範学校令、小学校令、中学校令、諸学校通則の5単行勅令を指す。

感化法（1900年）
感化法は治安的性格が強いものだったとはいえ、その成立の背景には、不良少年の処遇について、懲罰から矯正へという社会の考え方の変化が見られる。感化法では、道府県に感化院を設置し、「満8歳以上16歳未満で親権を行う者や後見人がおらず、遊蕩や乞丐（こつがい＝乞食）をしたり悪交がある者」「懲治場留置の判決を受けた幼者」「裁判所の許可を経て懲戒場に入るべき者」を感化院に入院させ、刑罰ではなく、感化教育を行うものとした。

救護法（1929年）
施行は1930（昭和5）年からの予定であったが、財政的事情により1932（昭和7）年まで持ち越された。

（昭和 4）年に成立する。救護法は、恤救規則の慈恵的な性格を排し、救済の責任が国にあるとする公的扶助義務を明確にしたが、救済対象は、「65 歳以上の老衰者」「13 歳以下の幼者」「妊産婦」「不具廃疾、疾病、傷痍その他精神又は身体の障害により労務を行うに故障ある者」とされ、労働能力のある貧民を排除する制限扶助主義を残していた(10)。さらに、要救護者は「法の反射的利益」として保護を受けるに過ぎないとされて救済権はなく、また扶助の受給をもって選挙権をはく奪された。児童においては、救済対象が恤救規則と同様に 13 歳以下とされたが、家族制度の美風維持と濫救防止を理由に、扶養義務者がいるときは扶養が履行されなくても救済が受けられないなど、依然として制限的なものであった(11)。

法の反射的利益
公益目的実現のために、法が国や個人の行為を規制している結果として、間接的にもたらされる利益。権利として主張できず、利益の侵害があっても法の保護は受けられない。

救済権
権利が侵害された場合に、その救済を求める権利。

選挙権
日本では 1890 年以来、納税額によって選挙権を認める制限選挙制であったが、1925（大正 14）年に男子普通選挙制になった。女性の選挙権が認められたのは 1945（昭和 20）年である。

家族制度
1898（明治 31）年に民法が制定され、士族の家族制度をモデルとしつつ、近代的な特徴も融合させた「家」制度が整備された。家制度における家は国家の一単位であり、その家を家父長である戸主が代表する。戸主は家族員の扶養の義務を負う一方、家族員は戸主の統率下に置かれた。

(2) 少年教護法と児童虐待防止法

1933（昭和 8）年に、感化法を大幅に改正した**少年教護法**が成立した。少年教護法は、対象を「14 歳未満で不良行為をなし、又は不良行為をする虞ある者」とし、少年教護院を道府県の義務設置とするとともに、国も国立教護院を設置することができること、また教護院内に少年鑑別機関の設置を可能とし、道府県に少年教護委員を置くことを定めた。

同年、**児童虐待防止法**（1933 年）も成立し、14 歳未満の児童に対して、保護者が虐待したり、著しく監護を怠った場合の処分を定め、また身体障害をもつ子どもを観覧に供したり、乞食をさせるなどの行為を禁止および防止することを課題とした。その背景には、恐慌による食糧不足、身売り、心中、子殺しの頻発や、雇用主からの虐待行為などがあった(1)。なお、少年教護法および児童虐待防止法は、戦後に成立する児童福祉法（1947〔昭和 22〕年）に吸収され、廃止された。

(3) 戦時期の児童・母子への施策

1937（昭和 12）年には**母子保護法**が制定された。母子保護法は、13 歳以下の子どもを養育する母（または祖母）が、貧困のため生活や養育が困難である場合に、扶助を行うというものである。法制定のために、母性保護連盟を中心とした婦人運動も展開された。制定の背景には当時頻発していた母子心中があったが、社会運動が弾圧されるなか、法制定に向けた運動は母子救済よりむしろ当時の国策に沿った「次代の国民の健全育成」という面を強調して展開された。

これに見られるように、この時期は社会が戦時色を強める中、人口政策が重要課題となり、早婚や多子出産が奨励されるようになる。児童施策については、それまでの一部の子どもを対象にした「児童保護」に代わって、広く子ども全般を対象にした「児童愛護」「児童福祉」という用語が使われるようになったが、その中心に置かれたのは次世代再生産に直結する妊産婦および乳幼児愛護であった[12]。1937（昭和 12）年の保健所法の制定により、国民保健指導網の中枢機関とされた保健所が全国に展開され、妊産婦・乳幼児の衛生などを担当することになった。1938（昭和 13）年には「国民体力の向上」「国民福祉の増進」を掲げた**厚生省**が発足し、社会局に児童課が設置されたほか、体力局では妊産婦・乳幼児・児童の衛生を管轄した[13]。一方で、**国民優生法**（1940〔昭和 15〕年）においては、優生学的な思想から、障害者の強制断種なども規定された。

［3］戦後の子ども家庭福祉

(1) 児童福祉法

戦時中に後退した児童保護は、第二次世界大戦後の社会的混乱の中で、戦災孤児・浮浪児を対象に再出発することになる。1945（昭和 20）年 9 月には「戦災孤児等保護対策要綱」、12 月には「戦災・引揚孤児援護要綱」が決定され、1946（昭和 21）年には社会局長から「浮浪児その他児童保護等の応急措置実施に関する件」が地方長官に通達された[12]。

1947（昭和 22）年には、妊産婦・乳幼児の保健、要保護児童の保護とともに、児童の健全育成などを盛り込んだ**児童福祉法**が制定された。戦前に制定された児童虐待防止法、少年教護法は児童福祉法に包摂されたが、児童の定義はこれらの法律が対象としていた 13 歳以下ではなく「18 歳未満」となった。**児童福祉司・児童委員・児童相談所**が新設され、要保護児童の保護のほか、妊産婦・乳幼児保健、母子手帳整備、また児童福祉施設として、**助産施設**、**乳児院**、**母子寮**（現：母子生活支援施設）、**保育所**、**児童厚生施設**、**養護施設**（現：児童養護施設）、**精神薄弱児施設**（知的障害児施設を経て、現：障害児入所施設）、**療育施設**（現：障害児入所施設）および**教護院**（現：児童自立支援施設）が規定された。1948（昭和 23）年には**児童福祉施設最低基準**が公布された。

児童福祉法は、児童育成の公的責任を明記したほか、法の適用対象を児童全般とし、法律の名称も「児童保護」ではなく「児童福祉」であるなど、「ウェルフェア」だけでなく、子どもの福祉を積極的に助長するという「ウェルビーイング」としての性格をもつ[14]。ただ、当初は要保護児童への対応に重点が置かれ、一般児童への施策の拡大は 1950 年代の後半になってからであった[15]。また、戦災孤児や浮浪児への対応も、十分な成果をあげることはできず、1951（昭和 26）年には**児童憲章**が制定されたものの、国民の児童福祉に対する理解はあまり進まなかった[1]。

1948（昭和 23）年には、戦前の少年法、矯正院法が改正されて、**少年法**、**少年院法**が制定され、20 歳未満の少年非行には、審判による保護処分を

国民優生法（1940 年）
ドイツの断種法をモデルにした法律で、障害者の強制断種などを定めた。強制断種の思想は戦後、優生保護法（1948〔昭和 23〕年）に引き継がれた。1996（平成 8）年に優生思想的な条項が削除され、名称も母体保護法に変更された。

優生学
eugenics
1883 年、英国の F. ゴールトンが提唱した学問。人類の遺伝的構成の改善を目指して、劣悪な遺伝形質を淘汰し、優良な遺伝形質を保存・増加させようとするもので、19 世紀末以降多くの国で流行した。

児童福祉法（1947 年）
児童福祉法は、生活保護法（旧法 1946〔昭和 21〕年、新法 1950〔昭和 25〕年）、身体障害者福祉法（1949〔昭和 24〕年）とともに「福祉三法体制」の一角を成した。

療育施設
盲児施設、ろうあ児施設、虚弱児施設、肢体不自由児施設が含まれていたが、前二者が 1949（昭和 24）年、後二者が 1950（昭和 25）年に分離独立し、療育施設という名称は児童福祉法からはなくなった[14]。

児童福祉施設最低基準（1948 年）
児童福祉施設が守るべき水準について、児童福祉法 45 条の規定に基づき定められた。現在は「児童福祉施設の設備及び運営に関する基準」と名称変更されている。

児童憲章（1951 年）
1951 年 5 月 5 日に制定された児童のための憲章。児童の基本的人権を尊重し、その幸福をはかるために大人の守るべき事項を制定した道徳的規範（厚労省児童局長通知児発第二九六号）である。

優先することになった[9]。

(2) 1950年代〜80年代

その後日本社会は、朝鮮戦争による特需を経て高度経済成長期を迎え、経済的には回復に向かった。その一方で、急速な都市化による生活様式の変化、地域社会の弱体化、能力主義などが、子どもの育つ環境に新たな課題を生むことになり、青少年問題に対する関心が高まるようになった。

児童福祉分野では、**児童扶養手当法**（1961〔昭和36〕年）、**母子福祉法**（1964〔昭和39〕年、現：母子父子寡婦福祉法）、児童福祉法から独立して制定された**母子保健法**（1965〔昭和40〕年）、**児童手当法**（1971〔昭和46〕年）などの母子福祉政策が進められた。また、障害児（者）に関しては、**精神薄弱者福祉法**（1960〔昭和35〕年、現：知的障害者福祉法）、**重度精神薄弱児扶養手当法**（1964〔昭和39〕年、現：特別児童扶養手当等の支給に関する法律）が制定された。

児童福祉施設としては、1961（昭和36）年に**情緒障害児短期治療施設**（現：児童心理治療施設）が創設され、1967（昭和42）年に**重症心身障害児施設**（現：障害児入所施設）が児童福祉施設に位置づけられた。

なお、障害児分野においては、戦災孤児や知的障害児を収容する**近江学園**（1946〔昭和21〕年）、重症心身障害児の療育施設である**びわこ学園**（1963〔昭和38〕年）を建て、「この子らを世の光に」と訴えた**糸賀一雄**などの民間の功績が特筆される。

しかしその後、1973（昭和48）年のオイルショックを契機に景気後退期に入った日本では「**日本型福祉社会論**」が打ち出され、福祉の担い手として家族の責任が強調されるようになる。公的施策の役割は、むしろ家族機能が維持できるよう援助することであるとされ、児童福祉政策は抑制傾向となった。保育所の整備は1960〜70年代にかけて進んだものの、保育ニーズの増加・多様化に対応しきれず、「ベビーホテル問題」などを生んだ。

(3) 1990年代〜

平成に入ると「**1.57ショック**」を契機に少子高齢化が社会の大きな関心事となり、保育などの施策は少子化対策の一部として進められていくことになった。子ども福祉施策は、少子化対策と要保護児童福祉対策とに二分されていく[16]。少子化対策については、1994（平成6）年に策定された「今後の子育て支援のための施策の基本的方向について」（**エンゼルプラン**）が最初の具体的な計画であり、その後1999（平成11）年に、エンゼルプランと緊急保育対策等5か年事業を見直した「重点的に推進すべき少子化対策の具体的実施計画について」（**新エンゼルプラン**）へ引き継がれ

母子福祉法（1964年）
1981（昭和56）年に「母子及び寡婦福祉法」、2014（平成26）年に「母子及び父子並びに寡婦福祉法」と改称された。母子福祉法は、福祉三法（生活保護法・児童福祉法・身体障害者福祉法）および精神薄弱者福祉法（現：知的障害者福祉法）・老人福祉法（1963年）と合わせて、福祉六法と呼ばれる。

重度精神薄弱児扶養手当法（1964年）
1966（昭和41）年に「特別児童扶養手当法」、1974（昭和49）年に「特別児童扶養手当等の支給に関する法律」と改称された。

日本型福祉社会論
家族を、高齢者や子どものケア機能を担う主体として想定し、公的社会保障を補完的に位置づけようとする議論。西欧福祉国家のあり方を否定し、家族・地域・企業等による自助・互助を日本的な美徳として称揚した。

ベビーホテル
認可外保育施設の1つ。当時は法的規制が不十分であったことから乳幼児の死亡事故が多発し、社会問題化した。

1.57ショック
1989（平成元）年の合計特殊出生率が1.57となり、戦後の最低記録を更新したことに対する衝撃を表したもの。それまでは1966（昭和41）年の1.58が最低値で、「ひのえうま」という特殊要因によるものだった。

た。2003（平成 15）年には**次世代育成支援対策推進法**と**少子化社会対策基本法**が制定された。要保護児童福祉に関しては、「児童の権利に関する条約（子どもの権利条約）」の批准（1994〔平成 6〕年）により子どもの権利への注目が高まり、**児童虐待防止法**（2000〔平成 12〕年）等の法制化につながった。なお、この条約では、第 3 条に「児童に関するすべての措置をとるに当たっては、公的若しくは私的な社会福祉施設、裁判所、行政当局又は立法機関のいずれによって行われるものであっても、児童の最善の利益が主として考慮されるものとする」という条項があり、後の児童福祉法理念改定に結びつく。

1997（平成 9）年には児童福祉法の大幅改正が行われ、保育所が措置制度から選択利用制へ移行した。この改正では、児童福祉施設の名称も変更され、養護施設が**児童養護施設**、母子寮が**母子生活支援施設**、教護院が**児童自立支援施設**となった。また、虚弱児施設が児童養護施設に統合され、児童福祉施設として**児童家庭支援センター**が創設された。さらに、2004（平成 16）年改正では市町村の役割強化等が行われ、2008（平成 20）年の改正では子育て支援事業が法律上位置づけられた。2012（平成 24）年の改正では、障害種別に分かれていた障害児の入所施設が、障害児入所施設（医療型・福祉型）に一元化された。2016（平成 28）年の改正では、児童福祉法の理念が 70 年ぶりに改定され、児童の「**最善の利益の優先**」が盛り込まれた。各施策の詳細については、次章以降の各論を参照されたい。

なお、2018（平成 30）年の民法改正により約 140 年ぶりに成年年齢の見直しが行われ、2022（令和 4）年 4 月 1 日から民法の定める成年年齢が 20 歳から 18 歳に引き下げられた。女性の婚姻開始年齢は 16 歳から 18 歳に引き上げられ、男女の婚姻開始年齢が統一された。

成年年齢の引き下げ（民法 4 条）
①1 人で有効な契約をすることができる年齢
②親権に服することがなくなる年齢
が、20 歳から 18 歳に引き下げられ、「成年」と規定する他の法律も 18 歳に変更された。

注）

(1) 古川孝順『子どもの権利：イギリス・アメリカ・日本の福祉政策史から』有斐閣，1982，pp.17–25，84–86，145–160，211–280.

(2) 桑原洋子『英国児童福祉制度史研究』法律文化社，1989，pp.89–92.

(3) 田澤あけみ『20 世紀児童福祉の展開』ドメス出版，2006，pp.53–55，265.

(4) 所道彦「イギリス」埋橋孝文・矢野裕俊編『子どもの貧困／不利／困難を考えるⅠ』ミネルヴァ書房，2015，pp.192–195.

(5) 室田信一「アメリカ」埋橋孝文・矢野裕俊編『子どもの貧困／不利／困難を考えるⅠ』ミネルヴァ書房，2015，pp.172–173.

(6) 土屋恵司「アメリカ合衆国における児童虐待の防止及び対処措置に関する法律」『外国の立法』219，2004，p.10.

(7) 小川政亮「恤救規則の時代」丸山博ほか編『日本における社会保障制度の歴史』講座社会保障 第 3，至誠堂，1959，p.31.

(8) 宇都栄子「恤救規則の成立と意義」右田紀久恵・高澤武司・古川孝順編『社会福祉の歴史（新版）』有斐閣，2004，pp.210–218.
(9) 菊池正治ほか編著『日本社会福祉の歴史』ミネルヴァ書房，2003，p.30，159.
(10) 田多英範「昭和恐慌と社会事業立法」右田紀久恵・高澤武司・古川孝順編『社会福祉の歴史（新版）』有斐閣，2004，pp.259–271.
(11) 小川政亮「健康保険と救護法の時代」丸山博ほか編『日本における社会保障制度の歴史』講座社会保障 第3，至誠堂，1959，pp.68–71.
(12) 吉田久一『新・日本社会事業の歴史』勁草書房，2004，pp.267–294.
(13) 高澤武司「翼賛体制と社会事業の軍事的再編成」右田紀久恵・高澤武司・古川孝順編『社会福祉の歴史（新版）』有斐閣，2004，p.282.
(14) 網野武博「児童福祉法60年の歩み」児童福祉法制定60周年記念全国子ども家庭福祉会議実行委員会編『日本の子ども家庭福祉』明石書店，2007，pp.20–21.
(15) 高澤武司「敗戦と戦後社会福祉の歴史」右田紀久恵・高澤武司・古川孝順編『社会福祉の歴史（新版）』有斐閣，2004，pp.308–309.
(16) 柏女霊峰『子ども家庭福祉・保育の幕開け』誠信書房，2011，pp.23–24.

理解を深めるための参考文献

- **内閣府ウェブサイト「令和4年版　少子化社会対策白書」.**

少子化対策の現状や、少子化対策の具体的実施状況についてデータを踏まえて、解説がされている。特に、人口構造の推移や、子どもの出生数・出生率の推移など少子化をめぐる現状や、これまでの少子化対策の展開について理解を深めることができる。

- **厚生労働省ウェブサイト「令和3年版　厚生労働白書　資料編」.**

資料編には、制度の概要および基礎集計が掲載されている。厚生労働全般には、人口構造、人口の推移、世帯構成、出生数・出生率など基礎的なデータが掲載されている。また、厚生労働省子ども家庭局には、子ども家庭福祉に関する基礎的な行政データが掲載されているので、子ども家庭福祉制度等の理解を深めることができる。

- **厚生労働統計協会編『国民の福祉と介護の動向（2021/2022）』厚生労働統計協会，2021.**

社会福祉各分野と介護保険の現状と動向を、最新の統計データや多様な関係資料に基づき、わかりやすく説明がされている。子ども家庭福祉の分野については、次世代育成支援対策・少子化対策の展開、子育て支援策、要保護児童対策、ひとり親家庭等支援施策、子どもの貧困対策などについて理解を深めることができる。

- **網野武博『児童福祉学―「子ども主体」への学際的アプローチ』中央法規出版，2002.**

児童福祉の理念・法制度・臨床・方法などさまざまなレベルから「児童福祉」を検証し、重要な提言を行っている。「受動的権利・能動的権利」や、「3つのPと3つのS」について、詳しく理解することができる。

- **森田ゆり『エンパワメントと人権―こころの力のみなもとへ』解放出版社，1998.**

エンパワメントの意味、子どもの人権、女たちの人権、多文化共生などについて、わかりやすく解説されている。特に人権侵害を回復するアプロ―チとしてのエンパワメントについて理解を深めることができる。

第2章 子ども家庭福祉に関する法律

子どもの最善の利益保障のために実施される施策は、すべて法律に基づき実施される。子どもの権利は、その家族を通じて実現するものも多いため、子ども家庭福祉に関する法律は、多岐にわたる。

この章では、児童福祉法をはじめ、子ども家庭に対する施策を実施する法律を概観し、それぞれの法律が、どのような支援を提供しているのかを学ぶ。

1

子ども家庭福祉に関する法律の基盤について説明する。各法律が、日本国憲法、児童の権利に関する条約の理念のもとに、具体的な施策を展開していることについて確認する。

2

子ども家庭福祉に関する法律について、①子ども家庭福祉の基本となる法律、②児童の保護、ウェルビーイングに関する法律、③子育て支援、ワークライフバランスに関する法律、④ひとり親家庭への支援に関する法律、⑤母子保健、女性福祉・保護に関する法律、⑥障害をもつ子どもの支援に関する法律、⑦子ども家庭福祉に関連する法律、のカテゴリーに分けて理解する。

3

子ども家庭福祉を支える法律全体の形成過程と経過について、第二次世界大戦後から現在までについて概観し、法律の成立した背景について学ぶ。

4

本章２節で分類したカテゴリーに従い、それぞれの法律について目的と概要について学ぶ。児童福祉法を基本法として、個々の法律が子ども家庭福祉に果たす役割について考察する。

1. 子ども家庭福祉に関する法律の基盤

法治国家
国民の意思によって選ばれた議員により法律が制定され、その法律により行政が実施される国家。

日本は**法治国家**であり、子どもと家庭に関する施策やサービスは、成文化された法律に基づき提供される。ここでは個別の法律の基盤と、法律の種別について概観する。

A. 日本国憲法

生存権
すべての国民に保障される「健康で文化的な最低限度の生活を営む権利」。

日本の最高法規は**日本国憲法**である。憲法には、基本的人権の尊重等の理念、法律の制定等の国家の統治についての取り決めが定められており、すべての国内の法律は、憲法のもとに制定されている。すべての国民の基本的人権を規定した25条の「**生存権**」、他者の福祉を損なわない限り自らの幸福を追求することを認める13条の「幸福追求権」、人種、信条、性別、社会的身分等によりいかなる差別もされないことを確認した14条の「法の下の平等」、教育を受ける権利と保護者が子どもに教育を受けさせる義務を記した26条の「教育を受ける権利」などは、子ども家庭福祉分野にとって特に関連が深い。

B. 児童の権利に関する条約

児童の権利に関する条約
通称は「子どもの権利条約」。

批准
条約に対して、国として最終的に受け入れを同意すること。

また、子ども家庭福祉の法律内容を規定するものとして、「**児童の権利に関する条約**」が挙げられる。条約は、国家間や国家と国際機構との間で合意されたルールを成文化したものであり、国内で制定されたものではないが、内閣が**批准**し、国会がそれを承認する手続きを経て、その内容を遵守すべきことが憲法に定められている。児童の権利に関する条約は1989年の第44回国連総会で採択され、1994（平成6）年に日本もこれに批准した。よって、国内の各法律は、この条約と矛盾しないことが求められる。

C. 法律、政令、省令について

施策やサービスの根拠は、国会で制定される法律の他にも内閣が定める政令や各大臣が定める省令などがある。子ども家庭福祉に関しては「**児童福祉法**」が基本的な法律であるが、児童福祉法内では定めていない細部を規定する政令として「児童福祉施行令」があり、また、児童福祉法、児童福祉施行令内で定められていない細部の事項を定める厚生労働省令として「児童福祉法施行規則」「**児童福祉施設の設備及び運営に関する基準**」等が定められている。

たとえば、児童福祉施設である保育所の職員である保育士については、児童福祉法18条の4に保育士の定義が規定され、18条の6第2号に保育士試験の合格者が保育士の資格を有することが規定されている。児童福祉施行令21条には、政令で定められている以外の保育士試験に関することは厚生労働省令で定めることが明記されており、児童福祉施行規則6条の10第2号には、具体的な試験科目8科目が規定されている。

法律の他、政令、省令、施行規則、各自治体によって定められる**条例**も、子ども家庭福祉の施策を規定するが、この章では法律のみを対象とする。

児童福祉施設の設備及び運営に関する基準
児童福祉法45条の規定に基づき、保育所、児童養護施設等の児童福祉施設が最低限確保するべき設備、職員、内容等について基準が定められている。

条例
地方公共団体の議会の議決によって制定される自治立法。その自治体の住民に対して効力をもつ。

2. 子ども家庭福祉に関する法律の構成

子ども家庭福祉に関する法律の基本法の位置づけをもつのは児童福祉法である。児童福祉の理念については4節で詳しく述べるが、児童福祉法3条は、すべての児童に関する**法令**が児童の福祉を保障するための原理を示した児童福祉法の理念を尊重することを求めている。

子ども家庭福祉に関わる法律は多岐にわたるが、ここでは以下のように分類し、それぞれ後の各項目で説明を加える。

①子ども家庭福祉の基本となる法律：「児童福祉法」「こども基本法」が該当する。

②児童の保護、**ウェルビーイング**に関する法律：児童虐待の防止とその対策を定めた「**児童虐待防止法**」、子どもの貧困対策を講じる「**子どもの貧困対策法**」「児童ポルノ禁止法」「いじめ対策基本法」「子ども若者育成支援推進法」「**児童手当法**」等が該当する。

③子育て支援、ワークライフバランスに関わる法律：「**少子化社会対策基本法**」「次世代育成支援対策推進法」「**子ども・子育て支援法**」「認定こども園法」「児童手当法」「育児・介護休業法」等が該当する。

④ひとり親家庭への支援に関する法律：「**母子父子寡婦福祉法**」「**児童扶養手当法**」等が該当する。

⑤母子保健、女性福祉・保護に関する法律：「**母子保健法**」「困難女性支援

法令
法律、政令、省令、規則を総称する。

ウェルビーイング
well-being
個人の権利や自己実現が保障され、よりよく生活することができる「幸福な」状態。

表 2-2-1　子ども家庭福祉に関する法律の成立年度一覧

	児童福祉六法	成立年	①子ども家庭福祉の基本となる法律	②児童の保護、ウェルビーイングに関する法律	③子育て支援、ワークライフバランスに関わる法律	④ひとり親家庭への支援に関する法律	⑤母子保健、女性福祉・保護に関する法律	⑥障害をもつ子どもの支援に関わる法律	⑥少年法（子ども家庭福祉に関連する法律）
児童福祉法	●	1947（昭和22年）	○						
少年法		1948（昭和23年）							○
児童扶養手当法	●	1961（昭和36年）				○			
特別児童扶養手当法（特別児童扶養手当等の支給に関する法律）	●	1964（昭和39年）						○	
母子父子寡婦福祉法（母子及び父子並びに寡婦福祉法）	●	1964（昭和39年）				○			
母子保健法	●	1965（昭和40年）					○		
児童手当法	●	1971（昭和46年）		○					
育児・介護休業法（育児休業、介護休業等育児又は家族介護を行う労働者の福祉に関する法律）		1991（平成3年）			○				
児童ポルノ禁止法（児童買春・ポルノに係る行為等の規制及び処罰並びに児童の保護等に関する法律）		1999（平成11年）		○					
児童虐待防止法（児童虐待等の防止等に関する法律）		2000（平成12年）		○					
DV防止法（配偶者からの暴力の防止及び被害者の保護等に関する法律）		2001（平成13年）					○		
少子化社会対策基本法		2003（平成15年）			○				
次世代育成支援対策推進法		2003（平成15年）			○				
発達障害者支援法		2004（平成16年）						○	
認定こども園法（就学前の子どもに関する教育、保育等の総合的な提供の推進に関する法律）		2006（平成18年）			○				
子ども若者育成支援推進法		2009（平成21年）		○					
子ども・子育て支援法		2012（平成24年）			○				
障害者総合支援法（障害者の日常生活及び社会生活を総合的に支援するための法律）		2012（平成24年）						○	
子どもの貧困対策法（子どもの貧困対策の推進に関する法律）		2013（平成25年）		○					
いじめ防止対策推進法		2013（平成25年）		○					
医療的ケア児支援法（医療的ケア児及びその家族に対する支援に関する法律）		2021（令和3年）						○	
こども基本法		2022（令和4年）	○						
困難女性支援法（困難な問題を抱える女性への支援に関する法律）		2022（令和4年）					○		

注）（　）内は現法の正式名称.

法」「DV 防止法」が該当する。

⑥障害をもつ子どもの支援に関わる法律：「医療的ケア児支援法」「**特別児童扶養手当法**」が該当する。なお、障害児・者一貫した支援の枠組みとして、「障害者総合支援法」「発達障害者支援法」についても述べる。

⑦子ども家庭福祉に関連する法律：「少年法」等が該当する。

なお、親子関係や家族関係について定めた「民法」「教育基本法」「学校教育法」等の法律も子どもの育ちに関わるが、民法、学校教育に関する法令は、この章では扱わない。

第2章で解説する子ども家庭福祉に関連する法律の一覧は**表 2-2-1** の通りである。また、同表に「児童福祉六法」に該当する法律についてもあわせて明示した。成立年に沿って並べているが、上記の①〜⑦の分類のどこに該当するかを提示しているので、確認してほしい。

3. 児童・家庭福祉を支える法律形成過程と経過

個別の法律について学ぶ前に、第二次世界大戦後の子ども家庭福祉に関わる法律の成立経過について、基本法である児童福祉法を中心に概観する。

A. 児童福祉法の成立経過

戦後間もない 1947（昭和 22）年、「児童福祉法」が成立した。福祉六法と呼ばれる基本法の中でも、生活保護法の次に成立していることがわかる（**表 2-3-1** 参照）。

児童福祉法の成立が急がれた背景には、敗戦後の日本の子どもたちの置かれた厳しい環境があった。街には戦災孤児、引揚げ孤児など、多くの保護者を失った浮浪児がうち捨てられており、その保護には一刻の猶予もなかった。浮浪児は、東京、大阪、名古屋などの都市部に集中しており、これらの地域には児童を収容する保護施設がつくられ、収容保護が図られたが、問題の根本解決とはならなかった。

この状況を受け、当初、要保護児童を対象とする児童保護事業の法制化が目指されたが、法制度成立に関わった人びとの「児童の健全育成が日本の未来を形作る」という熱意から、「すべての児童」を対象とし、保護だけではなく積極的に児童福祉の増進を図る「児童福祉法」が成立した。

表 2-3-1　社会福祉六法の成立年一覧

法律名称	成立年	福祉三法	福祉六法
生活保護法	1946 年	○	○
児童福祉法	1947 年	○	○
身体障害者福祉法	1949 年	○	○
社会福祉事業法（現・社会福祉法）	1951 年		
精神薄弱者福祉法（1998 年に現・知的障害者福祉法に改称）	1960 年		○
老人福祉法	1963 年		○
母子福祉法（2014 年に現・母子及び父子並びに寡婦福祉法に改称）	1964 年		○

児童福祉法の成立により、戦前の「児童虐待防止法」「少年教護法」は廃止され、また、母子保護法の規定の一部が児童福祉法に移された。一方、貧困児童の保護については、生活保護法に移譲された。非行少年の処遇については児童福祉法で扱うことが検討されたが、少年法との調整が難航した。結果的には 14 歳未満については児童福祉法の対象となり、14 歳以上 18 歳未満の虞犯少年については、司法省管轄の少年法と児童福祉法の両方で処遇されることになった。

14 歳未満の非行少年
14 歳未満は触法少年と称され、刑事責任能力を有しないため、処罰対象とはならない。

虞犯少年
環境・行動面から、将来罪を犯すおそれがあると判断される少年。2022（令和 4）年 4 月 1 日の法改正前までは「20 歳未満」から「18 歳」に変更になった。なお、児童福祉法の処遇対象については改正前から 18 歳未満である。

B. 児童福祉六法成立

1961（昭和 36）年から 1971（昭和 46）年にかけて、手当支給に関する法律が出揃い、この時期に成立した 6 法は「児童福祉六法」とも称される（前掲**表 2-2-1** 参照）。

1965（昭和 40）年には「母子保健法」が制定され、母子保健に関する規定が児童福祉法から母子保健法に移った。戦後、高い水準のまま推移していた**乳児死亡率**の改善は重要事項であったが、児童福祉法の中で母体保護についての規定を設けることの難しさもあった。このため、母子保健法に母体保護、乳幼児の発達検査等の規定を移動し、総合的な対策が図られた。

成立した法律は、社会の要請や政策動向を受けて、また、他の法律が改正された際にその内容との整合性を保つ必要があるなどの理由で改正される。基本法である児童福祉法は、制定から 2022（令和 4）年現在で 75 年が経過し、110 回を超える改正を重ねている。一方、法律の改正だけではなく、児童に関する対応の必要な課題に対して新たな法律も制定されていく。

C. 新たな子ども家庭福祉の課題への対応

2000（平成 12）年には「児童虐待防止法」が成立した。児童虐待防止法は 1933（昭和 8）年に制定されたが、この当時の法律の対象となる虐待は、児童の人身売買、酷使、労働搾取等、戦前・戦後当時の時代背景に影響を受けたもので、現在の虐待とは様相が異なる。旧・児童虐待防止法の内容は児童福祉法成立時にその中に統合された。一方、家庭内での保護者等による児童虐待については、1990 年代に認識され始め、1992（平成 4）年から詳細な検討が始まった。その結果、虐待を受けている児童の保護のため家族内へ介入するには、児童福祉法の改正ではなく、新法のもとに総合的な対応が必要であると判断され、児童虐待防止法の成立につながった。

旧・児童虐待防止法の内容
たとえば、児童福祉法 34 条では、児童を見世物にすること、こじきをさせること、風俗営業をさせること、働かせる目的で児童を他人に引き渡すこと等が、禁止行為として挙げられている。

同様に、2000 年頃から明らかになった子ども・家庭の問題や状況に対して、新法が成立している。児童を性的対象とする映像に対して、デジタル時代への対応が必要とされる「児童ポルノ禁止法」（1999〔平成 11〕年成立）、子ども若者をめぐる環境悪化に対し、一環的支援について検討された「子ども・若者支援法」（2009〔平成 21〕年成立）、いじめによる自殺が相次ぐことで対策について講じられた「いじめ対策基本法」（2013〔平成 25〕年成立）、日本の子どもの 1/6 が貧困状態にあることへの危惧から成立した「**子どもの貧困対策法**」（2013〔平成 25〕年成立）などである。また、2021（令和 3）年には医療的ケアを必要としつつ地域生活を営む子どもと家庭を支援する「医療的ケア児支援法」も成立している。

一方、1990（平成 2）年の **1.57 ショック**を契機に始まった子育て支援についての対策は、育児と仕事の両立に視点を置いた保育所の強化策から、次世代を担う子どもを社会全体で支援するという理念をもつ**次世代育成対策**に拡張された。2003（平成 15）年、少子化社会対策基本法が成立し、同年「次世代育成支援対策推進法」が 10 年の時限立法として策定されている。その後、2012（平成 24）年には、子ども子育て新システムの基本路線のもと、子ども子育て支援関連 3 法が成立した。

1.57 ショック
1989（昭和 64）年の合計特殊出生率が、丙午（ひのえうま）伝説による出産の抑制という特殊事情があった 1966（昭和 41）年の 1.58 より下回ったことの衝撃を示す言葉。

令和の時代に入っても子どもをめぐる環境の悪化が進む中、2022（令和 4）年には、児童の権利に関する条約の理念をより明確に反映させた「こども基本法」が成立し、社会全体としてこども施策に取り組む姿勢が示された。

前掲**表 2-2-1** の各法律の成立年を参照すると、1971（昭和 46）年の児童手当法の成立の後、戦後の法律制定の動きが落ち着き、2000（平成 12）年に入ってから、多くの法律が制定されていることがわかる。もちろん、各法律の改正により常に新しい対応がなされているが、子育て支援対策

（少子化対策）の法律については2000年以降に成立が集中していることなど、全体の動向も確認してほしい。

4. 子ども家庭福祉に関する法律の概要

本章2節で挙げたカテゴリーごとに、法律の概要について説明する。なお、子ども家庭福祉の基本法である「児童福祉法」については、概要の他、理念や構成、改正の経過についても説明する。

A. 子ども家庭福祉の基本となる法律

[1] 児童福祉法

児童福祉法
1947（昭和22）年12月公布、1948（昭和23）年1月施行。

(1) 概要

児童福祉の権利主体は子どもであるが、その権利を守るためには、まず、子どもが良好な環境において生まれ、心身ともに健やかに育成されることが必要となる。このため、児童福祉法の施策は、子どもをはじめ、その家庭や地域生活の支援も対象とする。

具体的な施策は、保育、健全育成など、すべての家庭と子どもを対象にした施策から、虐待を受けた子ども、障害児など、特別な支援を必要とする子どもを対象にした施策まで、多岐にわたる。児童福祉法が「すべての子ども」を対象とすることで、**要保護児童**への支援だけでなく、要保護になることの予防、さらに良好な**健全育成を実現するための施策**を実施することが可能となる。

要保護児童
保護者のない児童、保護者に養育させることが不適当な児童、身体的・精神的障害がある児童、行動に問題のある児童等、何らかの大人の支援が必要である児童のこと。

(2) 理念

児童福祉法の理念は、1条〜3条に記載されている。

1条では、児童の権利に関する条約に従うことで、子どもが権利の主体であることが予定されている。その上で、子どもがその可能性を最大限に発揮し、自己実現を果たすために、守り育てられる受動的な権利をもつことが明記されている。

2条では、児童の年齢、発達の程度に応じてその意見が尊重されるべきである、という、児童の権利に関する条約で示された「**意見表明権**」について明記されている。また、児童が権利の主体であることを意識し、最善の利益の保障に向けて児童を健全に育成することが、すべての国民の努力義務として規定されている。

さらに、2条2項では、児童の育成に対して、保護者が**第一義的責務**を負うこと、2条3項では、国・地方公共団体に保護者とともに児童を心身ともに健やかに育成する義務があること、を規定している。

つまり、児童について第1に責任をもつのは保護者であるが、国や地方公共団体は、保護者が養育の責務を果たせるようにさまざまな施策を講じる義務がある、と解することができる。

3条には、1条・2条の規定が児童の福祉を保障するための原理であり、「すべて児童に関する法令」の施行にあたって、常に尊重されるべきことを定めている。ここでいう「すべて児童に関する法令」は、児童福祉分野のみならず、教育、司法、児童に関わるすべての分野の法令について該当することが確認されている。

以下、条文を転載する。

（児童の福祉を保障するための原理）

第一条　全て児童は児童の権利に関する条約の精神にのっとり、適切に養育されること、その生活を保障されること、愛され、保護されること、その心身の健やかな成長及び発達並びにその自立が図られることその他の福祉を等しく保障される権利を有する。

（児童育成の責任）

第二条　全て国民は、児童が良好な環境において生まれ、かつ、社会のあらゆる分野において、児童の年齢及び発達の程度に応じて、その意見が尊重され、その最善の利益が優先して考慮され、心身ともに健やかに育成されるよう努めなければならない。

②児童の保護者は、児童を心身ともに健やかに育成することについて第一義的責任を負う。

③国及び地方公共団体は、児童の保護者とともに、児童を心身ともに健やかに育成する責任を負う。

（児童福祉原理の尊重）

第三条　前二条に規定するところは、児童の福祉を保障するための原理であり、この原理は、すべて児童に関する法令の施行にあたって、常に尊重されなければならない。

(3) 児童福祉法の対象の定義

児童福祉法では、0歳から18歳までの児童を年齢に応じて区分し、定義している他、障害児の障害種別についても規定している。ここでいう「児童」とは、満18歳に満たない者のことである。児童の年齢に応じた区分は、以下の通りである。

①乳児：満1歳に満たない者

②幼児：満1歳から小学校就学の始期に達するまでの者

③少年：小学校就学の始期から満18歳に達するまでの者

また、障害児については、身体障害、知的障害、精神障害（発達障害を含む)、法に定められた難病により障害をもつ児童、と定義している。

妊産婦は「出産後1年以内の者」、保護者を親権者、未成年後見人等「児童を現に監護するもの」と、それぞれ定義している。

(4) 児童福祉法の構成

児童福祉法は、第1章「総則」から第8章「罰則」から構成される。各章に児童の福祉を守り、増進するための機関や支援の根拠と、その要件について規定されている。以下、その内容について、一部抜粋する。

①第1章「総則」: 児童福祉の原理、定義の他、児童福祉の実施機関、児童福祉司、保育士等の実施者、また、保育士試験等について規定されている。

②第2章「福祉の保障」: 障害児医療費の支給、居宅生活の支援、障害児の療育、助産施設・母子生活支援施設・保育所への入所、要保護児童の保護措置等が規定されている。

③第3章「事業、養育里親及び養子縁組里親並びに施設」: 通所型の事業、児童の自立生活支援、家庭的保育、里親、児童福祉施設等について規定されている。

④第4章「費用」: 費用の負担・徴収（国庫、都道府県、市町村)、子ども・子育て支援給付との調整、私立児童福祉施設への補助、等について規定されている。

⑤第5章「国民健康保険団体連合会の児童福祉法関係業務」: 国民健康保険団体連合会が、都道府県から児童福祉法に則った業務を委託された際の経理、等について規定されている。

⑥第6章「審査請求」: 市町村の障害児通所給付等について不服がある保護者の都道府県知事に対する審査請求が規定されている。

⑦第7章「雑則」: 機関の連携、児童福祉施設の運営報告、認可外保育所の届け出、等について規定されている

⑧第8章「罰則」: 児童福祉法違反事項等が規定されている。

児童福祉法に規定された施策の内容については、それぞれの章で学ぶ。ここでは、児童福祉法の幅広い規定内容について概観してほしい。

(5) 児童福祉法の改正の経過

児童福祉法は、成立後、必要に応じてさまざまな改正がなされている。ここでは、1997年以降の改正について概観する。

① 1997（平成9）年の改正（第50次改正）

児童福祉法制定50年目の改正は、制定後の大改正とされる。改正された主な内容は、保育所への入所手続きが措置制度から選択利用制度に変更

されたこと、児童福祉施設の統廃合による名称の変更、児童相談所に関する事項等であった。この改正により、児童福祉施設の設備及び運営に関する基準も改正されている。保育所は、乳幼児をもつ家庭の共働きが社会的に容認される中で、設立当初の「主に、貧困のため働く必要のある家庭の乳幼児を保育する施設」という救貧的な色合いはすでに弱まっていたが、措置から契約、という社会福祉制度の変更の先駆け的改正として他の社会福祉分野からも注目された(1)。

② 2004（平成 16）年の改正

2000（平成 12）年に児童虐待防止法が制定された後も増加の一歩をたどる児童虐待への対応強化のため、身近な市町村での支援、虐待予防が重視された。児童福祉法改正により、市町村が地域住民の家庭児童相談に関して第一義的な責任をもち、専門性を要する虐待対応については児童相談所が対応する、という役割分担が示された。また、要保護児童対策地域協議会についても新たに規定された。

親子再統合の道筋を探ることも踏まえ、親権者の意思に反した施設入所等については 2 年ごとに司法による判断が行われることが規定された。

要保護児童対策地域協議会
虐待等の権利侵害から子どもを守る地域ネットワーク。市町村で関係機関が連携を図り、児童虐待等への予防、初期対応、見守り等を行う。

③ 2016（平成 28）年の改正

2015（平成 27）年から厚生労働省社会保障審議児童部会に「新たな子ども家庭福祉のあり方に関する専門委員会」が設置され、取りまとめられた「報告（提言）」を受けて 2016（平成 28）年に児童福祉法が改正された。

児童福祉法の理念に、「児童が権利主体である」ことが明記され、1994（平成 6）年に条約に批准して以来課題とされてきた、児童の権利に関する条約との整合性が図られた。その他、増え続ける児童虐待への対応のため、児童相談所の専門性を確保し、発見から支援に向けての改正が実施された（児童相談所から求められた際には医療機関や学校が被虐待児童の資料を提供できることを明確化、里親支援を児童相談所の業務とする等）。

④ 2019（令和元）年の改正

児童虐待への対応のため、児童の権利擁護、児童相談所の体制強化に関して、改正が実施された。具体的には、児童相談所に常時相談できる弁護士の配置をすること、ケース対応にあたる児童福祉司の負担が過重にならない人数を確保すること等が規定された。また、児童相談所長が児童を指導する際に、体罰を行うことの禁止が盛り込まれた(2)。

⑤ 2022（令和 4）年の改正

地域での妊産婦、子育て世帯を包括的に支援する拠点として、子ども家庭センターを整備すること、施設入所等の際に、当事者である子どもの意見を聴取する仕組みをつくること、保護者の同意を得ずに一時保護を行った場合は、児童相談所の判断だけでなく、早期に司法審判を受けること、等が規定された。

また、入所施設で生活する障害児の支援の強化、児童相談所の職員の資格要件についても検討が行われた。なお、詳細については**図 2-4-1** を参照してほしい。

図 2-4-1　児童福祉法等の一部を改正する法律（令和 4 年法律第 66 号）の概要

改正の趣旨

児童虐待の相談対応件数の増加など、子育てに困難を抱える世帯がこれまで以上に顕在化してきている状況等を踏まえ、子育て世帯に対する包括的な支援のための体制強化等を行う。

改正の概要

1. **子育て世帯に対する包括的な支援のための体制強化及び事業の拡充**【児童福祉法、母子保健法】

①市区町村は、全ての妊産婦・子育て世帯・子どもの包括的な相談支援等を行うこども家庭センター（※）の設置や、身近な子育て支援の場（保育所等）における相談機関の整備に努める。こども家庭センターは、支援を要する子どもや妊産婦等への支援計画（サポートプラン）を作成する。

※子ども家庭総合支援拠点と子育て世代包括支援センターを見直し。

②訪問による家事支援、児童の居場所づくりの支援、親子関係の形成の支援等を行う事業をそれぞれ新設する。これらを含む家庭支援の事業について市区町村が必要に応じ利用勧奨・措置を実施する。

③児童発達支援センターが地域における障害児支援の中核的役割を担うことの明確化や、障害種別にかかわらず障害児を支援できるよう児童発達支援の類型（福祉型、医療型）の一元化を行う。

2. **一時保護所及び児童相談所による児童への処遇や支援、困難を抱える妊産婦等への支援の質の向上**【児童福祉法】

①一時保護所の設備・運営基準を策定して一時保護所の環境改善を図る。児童相談所による支援の強化として、民間との協働による親子再統合の事業の実施や、里親支援センターの児童福祉施設としての位置づけ等を行う。

②困難を抱える妊産婦等に一時的な住居や食事提供、その後の養育等に係る情報提供等を行う事業を創設する。

3. **社会的養育経験者・障害児入所施設の入所児童等に対する自立支援の強化**【児童福祉法】

①児童自立生活援助の年齢による一律の利用制限を弾力化する。社会的養育経験者等を通所や訪問等により支援する拠点を設置する事業を創設する。

②障害児入所施設の入所児童等が地域生活等へ移行する際の調整の責任主体（都道府県・政令市）を明確化するとともに、22 歳までの入所継続を可能とする。

4. **児童の意見聴取等の仕組みの整備**【児童福祉法】

児童相談所等は入所措置や一時保護等の際に児童の最善の利益を考慮しつつ、児童の意見・意向を勘案して措置を行うため、児童の意見聴取等の措置を講ずることとする。都道府県は児童の意見・意向表明や権利擁護に向けた必要な環境整備を行う。

5. **一時保護開始時の判断に関する司法審査の導入**【児童福祉法】

児童相談所が一時保護を開始する際に、親権者等が同意した場合等を除き、事前又は保護開始から７日以内に裁判官に一時保護状を請求する等の手続を設ける。

6. **子ども家庭福祉の実務者の専門性の向上**【児童福祉法】

児童虐待を受けた児童の保護等の専門的な対応を要する事項について十分な知識・技術を有する者を新たに児童福祉司の任用要件に追加する。

※当該規定に基づいて、子ども家庭福祉の実務経験者向けの認定資格を導入する。

※認定資格の取得状況等を勘案するとともに、業務内容や必要な専門知識・技術、教育課程の明確化、養成体制や資格取得者の雇用機会の確保、といった環境を整備しつつ、その能力を発揮して働くことができる組織及び資格の在り方について、国家資格を含め、施行後２年を目途として検討し、その結果に基づいて必要な措置を講ずる。

7. **児童をわいせつ行為から守る環境整備（性犯罪歴等の証明を求める仕組み（日本版 DBS）の導入に先駆けた取組強化）等**【児童福祉法】

児童にわいせつ行為を行った保育士の資格管理の厳格化を行うとともに、ベビーシッター等に対する事業停止命令等の情報の公表や共有を可能とするほか、児童福祉施設等の運営について、国が定める基準に従い、条例で基準を定めるべき事項に児童の安全の確保を加えるなど所要の改正を行う。

施行期日

令和 6 年 4 月 1 日（ただし、5 は公布後 3 年以内で政令で定める日、7 の一部は公布後月を経過した日、令和 5 年 4 月 1 日又は公布後 2 年以内で政令で定める日）

出典）社会保障審議会（放課後児童対策に関する専門委員会）「児童福祉法等の一部を改正する法律（令和 4 年法律第 66 号）の概要」厚生労働省ウェブサイト，第 11 回社会保障審議会児童部会放課後児童対策に関する専門委員会　参考資料 9，p.1.

⑥改正動向のまとめ

以上のように、児童福祉法改正の内容は多岐にわたるが、「児童の権利に関する条約」が保障する「子どもの主体者としての権利」をいかに確保するか、そのために、児童虐待等、子どもの権利侵害をいかに防ぎ、養育環境を確保するか、子どもの権利侵害の場の支援にあたる専門職の専門性をいかに確保するか、児童福祉分野だけでなく、多職種の連携により、子どもに適した支援をいかに実施するか、すべての子どもに地域生活をどう保障するか、という支援の方向性が確認できる。

[2] こども基本法

こども基本法
2022（令和4）年6月公布、2023年4月施行。

次代の社会を担うすべての子どもが最善の利益を保障されて育つことのできる社会の実現を目指し、子ども家庭施策に関する基本理念を示すとともに、国の責務等を明らかにし、こども施策を総合的に推進することを目的として制定された。

新法成立の背景には、子どもをめぐるさまざまな権利侵害がなくならない中で、児童の権利に関する条約の理念を子ども家庭福祉の施策により明確に反映させ、迅速に状況を改善するべきである、という認識があった。

国・地方公共団体が子どもの状況に応じた施策を実施する責務を定めたほか、事業者にも雇用環境の整備について努力義務を課している。

実施される具体的な施策は、こども施策に関する大綱によって規定される。大綱の作成のため、新たに設置される「**こども家庭庁**」の中に、内閣総理大臣を会長とする「**こども政策推進会議**」が置かれ、こども施策の実施においては、他の法律に関わる内容、関係諸機関等が有機的に連携し、ライフサイクルの各フェーズで、切れ目のない支援が提供されるべきことが規定されている。

B. 児童の保護・ウェルビーイングに関する法律

[1] 児童虐待防止法

児童虐待防止法
正式名称は「児童虐待の防止等に関する法律」。2000（平成12）年5月公布、同年11月施行。

(1) 概要

児童虐待防止法は、児童に対する虐待の禁止、児童虐待の予防および早期発見、児童虐待を受けた児童の保護・自立の支援を目的としている。

児童虐待の定義のほか、児童虐待に対する国・地方公共団体の責務、児童相談所等、専門機関の対応、必要に応じた親権者の**親権の制限**等について規定されている。

(2) 成立の経緯と改正

成立経過については児童福祉法の項目でも述べたが、2000（平成12）

年に成立した際に、付帯事項として施行後3年を目途に必要な措置を講ずることが規定されていた。3年後の2004（平成16）年には、配偶者間の暴力を子どもが目撃すること、同居している者の子どもへの虐待を保護者が放置することも児童虐待であると規定したほか、児童虐待を受けたと「思われる」児童の発見についても**通告義務**を定め、虐待を受けたことが未確定であっても児童の保護が可能になる体制が目指された。

その後も、立ち入り調査よりもさらに強制力を伴う児童の保護の実施（2007〔平成19〕年）、**児童への体罰の禁止**の法定化（2019〔平成31〕年）等、児童虐待の予防、虐待発見時のいち早い介入と処遇、家族再統合に向けた支援と、総合的な虐待対応に向けて改正が実施されている。詳細については、**第4章10節**の「児童虐待」を確認してほしい。

児童ポルノ禁止法
正式名称は「児童買春、ポルノに係る行為等の規制及び処罰並びに児童の保護等に関する法律」。1999（平成11）年5月公布、同年11月施行。

[2] 児童ポルノ禁止法

児童の権利を著しく損なう性的搾取、性的虐待から児童を守るため、児童買春、児童ポルノを規制するとともに、性的被害にあった児童の保護のための措置について必要な施策を取ることを目的とする。

児童買春をした者についての処罰のほか、児童買春をあっせんした者、勧誘した者についても処罰を規定している。また、児童ポルノには写真、ビデオ、インターネット上の電子媒体を含み、製造、提供するだけでなく、自らの意思で所持した者についても処罰が科される。

2014（平成26）年の改正以前は、自分の性的好奇心を満たす目的だけで児童ポルノを所持する行為は違法ではなく、国際的にも日本は児童ポルノマーケットの温床となっているとして、批判の対象となっていた。ネット上の児童ポルノの所持が刻印として残り、被害にあった児童の人権を長年にわたって侵害することから、「自己の性的好奇心を満たすことを目的で」所持すること、も処罰の対象となった。

法律は、児童買春、ポルノの被害を受けることで、心身に有害な影響を受けた児童の保護の実施のために体制整備を図ること、インターネット事業者が法律の趣旨に協力することについても規定している。

子どもの貧困対策法
正式名称は「子どもの貧困対策の推進に関する法律」。2013（平成25）年6月公布、2014（平成26）年1月施行。

[3] 子どもの貧困対策法

子どもの現在、将来が、生まれ育った環境に左右されることのないよう、すべての子どもが心身ともに健やかに育成され、子ども一人ひとりが夢や希望をもつことができるようにするため、子どもの貧困対策を総合的に推進することを目的とする。

日本の子どもの貧困について関心が向けられたのは、2009（平成21）

年に国民生活基礎調査の中で、日本の**子どもの貧困率**が先進諸国の中でも高い水準にあることが公表されたことに端を発する。子どもの貧困は、経済的要因だけではなく、機会の貧困、教育の貧困につながる。教育機会を失うことは子ども世代の**貧困の再生産**につながることが明確化し、解決すべき重大な社会問題であることが認識され、法の成立につながった。

2019（令和元）年の改正で、児童の権利に関する条約との整合性が図られ、子どもの最善の利益、発達に応じた意見表明権が基本理念に加えられた。貧困対策の具体的施策は、「子どもの貧困対策に関する大綱」に定められることが明記されている。具体的な支援として、教育支援、生活支援、経済的支援が講じられるほか、子どもの貧困についての調査・研究が進められる。

また、内閣府に「**子どもの貧困対策会議**」が置かれ、文部科学省、厚生労働省との協働のもと、対策が進められることが規定されている。

[4] いじめ防止対策推進法

いじめ防止対策推進法
2013（平成25）年6月公布、同年9月施行。

いじめが子どもに及ぼす重篤な影響を認識したうえで、いじめの防止、いじめの早期発見およびいじめへの対策を、基本理念のもと総合的・効果的に行うことを目的とする。

学校教育は、子どもの教育を受ける権利を保障し、その未来の可能性を広げるのに欠かせない役割を果たす。一方、学校教育の場におけるいじめは、いじめを受けた子どもの教育を受ける権利、心身の健全な成長、人格形成に影響するだけでなく、命や身体に重大な危険に関わる。いじめが重大な人権侵害であるという認識が広がり、いじめ防止対策推進法の成立につながった。

法律によりいじめの定義が定められ、学校、国および地方公共団体が講ずべき施策が規定されている。学校に対しては、①道徳教育等の充実、②早期発見のための措置、③相談体制の整備、④インターネットを通じて行われるいじめに対する対策の推進を定めること、が規定されている。また、被害者が死に至るような重大な事案が発生したときは、調査委員会を設置し、原因解明につなげ、適切な対策を採ることが求められている。

[5] 子ども・若者育成支援推進法

子ども・若者育成支援推進法
2009（平成21）年7月公布、2010（平成22）年4月施行。

日本の未来を担う子ども・若者が健やかに育成され円滑な社会生活を送れるように、他の関連する施策と合わせて、総合的な子ども・若者育成支援のための施策を推進することを目的とする。子ども・若者をめぐる環境が悪化し、社会生活を送るうえで深刻な問題状況にあるという認識を背景に制定された。

法律により内閣総理大臣を本部長とする「子ども・若者育成支援推進本部」が置かれ、子ども・若者育成支援推進大綱のもと、教育、福祉、保健、医療、矯正、更生保護、雇用、その他の関連分野で計画的に支援策が講じられるべきことが規定されている。

C. 子育て支援、ワークライフバランスに関わる法律

ワークライフバランス
work-life balance
仕事と介護・育児を含む家庭生活とを調和させ、生活を充実させること。

少子化社会対策基本法
2003（平成15）年7月公布、同年9月施行。

［1］少子化社会対策基本法

少子化社会における施策の基本理念を明らかにし、国、地方公共団体の責務、少子化に的確に対処するための施策を総合的に推進することを目的とする。

日本の急速な少子化の進展への危機感から成立した法律で、前文には結婚や出産を個人の決定によるものとしつつも、家庭や子育てに夢をもち、安心して子育てをできる社会をつくることで、少子化に歯止めをかけることが期されている。

具体的な施策として、国、地方公共団体、事業主それぞれの立場から、子育てのしやすい社会の形成に向けた計画策定を行うことが要請されている。この計画を総合的に調整する組織として、内閣総理大臣を会長とし、全閣僚が構成メンバーとなる少子化社会対策会議が設置される。

実施される具体的な施策は、少子化社会対策大綱によって規定される。大綱では、子育て家庭が安心して子育てをできる社会を社会全体で応援するという基本原則のもとに施策が設定されている。

次世代育成支援対策推進法
2003（平成15）年7月公布、施行。第2章以下は2005（平成15）年4月施行。

一般事業主行動計画
常時雇用する労働者が101人以上の企業は、行動計画を策定することが義務づけられる（100人以下の企業の計画策定は努力義務）。

認定制度
「子育てサポート企業」として、厚生労働大臣の認定を受け「くるみんマーク」「プラチナくるみんマーク」「トライくるみんマーク」の証を得ることができる。

［2］次世代育成支援対策推進法

少子化社会の進行、家庭、地域の子育て環境の変化に対応するために、国、地方公共団体、企業がそれぞれの立場で行動計画を策定し、次世代を健やかに育成する社会の形成を目指すことを目的とする。

2003（平成15）年の成立時は、10年間の集中的・計画的な取組みを行うための時限立法として策定されたが、2014（平成26）年に改正され、さらに10年間有効期限が延長された。また、法律に基づき、企業が労働者の仕事と子育てに関する「一般事業主行動計画」を策定し、計画に定めた目標を達成し、一定の基準を満たした企業が申請することによって認定を受ける、**認定制度**を規定した。

[3] 子ども子育て関連3法

日本の子どもに再配分される社会保障費は先進諸国と比べても低いことが課題となっていた。この状況の改善のため「**社会保障・税一体改革**」が政府により進められ、年金、医療、介護に加え、新たに少子化対策を社会保障の対象とすることで「**全世代型社会保障**」が実施されることとなった。この改革の関連法案として、子ども子育て関連3法が提出された。関係法律の整備法については、用語の整理が主な内容であるため、解説は省略する。

子ども子育て関連3法
「子ども・子育て支援法」「就学前の子どもに関する教育、保育等の総合的な提供の推進に関する法律の一部を改正する法律(認定こども園法)」「子ども・子育て支援法及び就学前の子どもに関する教育、保育等の総合的な提供の推進に関係する法律の一部を改正する法律の施行に伴う関係法律の整備等に関する法律」の3法。

社会保障費の再配分
単純化すると、高所得者から徴収した税金を、低所得者に社会保障を通じて配分し、所得の差を減じること。

(1) 子ども・子育て支援法

法の目的として、日本の急速な少子化の進行・家庭および地域の子育て環境の変化に対応するために、子どもとその保護者に**子ども・子育て支援給付**をはじめとする必要な支援を行い、一人ひとりの子どもが健やかに成長できる社会の実現を目指すことが挙げられている。

社会保障改革により、子どもとその家族の支援のために消費税を財源とした「子ども・子育て支援給付」が創設された。法律では、認定こども園、保育所、幼稚園等に支給される子ども・子育て支援給付と地域子ども・子育て支援事業、その他の子育て支援について定められている。また、子ども・子育て支援給付が、市町村を通じて計画的に支給されること、事業主にもワークライフバランスに向けた職場の環境整備が求められることも規定された。内閣府には「子ども・子育て会議」が設置され、支援の実施状況について検証する役割を果たすことになった。

子ども・子育て支援法
2012（平成24）年8月公布、2015（平成27）年4月施行。

2019（令和元）年の改正では、**幼児教育、保育の無償化**が実施された。この財源として消費税10%への引き上げによる税収が充てられている。

(2) 認定こども園法

就学前の子どもに対する教育・保育の提供、その保護者に対する子育て支援を提供することで、地域での子どもの健全育成を目的とする。

法律では、小学校就学前の子どもの教育・保育を一体的に提供する認定こども園に関する事項が定められ、幼稚園型認定こども園、保育所型認定こども園、幼保連携型認定こども園について、施設の認可要件、教育・保育の目標、職員の要件等がそれぞれ規定されている。

認定こども園法
正式名称は「就学前の子どもに関する教育、保育等の総合的な提供の推進に関する法律」。2006（平成18）年8月公布、同年10月施行。

[4] 育児・介護休業法

育児休業、子どもの看護休暇、家族介護休業等の制度を定め、労働者のワークライフバランスを向上させることで労働継続を可能にし、労働者の福祉の増進、経済・社会の発展に資することを目的とする。

労働者が育児休業、介護休業を申し出た場合、雇用者がそれを拒めない

育児・介護休業法
正式名称は「育児休業、介護休業等育児又は家族介護を行う労働者の福祉に関する法律」。1991（平成3）年5月公布、1992（平成4）年4月施行。

こと、職場復帰や配属に関して配慮すべきことのほか、国、地方公共団体等も、休暇の取りやすい環境に努める責務があることが規定されている。

児童手当法
1971（昭和46）年5月公布、1972（昭和47）年1月施行。

[5] 児童手当法

児童手当は子ども・子育て支援制度による子ども・子育て支援給付の、子どものための現金給付として位置づけられる。国、地方公共団体が、子どもの養育に第一義的な責任をもつ保護者に児童手当を支給することにより、家庭生活の安定が図られ、次代の社会を担う児童の健全な成長に資することを目的とする。

戦後の日本の社会保障制度の中で、子育てに対する経済的支援の欠如が課題となっていたが、1971（昭和46）年にようやく児童手当法が制定された。制定当時は多子家庭の経済的困窮を対象とし、長らく低・中所得家庭の第3子からの支給に対象が限られていた。その後、さまざまな制度の変遷を経た後、2012（平成24）年の改正法により支給対象が中学生にまでになった。同改正では所得により支給金額は異なるものの、全子育て家庭への給付となり、子育ての社会化の方向が示された。しかし、2021（令和3）年の改正により、一定以上の所得がある家庭については再び支給対象外となっている。

支給対象
子どもを育てている世帯に対し、3歳未満は1ヵ月1万5,000円、3歳以上小学校卒業まで1ヵ月10,000円（第3子からは1万5,000円）、中学生は1ヵ月10,000円が支給される。

支給金額（児童手当）
子ども2人の4人世帯で、年収がおおよそ960万以上の世帯には、子ども1人につき1ヵ月5,000円が支給されていた。

D. ひとり親家庭への支援に関する法律

[1] 母子父子寡婦福祉法

母子家庭、父子家庭、寡婦の生活の安定と向上のために必要な支援を実施することで、母子家庭、父子家庭、寡婦の福祉を図ることを目的とする。

母子父子寡婦福祉法
正式名称は「母子及び父子並びに寡婦福祉法」。1964（昭和39）年7月公布、施行。

寡婦
夫と死別または離別し、その後再婚していない独身の女性のこと。

母子家庭等
父子家庭が対象となる条文に「『母子家庭等』とは母子家庭及び父子家庭をいう」などの項目が加わった。

1964（昭和39）年に福祉六法の1つとして制定された母子福祉法では、未成年の子どもとその母親を対象としていた。しかし、子どもが成人後も寡婦の多くが生活困窮問題を抱えていることから支援対象となり、1981（昭和56）年に「母子及び寡婦福祉法」と名称を変えた。さらに、父子についても支援が必要であることが認識されるに至り、2002（平成14）年の法改正では対象者規定が「母子家庭」から「母子家庭等」に改正され、父子家庭が支援の対象に加えられた。

2014（平成26）年には、ひとり親が就業し、仕事と子育てを両立しながら経済的に自立すること、および子どもの貧困対策にも資するため、ひとり親家庭への支援施策が強化された。また、父子家庭への支援についても拡大し、母子家庭等同士の交流事業や、親・児童に対する相談支援などが**生活向上事業**として法定化された。この改正により、法律名称が「母子父子寡婦福祉法」に改正された。

法律では、都道府県による母子家庭や父子家庭などのひとり親に対する自立促進計画の策定、「**母子・父子自立支援員**」による個別支援、母子、父子、寡婦の生活の安定のために、福祉資金の貸付や公共施設内での優先的処遇、母子福祉センターや母子休養ホームについて定められている。

[2] 児童扶養手当法

18歳未満（障害児の場合は20歳未満）の児童で、父または母がいない場合、父または母が一定の障害の状態にある場合などに、その児童を監護等している保護者に対し手当を支給し、家庭生活の安定と自立の促進を図ることで児童の福祉を増進することを目的とする。

死別の母子世帯には、母子年金・母子福祉年金が支給されるのに対応し、経済的に困難な状況にあることも多い離婚等の生別の母子家庭を経済的に支援する目的で、1961（昭和36）年に法律が成立した。

2016（平成28）年に法改正され、就労等により収入が増えた場合、手当を加えた総収入がなだらかに増えていくように、手当額がきめ細かく定められた。個別の世帯に支給される金額は、親一人子一人の二人世帯の場合、親の年収が160万未満の場合は満額が支給されるが、160万以上、365万未満の場合は、収入により10円刻みで支給額が設定される。支給額は物価スライド制により変動し、年6回手当が支給される。

児童扶養手当法
1961（昭和36）年11月公布、1962（昭和37）年1月施行。

支給金額（児童扶養手当）
手当額は、月額（令和3年4月から）として下記の金額が支給される。
- 全部支給：4万3,160円
- 一部支給：収入に応じて4万3,150円～1万180円

なお、児童2人目には加算額として全部支給で1万190円、3人目からは6,100円が加算される。

E. 母子保健、女性福祉・保護に関する法律

[1] 母子保健法

乳幼児、その母親に対する保健指導、健康診査、医療の提供等の施策を実施し、乳幼児と母親の健康の保持・増進を図ることで、国民保健が向上することを目的とする。

児童福祉法制定当初は、母子健康手帳の配布など、母子保健についても児童福祉法の中に規定されていた。しかし、戦後しばらくたった後も、乳児死亡率が先進国に比して高い状況にあるなどの状況が続いたため、周産期の**母子保健水準**の向上を目指し、児童福祉法から独立する形で1965（昭和40）年、「母子保健法」が成立した。

母子保健法には、母子保健の向上に関する措置として、保健指導、新生児の訪問指導、**健康診査**（1歳6か月健診および3歳児健診）、妊娠の届出と母子健康手帳、妊産婦の訪問指導等、低体重児の届出、未熟児の訪問指導、養育医療（入院の必要な未熟児に対して医療の給付を行う）、医療

物価スライド制
物価の上昇・下落に応じて、支給額を調整すること。

母子保健法
1965（昭和40）年11月公布、1966（昭和41）年1月施行。

周産期
妊娠22週から出生後7日未満までの母体・胎児や新生児の生命に関わる事態が発生する可能性が高い期間をいう。この間の母子死亡率が低いことは、母子保健の水準の高さの指標となる。

施設の整備等が、市町村の責務として提供されることが規定されている。

2016（平成28）年の改正で、新設された**母子健康包括支援センター（子育て世代包括支援センター）**の役割が、妊産婦や乳幼児の状況を継続的・包括的に把握し、妊産婦や保護者の相談に対応しながら切れ目のない支援を提供することとされた。妊産婦、乳幼児への相談や保健指導、健康診査のほか、母子の支援のため必要に応じて保健医療や福祉機関等との連絡調整を行うことが定められている。センターの設置については市町村に努力義務が課されている。

必要な支援が切れ目なく提供されることで、妊産婦や保護者の育児不安や育児環境の向上に働きかけることにより、児童虐待の予防的役割も期待されている。

［2］DV防止法

配偶者からの暴力に係る通報、相談、保護、自立支援の体制を整備することにより、配偶者からの暴力の防止と被害者の保護を図ることを目的とする。

日本の法体系は、国家権力が家族に介入することを認めない体制であったため、**ドメスティック・バイオレンス**（以下、DV）が長らく「夫婦喧嘩」とされ家族内の問題として矮小化されてきた。法律の前文には、配偶者からの暴力は重大な人権侵害であるのにもかかわらず、法律制定前は被害者救済が十分に機能していなかったこと、DV被害者の多くは女性であり、DVが個人の尊厳を害し、男女平等の妨げとなっていることを問題として提起している。

ここでいう配偶者とは、現に婚姻関係にあることだけでなく、事実婚、また離婚後（事実婚の離別も含む）引き続き暴力を受けている場合の元配偶者を指す。また、暴力とは、身体的な暴力、心身に有害な影響を及ぼす言動のことを指す。国、地方公共団体がDV防止に取り組む責務を有し、そのための基本計画を策定すること、**配偶者暴力相談支援センター**や被害者保護のための施策、裁判所による**保護命令**等が、規定されている。

その後、2004（平成16）年、2007（平成19）年、2013（平成25）年、2019（令和元）年に改正が行われた。

2013年の改正では、生活の本拠をともにする交際相手からの暴力およびその被害者についても、配偶者からの暴力およびその被害者に準じて、法の適用対象とされることとなった。この改正により、法律名が「配偶者からの暴力の防止及び被害者の保護等に関する法律」に改正された。

2019（令和元）年の改正では、児童虐待と密接な関連があるとされる

DV防止法
正式名称は「配偶者からの暴力の防止及び被害者の保護等に関する法律」。2001（平成13）年4月公布、同年10月施行。

ドメスティック・バイオレンス（DV）
domestic violence

保護命令
被害者の申し立てにより、裁判所が加害者に発する命令。加害者が住居から立ち退く退去命令、被害者に近づくことを禁ずる接近禁止命令がある。

DV防止法改正
1回目の改正（2004年）
暴力の定義の拡大（精神的な暴力も含む）、保護命令制度の拡充。
2回目の改正（2007年）
被害者保護の推進、市町村にも基本計画策定の努力義務や配偶者暴力相談支援センターを代替する施設を設置（努力義務）。
3回目の改正（2013年）
「生活の本拠を共にする交際相手」もDV防止法の対象となる。
4回目の改正（2019年）
児童虐待と密接な関係があるとされるDVの被害者の適切な保護が行われるよう、相互に連携・協力すべき関係機関として児童相談所が法文上明確化、保護の適用対象として被害者の同伴家族が含まれること。施行日は2020（令和2）年4月。

2013年の改正
改正前の名称は「配偶者からの暴力の防止及び被害者の保護に関する法律」であり、改正後「等」が加わっている。

DV 被害者の適切な保護が行われるよう、相互に連携・協力すべき関係機関として児童相談所が明確に規定され、保護の適用対象として被害者の同伴家族が含まれることになった。

法律により被害者保護と支援が機能するよう、実際の被害の状況に応じて必要な改正が実施されていくことが求められる。

［3］困難女性支援法

今日の女性の抱える問題が多様化・複合化し、複雑化していることを踏まえ、その困難な問題を抱える女性の福祉の増進を図るために必要な支援を実施し、女性が安心かつ自立して暮らせる社会の実現に寄与することを目的として成立した、新たな法律である。

本法は、女子が売春に関わるのを防止することを目的とした「**売春防止法**」の婦人保護事業を引き継ぐ。今日の婦人保護事業の対象は、売春から、DV 被害、ストーカー被害、暴力以外の家族・親族の問題等に移行している。このことに対応し、対象となる「困難な問題を抱える女性」は、性的な被害のみならず、家族の状況、地域社会との関係性等さまざまな事情により、日常生活または社会生活を円滑に営む上で困難を抱える（または、そのおそれのある）女性、と規定されている。男女平等が実現されていない中、女性であることに起因する問題の解決のために、厚生労働大臣が困難女性の支援のための施策を講じるほか、都道府県に**女性相談支援センター**（旧・婦人保護相談所）の設置を義務づけている。

困難を抱える女性への支援は、民間団体を含む関係機関の協働により、早期から包括的に提供されることが目指される。法律により、児童が性被害に関わることから守られ、さまざまな困難にある女性、母子への支援対策が進むことが期待される。

困難女性支援法
正式名称は「困難な問題を抱える女性への支援に関する法律」。2022（令和 4）年 5 月公布、2024 年 4 月施行。

F. 障害をもつ子どもの支援に関わる法律

［1］医療的ケア児支援法

医療的ケア児とその家族に対する支援に関し基本理念を定め、国、地方公共団体等の責務を明らかにするとともに、保育、教育を受けられるための必要な施策を講じることを目的とする。

2016（平成 28）年の児童福祉法改正により、地方公共団体に医療的ケア児の支援に関わる機関の連絡調整を実施する体制整備が努力義務とされた。この改正を受け、2019（平成 31）年度から医療的ケア児等総合支援事業が実施されている。本法律制定により、医療的ケア児とその家族に対

医療的ケア児支援法
正式名称は「医療的ケア児及びその家族に対する支援に関する法律」。2021（令和 3）年 6 月公布、同年 9 月施行。

する保育・教育・日常生活に必要な支援体制が横断的に規定された。

2条で医療的ケアについて、人工呼吸器による呼吸管理、喀痰吸引、その他の医療行為、と定義づけ、日常生活、社会生活を送るうえで恒常的に医療的ケアが欠かせない児童を医療的ケア児と定義している。医療的ケア児支援センターによる支援のほか、国、地方公共団体、保育所、学校が医療的ケア児に対して適切な支援を行うことを義務として規定している。

特別児童扶養手当法
正式名称は「特別児童扶養手当等の支給に関する法律」。1964（昭和39）年7月公布、施行。

[2] 特別児童扶養手当法

(1) 特別児童扶養手当

この法律は、「精神又は身体に障害を有する児童について特別児童扶養手当を支給し、精神又は身体に重度の障害を有する児童に障害児福祉手当を支給するとともに、精神又は身体に著しく重度の障害を有する者に特別障害者手当を支給することにより、これらの者の福祉の増進を図ること」を目的としている（1条）。ここでは、児童を対象とする手当について説明する。

特別児童扶養手当とは、精神や身体に障害のある20歳未満の児童の父母等の養育者に支給され、障害もつ児童の福祉の増進を図ることを目的とする。

1964（昭和39）年に法律が成立した当初は、重度の知的障害児に対して手当が支給されていたが、1966（昭和41）年に身体障害児についても支給が拡大された。

支給月額は、児童の障害により1級（重度）・2級（中度）と異なり、一定以上の収入の者については支給されない所得制限がある。物価スライド制により金額は決まるが、2022（令和4）年4月からの金額は、1級が5万2,400円、2級が3万4,900円である。原則として年3回（4月、8月、12月）支給される。

(2) 障害児福祉手当

精神または身体に重度の障害を有するため、日常生活において常時の介護を必要とする状態にある在宅の20歳未満の者に支給される。

受給資格者である重度障害児や、父母等の重度障害児の扶養義務者などに一定以上の収入がある場合は支給されない所得制限がある。物価スライド制により金額が決まり、2022年4月からの金額は、月額14,850円である。

発達障害者支援法
2004（平成16）年12月公布、2005（平成17）年4月施行。

[3] 発達障害者支援法

発達障害者の適正な発達、円滑な社会生活の促進のために、早期に障害を発見し、幼児期から学齢期の支援、就労支援等、適切な切れ目のない支援を行うことを目的として制定された。発達障害の定義は、自閉症、アスペルガー症候群その他の**広汎性発達障害**、学習障害、注意欠陥多動性障害その他これに類する脳機能の障害であって、その症状が通常低年齢において発現するもの、であり、「発達障害児」とは、発達障害者のうち18歳未満のものをいう。

自閉症、学習障害（LD）、注意欠陥多動性障害（ADHD）等の障害は、一般的な理解の欠如から、配慮すべき対象ではなく「子どものわがまま」として扱われることも多かった。しかし、支援の必要性について認識されるにつれ、専門スタッフによる地域における支援体制や、障害についての啓発など、福祉施策の必要性が明らかになり、2004（平成16）年12月に、発達障害者支援法が成立した。

2016（平成28）年に法改正され、ライフステージを通じた切れ目ない支援が規定された。また、教育に関しては、可能な限り発達障害児が健常児とともに教育を受けられるよう配慮することが規定され、障害に応じた個別の教育支援計画の作成、指導について推進することが定められた。

［4］障害者総合支援法

障害者総合支援法
正式名称は「障害者の日常生活及び社会生活を総合的に支援するための法律」。2012（平成24）年6月公布、2013（平成25）年4月施行。

この法の下、すべて国民が障害の有無にかかわらず、等しく基本的人権を尊重される共生社会の実現に向けて、障害児・者が地域社会で日常生活、社会生活を送れるよう、その実現に障壁となる事物、制度、慣行、観念、その他の除去を、総合的・計画的に実施することが目指される。

障害者総合支援法は、2005（平成17）年に成立した「障害者自立支援法」を改正し名称を変える形で2012（平成24）年に成立した。法の対象者として、従来の知的障害、身体障害、精神障害に加え、難病者を指定した。ライフサイクルを通じた地域での当たり前な生活の実現に向けて、利用者負担を伴う、障害区分に応じたサービスを受けることができる。

G. 子ども家庭福祉に関連する法律―少年法

少年法
1948（昭和23）年7月公布、1949（昭和24）年1月施行。

少年の健全な育成を期し、非行のある少年に対して性格の矯正ならびに環境の調整に関する保護処分を行うとともに、少年の刑事事件について特別の措置を講ずることを目的する。少年とは、20歳未満の者とされる。

この少年法は、1922（大正11）年に成立した旧少年法を、日本国憲法の理念のもと改正し、1948（昭和23）年に成立した。児童福祉法成立時に、非行少年の処遇についても児童福祉法内で実施することが提案されたが司法との折り合いがつかず、18歳未満の虞犯少年については、両法の適応を受けることとなった。

少年法の処遇を決定するのは家庭裁判所で、14歳未満の刑事罰を犯した少年は児童福祉法の措置を受けるが、児童相談所から送致された場合は家庭裁判所の審判を受ける。

凶悪な少年犯罪が起こるにつれ重罰化への圧力が強まっており、2021（令和3）年の法改正で、18歳、19歳の少年は「**特定少年**」とされ、大人と同様の審判を受ける可能性をもつこととなった。

特定少年
2022（令和4）年4月から成人年齢が18歳になったが、少年法の対象は20歳未満のままである。ただし、18歳、19歳の「少年」が殺人、放火等を犯した場合は、成人と同様の審判を受け、実名報道も可能となる。

注）

(1) 佐藤進・桑原洋子監修／田村和之編『実務注釈　児童福祉法』信山社出版，1998，pp.27-30.

(2) 磯谷文明・町野朔・水野紀子ほか編『実務コンメンタール　児童福祉法・児童虐待防止法』有斐閣，2020，pp.7-17.

理解を深めるための参考文献

- **厚生労働統計協会編『国民の福祉と介護の動向（2021/2022）』厚生労働統計協会，2021.**
  社会福祉全体の動向の中での、児童福祉の動向を確認することができる。子ども家庭福祉に関する法律に関しては、最新の改正状況を把握することが可能である。
- **内閣府編『令和4年版 少子化社会対策白書』日経印刷，2022.**
  少子化をめぐる現状と課題について、ライフステージの各段階の広範囲な取組みが紹介されている。具体的な少子化対策の実施状況について、最新のデータとともに理解することができる。
- **丹羽徹編『子どもと法』法律文化社，2016.**
  子どもの日常的な生活と法との関わりについて、子どもの権利擁護の立場から解説されている。家庭と子ども、学校と子どもなど、具体的な場面で、法がどのように子どもの生活に関わりをもつかを、子どもの立場から考察することができる。

第3章 子ども家庭福祉の実施体制

子ども家庭福祉サービスは、実際に子どもや子育て家庭にどのように提供されているのだろうか。本章では、子ども家庭福祉の実施主体である行政機関、相談機関、関連機関、児童福祉施設などの役割について理解する。また、実際に子どもや子育て家庭にサービスを提供する専門職の役割、そして権利擁護の仕組み、さらに、このようなサービスを支える財源の仕組みなどについて学ぶ。

1

子ども家庭福祉の行政機関（国、都道府県、市町村等）、相談機関（児童相談所、福祉事務所など）、関連機関等の役割について理解する（第1節）。

2

児童福祉法に規定された12種類の児童福祉施設の目的、設置状況、運営、職員について（第2節）、さらに専門職について理解を深める（第3節）。

3

子どもやその家族の権利を擁護する制度やサービスの内容を理解するとともに、サービスの質の向上を目指す取組みについて学ぶ（第4節）。

4

実際の子ども家庭福祉の予算を中心に国の財源の仕組みや、NPO法人の財源の仕組みについて理解する（第5節）。

1. 行政のしくみと機関

A. 行政機関

[1] 国の役割

子ども家庭福祉行政を所管する国の機関は「厚生労働省」であり、法案の作成、企画・調整、監査・指導、予算措置等を担っている。なかでも子ども・子育て支援に関わる部局として、2017（平成29）年、「子ども家庭局」が組織再編により新設された。この局は総務課、保育課、家庭福祉課、子育て支援課、母子保健課の5つの課で構成されている。こうした子ども家庭福祉施策に特化した行政組織の誕生により、子どもを取り巻く多様な課題の中でも、政府が重点課題とする、少子化対策、子育て支援、児童虐待防止対策と連携した社会的養護の推進等が図られることになる。

なお、2022（令和4）年に、「**こども家庭庁設置法**」が成立したことにより、**こども家庭庁**（以下、こども庁）が2023年に発足する。こども庁は内閣総理大臣直轄の組織とするため、内閣府の外局となり、各省への勧告権をもつ内閣府特命担当大臣および長官を置く。

組織体制は3部門として、母子保健、保育、育成医療、安全等の事務を担う「成育局」、虐待、貧困、非行、いじめ、ひとり親家庭、社会的養護等の事務を担う「支援局」、政策全体の司令塔機能、地方や民間団体との連携、広報等の事務を担う「長官官房」の3部門となる。

審議会等については、子ども政策に関する重要事項等を審議する「**こども家庭審議会**」等を設置し、内閣府および厚生労働省から審議会等の機能を移管するとともに、**こども基本法**の定めによる、内閣総理大臣を会長とする「**こども政策推進会議**」を設置する。

こども庁の設置に合わせて、内閣府子ども・子育て本部、厚生労働省子ども家庭局等は廃止される。

こども家庭庁
2021（令和3）年12月21日に閣議決定された「こども政策の新たな推進体制に関する基本方針」に基づく「こども家庭庁設置法」「こども家庭庁設置法の施行に伴う関係法律の整備に関する法律」が成立したことにより設置される。なお、児童福祉法、児童扶養手当法、母子父子寡婦福祉法、母子保健法、児童虐待防止法等の法律の一部において、こども家庭庁発足と同時に、所轄の省庁や大臣、府省令等に関する箇所について変更が行われる。

こども基本法
議員立法として国会に法案が提出された（2022〔令和4〕年6月15日成立、施行期日は2023年4月1日）。基本理念を定め、国および地方公共団体の責務を明らかにし、事業主の努力（雇用環境の整備）、国民の努力（こども施策への関心と理解等）を求める。

児童福祉法第3条の3第3項
国は、市町村及び都道府県の行うこの法律に基づく児童の福祉に関する業務が適正かつ円滑に行われるよう、児童が適切に養育される体制の確保に関する施策、市町村及び都道府県に対する助言及び情報の提供その他の必要な各般の措置を講じなければならない。

また、国の役割には児童福祉法3条の3第3項にあるように、市町村や都道府県の施策が適切かつ円滑に行われているか、児童が適切に養育される体制の確保が十分であるか、監督することが定められており、市町村や都道府県に対して助言、情報提供、その他必要な措置を行う責務がある。

子ども家庭福祉に関するその他の国の機関として「内閣府子ども・子育て本部」が内閣府に設置されている。子ども・子育て支援のための基本的な政策や少子化対策に係る企画立案・総合調整を行っている。なかでも、少子化対策の大綱の作成および推進、子ども・子育て支援給付等の子ども・子育て支援法に基づく事務、認定こども園に関する制度に関する業務を担当する。それらの円滑な施策の推進のためには、厚生労働省、学校教育施策に関しては文部科学省、両者との連携が必要であり、内閣府子ども・子育て本部はその要として機能している。

[2] 都道府県・政令指定都市等の役割

都道府県は広域の地方公共団体として、その全域にわたる統一した対応を必要とする業務を行うが、子ども家庭福祉の領域においては市町村（特別区を含む）に対して、児童の福祉に関する業務が適正かつ円滑に行われるよう必要な助言および適切な援助を行うこととされる。

政令指定都市は政令で定める都市として、市でありながら都道府県とほぼ同格の権限をもって児童福祉に関する施策を実施しており、都道府県に設置が義務づけられる行政機関等を有することができる。また、**中核市**は、政令指定都市より権限は狭められるが、保健所の業務のほか、民生、保健衛生、環境保全、都市計画について政令指定都市に次ぐ権限が認められている。

政令指定都市（地方自治法252条の19第1項）
政令で指定される人口50万人以上の市をいう。子ども家庭福祉領域では「児童福祉に関する事務」「母子保健に関する事務」など、都道府県が処理することとされているものの全部または一部の業務を政令に基づいて行っている。

中核市（地方自治法252条の22第1項）
政令で指定される人口20万人以上の市をいう。政令指定都市が処理することができる事務のうち、一部を除いた業務を政令に基づき行っている。子ども家庭福祉の領域では、保育所などの設置認可・監督、母子・寡婦福祉資金の貸付けなどの業務を行っている。

> **児童福祉法第3条の3第2項**
> 都道府県は、市町村の行うこの法律に基づく児童の福祉に関する業務が適正かつ円滑に行われるよう、市町村に対する必要な助言及び適切な援助を行うとともに、児童が心身ともに健やかに育成されるよう、専門的な知識及び技術並びに各市町村の区域を超えた広域的な対応が必要な業務として、第十一条第一項各号に掲げる業務の実施、小児慢性特定疾病医療費の支給、障害児入所給付費の支給、第二十七条第一項第三号の規定による委託又は入所の措置その他この法律に基づく児童の福祉に関する業務を適切に行わなければならない。

また、都道府県は児童福祉法に基づく施策の実施にあたって、同法11条に業務が規定されている。第1の役割として児童および妊産婦の福祉に関する市町村の業務の実施に関して必要な実情の把握を行うことである。第2の役割として市町村相互間の連絡調整を図ること、市町村に向けた情報提供を行うこと、市町村職員の研修その他必要な援助を行うこと、これらに付随する業務を行うものとされている。主な業務は以下の通りである。

①広域的な見地から実情の把握に努めること。

②児童に関する家庭等からの相談に対して専門的な知識や技術を必要とするものに応ずること。

③児童およびその家庭にとって必要な調査ならびに医学的、心理学的、教育学的、社会学的および精神保健上の判定を行うこと。

④児童およびその保護者にとって③の調査または判定に基づいて心理または児童の健康および心身の発達に関する専門的な知識および技術を必要とする指導その他必要な指導を行うこと。

⑤児童の一時保護を行うこと。

⑥里親に関する業務を行うこと。

⑦養子縁組に関わる当事者等の相談に応じ、必要な情報の提供、助言その他の援助を行うこと。

図 3-1-1 で示すように、都道府県には児童福祉法 8 条等に基づいて設置が義務づけられた機関や施設等がある。児童福祉審議会、児童相談所、福祉事務所、地方版子ども・子育て会議がこれにあたる。

児童福祉審議会は、児童福祉に関する事項を調査審議する機関として児童福祉法に規定されている。ただし、社会福祉法に規定する地方社会福祉審議会に児童福祉に関する事項を調査審議させる都道府県もある。これらの審議機関は都道府県知事等の諮問に答えること、関係行政機関に意見を具申することなどの役割がある。

児童福祉法第 8 条
（前略）規定によりその権限に属させられた事項を調査審議するため、都道府県に児童福祉に関する審議会その他の合議制の機関を置くものとする。（後略）

「**児童相談所**」は、児童福祉法 12 条に規定された行政機関であり、都道府県のみならず政令指定都市にも設置義務がある。児童相談所は「児童相談所運営指針」に基づいて運営されており、市町村と適切な役割分担・連携を図りながら、児童に関する家庭等からの相談に応じている。2006（平成 18）年から**中核市**や同程度の人口規模の市、2017（平成 29）年から特別区（東京 23 区）も設置できるようになった。

「**福祉事務所**」は社会福祉法 14 条に規定された行政機関であり、都道府県と市（特別区を含む）に設置義務がある。都道府県が設置する福祉事務所の管轄は福祉事務所を設置していない町村であり、生活保護法、児童福祉法、母子父子寡婦福祉法に定める施策のうち、都道府県が行う事務とさ

母子父子寡婦福祉法
正式名称は「母子及び父子並びに寡婦福祉法」。

図 3-1-1　社会福祉の実施体制の概要

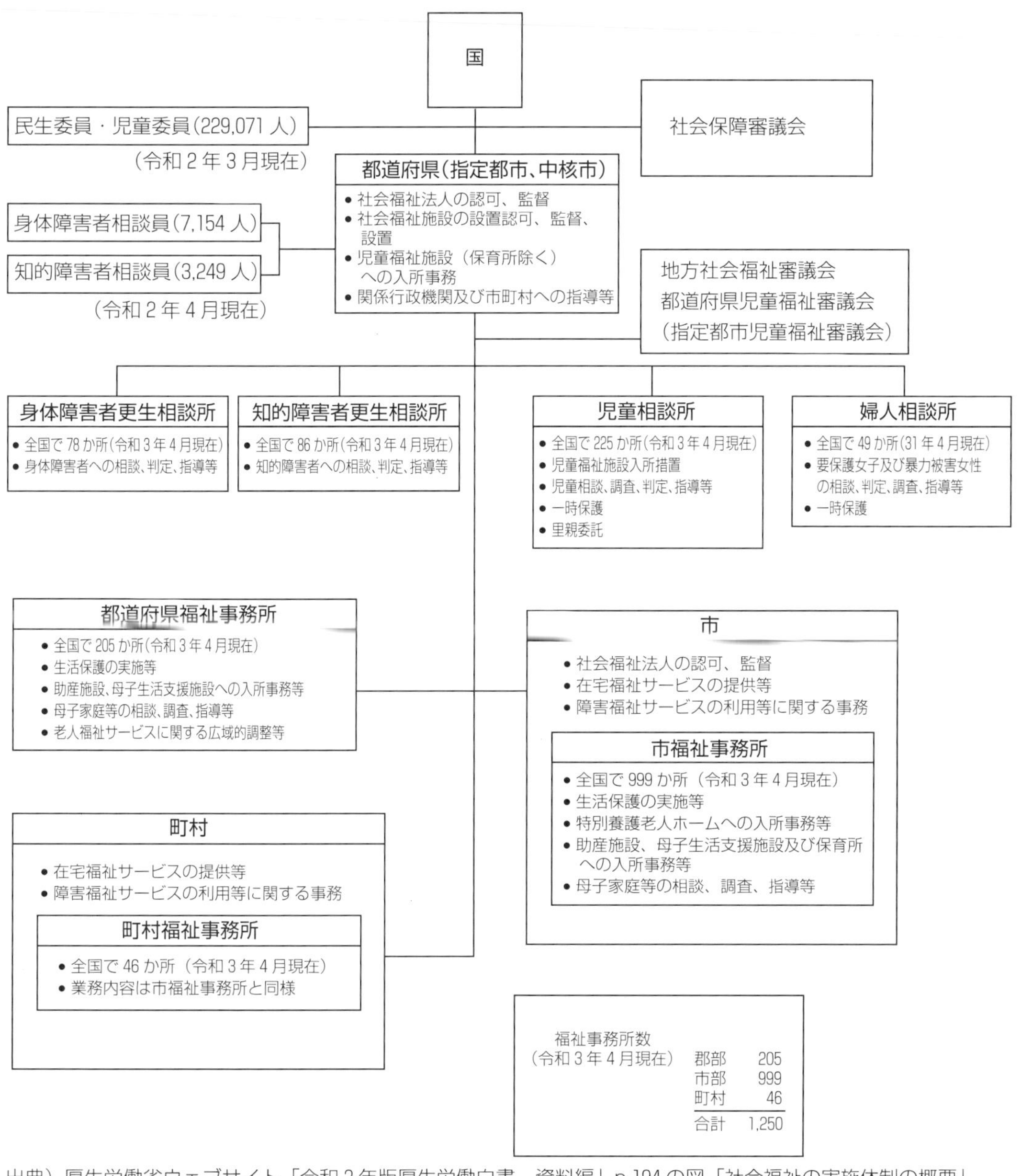

出典）厚生労働省ウェブサイト「令和 3 年版厚生労働白書　資料編」p.194 の図「社会福祉の実施体制の概要」.

れているものである。

「地方版子ども・子育て会議」は子ども・子育て支援法 77 条に基づく審議会その他の合議制の機関として、都道府県や市町村に設置する努力義務を課している。地域の子育て支援事業の計画等の調査審議を行う機関である。

[3] 市町村の役割

市町村は最も住民に身近な地方公共団体であり、多くの直接的な住民サービスの担い手として位置づけられている。子ども家庭福祉においてもその役割を果たせるよう、児童の福祉に関する支援業務を適切に行わなければならないことが児童福祉法3条の3に規定されている。

また、**子ども・子育て支援法**や**母子保健法**に基づく各種支援事業等があり、地域における子ども家庭福祉は多様な法制度の枠組みによって住民サービスが提供されている。

市町村には児童福祉法に基づく施策の実施にあたり、同法10条に業務が規定されている。児童および妊産婦の福祉に関する主な業務は以下の通りである。

①必要な実情の把握に努めること。

②必要な情報の提供を行うこと。

③家庭その他からの相談に応ずること、ならびに必要な調査および指導を行うこと、ならびにこれらに付随する業務を行うこと。

④上記①～③のほか、児童および妊産婦の福祉に関し、家庭その他につき、必要な支援を行うこと。

⑤事務を適切に行うために必要な体制の整備に努めること。

⑥事務に従事する職員の人材の確保および資質の向上のために必要な措置を講じなければならないこと。

上記③の業務においては、市町村が児童相談所との連携を図らなければならないものとして以下のことを市町村長の責務としている。

⑦専門的な知識および技術を必要とするものについては、児童相談所の技術的援助および助言を求めなければならない。

⑧医学的、心理学的、教育学的、社会学的および精神保健上の判定を必要とする場合には、児童相談所の判定を求めなければならない。

図3-1-1で示すように、市町村には児童福祉法等に基づいて設置する機関や施設、事業等がある。福祉事務所、児童福祉審議会、市区町村子ども家庭総合支援拠点、市町村保健センター、子育て世代包括支援センター、要保護児童対策地域協議会、地方版子ども・子育て会議、地域子ども・子育て支援事業などである。

要保護児童対策地域協議会
➡ p.228　第4章10節D.[2] 参照。

なお、2022（令和4）年の児童福祉法等の一部改正により、これまでの市区町村子ども家庭総合支援拠点および子育て世代包括支援センターは、新たに創設された「**こども家庭センター**」として一体的に相談支援を行うことになる。

こども家庭センター
施行期日は2024年4月1日。ただし、期日前であっても、自治体の準備がされ次第、発足することができる。

「**福祉事務所**」は社会福祉法14条に規定された行政機関であり、都道府県と市（特別区を含む）に設置義務があるが、町村でも任意で設置することができる。**福祉六法**に定める援護、育成、更生の措置に関する事務を行う行政機関である。多くの福祉事務所で**家庭児童相談室**を設置しており、家庭相談員を配置して児童相談所等と連携しながら相談に応じている。

「**要保護児童対策地域協議会**」は2004（平成16）年に児童福祉法25条の2により法定化されたもので、地方公共団体が設置することができる（努力義務）。2021（令和元）年4月1日現在で99.8％（1,738ヵ所）の市区町村が設置済みである。対象児童を早期に発見し、早期に適切な支援や保護を行うため、児童に関わる関係団体等が情報を共有し合い、支援内容を協議する機関である。

「児童福祉審議会」は児童福祉法8条の3に基づき、市町村も設置することができる。市町村児童福祉審議会は市町村長の管理に属しており、諮問に対して調査審議を行い答申することや関係機関へ意見具申を行う機関である。

「市町村保健センター」は地域保健法18条に基づき市町村が設置するもので、都道府県が設置する保健所と連携して母子保健サービスを提供している。母子保健法に基づき、健康診査、保健指導、訪問指導等が行われる。

「**子育て世代包括支援センター**」は2016（平成28）年の母子保健法の改正により、母子健康包括支援センター（法律上の名称）として創設された。市町村において母子保健サービス、子育て支援サービスを包括的に行い、妊娠期から子育て期にわたり、切れ目なく提供するものである。

子育て世代包括支援センター（母子健康包括支援センター）
母子保健法22条に規定されている。

「**市区町村子ども家庭総合支援拠点**」は2016（平成28）年の児童福祉法等の一部改正により、基礎的な地方公共団体である市町村においては、児童および妊産婦の福祉に関する支援業務を適切に行うことが明確化されたことにより創設された組織である。設置および運営等については「市区町村子ども家庭総合支援拠点設置運営要綱」に規定されている。

市区町村子ども家庭総合支援拠点
➡ p.228側注参照。

この事業の目的はコミュニティを基盤にしたソーシャルワークの機能を担いながら、すべての児童とその家庭および妊産婦等を対象として、その福祉に関して必要な支援に係る業務全般を行うことである。具体的な業務内容は以下の通りである。

①子ども家庭支援全般に係る業務（実情の把握、情報の提供、相談等への対応、総合調整）、②要支援児童および要保護児童等への支援業務（危機判断とその対応、調査、アセスメント、支援計画の作成等、支援および指導等、都道府県（児童相談所）による指導措置の委託を受けて市区町村が行う指導）、③関係機関との連絡調整、④その他の必要な支援。

なお、市区町村子ども家庭総合支援拠点は子育て世代包括支援センターと一体化して「**こども家庭センター**」となり、すべての妊産婦・子育て世帯・子どもの包括的な相談支援等を行う体制が整備されることになる。

B. 審議機関

子ども家庭福祉行政に関する審議機関には、国が設置する社会保障審議会、地方公共団体が設置する児童福祉審議会がある。

国が設置する社会保障審議会は厚生労働省設置法6条および7条に基づき、①厚生労働大臣の諮問に応じて社会保障に関する重要事項を調査審議すること、②厚生労働大臣または関係各大臣の諮問に応じて人口問題に関する重要事項を調査審議すること、③上記①②に規定する重要事項に関し、厚生労働大臣または関係行政機関へ意見具申することを責務としている。社会保障審議会には分科会があり、必要に応じて部会を置くことができる。社会福祉関係では「福祉文化分科会」があり、子ども家庭福祉に関する部会では「児童部会」「少子化対策特別部会」などがある。

なお、2022（令和4）年のこども家庭庁設置法等の成立により、こども家庭庁に、こども政策に関する重要事項等を審議する「**こども家庭審議会**」等が設置され、内閣府および厚生労働省から関係審議会の機能が移管される。

こども家庭審議会
子ども政策に関する重要事項、子どもの利益や権利の擁護のための調査や審議が行われる。施行期日は2023年4月1日。

地方公共団体においても、審議会やその他の合議制の機関が設置されている。都道府県・政令指定都市では、児童福祉審議会が児童福祉法8条に基づき設置が義務づけられており、都道府県知事等の諮問に応じること、関係行政機関への意見具申を行う役割があるが、社会福祉法に規定する地方社会福祉審議会に児童福祉に関する事項を調査審議させる都道府県・政令指定都市もある。

児童福祉審議会の多様な役割の中でも、**児童虐待等への対応**において児童相談所が保護した児童の入所措置等の援助方針に関して、児童や保護者の意向が一致しない場合、児童福祉審議会へ諮問することが児童福祉法27条6項に規定されている。よって児童福祉審議会は外部の多様な専門職（医師、弁護士等）の参加により、児童相談所の援助決定の客観性の確保と専門性の向上を図る機関、児童の最善の利益について判断を委ねられる機関でもある。また、児童相談所は児童福祉審議会に対して、実施した立入調査、質問、臨検等、一時保護の実施状況、重大な児童虐待の事例その他の事項を報告しなければならないことが**児童虐待防止法**13条の4に規定されており、児童相談所の運営に関わるチェック機能の役割も果たしている。

都道府県・政令指定都市、市町村においては、子ども・子育て支援法77条に基づき、地方版子ども・子育て会議の設置が努力義務とされている。審議される「**子ども・子育て支援事業計画**」の策定過程においては、有識者や関係団体、支援当事者等が参画し意思決定が行われる。

C. 相談機関

［1］児童相談所

児童相談所は、市町村と適切な協働・連携・役割分担を図りながら、子どもに関する家庭等の相談に応じ、子どもが有する問題または子どもの真のニーズ、子どもの置かれた環境の状況等を的確に捉え、個々の子どもや家庭に適切な援助を行い、子どもの福祉を図るとともに、その権利を擁護することを主な目的として設置される行政機関である。2022（令和4）年4月現在で児童相談所228ヵ所、一時保護所149ヵ所が設置されている[(1)]。

都道府県、指定都市には設置義務（児童福祉法12条、同法59条の4、地方自治法156条）があり、任意ではあるが、中核市・中核市程度の人口規模を有する市、特別区（東京23区）も「政令で定める市」（児童相談所設置市）になることで、設置することができるようになった。（児童福祉法59条の4第1項）。

(1) 児童相談所の組織体系

児童相談所の組織については、「総務部門」「相談・判定・指導・措置部門」「一時保護部門」の3部門を持つことを標準としている。

配置職員は、児童相談所長、**指導教育担当児童福祉司**、児童福祉司、**指導および教育を行う児童心理司**、児童心理司、心理療法担当職員、里親養育支援児童福祉司、市町村支援児童福祉司、相談員、医師、保健師、弁護士、児童指導員、保育士等であるが、地域の実情や組織の規模に応じて、看護師、栄養士等の職員を配置できる（**図3-1-2**）。

指導教育担当児童福祉司
児童福祉司スーパーバイザーとも呼ばれ、児童福祉司およびその他相談担当職員に対し、専門的見地から職務遂行に必要な技術について指導および教育を行う。

指導および教育を行う児童心理司
児童心理司スーパーバイザーとも呼ばれ、児童心理司および心理療法担当職員に対し、専門的見地から職務遂行に必要な技術について指導および教育を行う。

(2) 相談の種類と対応

相談の種類は子どもの福祉に関する多様な領域にわたる。統計上、「養護相談」「障害相談」「非行相談」「育成相談」「保健相談」「その他の相談」に分類される（**図3-1-3**）。

①養護相談

児童虐待や養育困難など、子どもの権利を守ることができなくなった家庭の養育状況への対応が主な内容となる。保護者の不在（家出、失踪、死亡、就労、服役等）、離婚、病気治療、棄児、虐待・放任など、子どもの心身の安全が脅かされる危機的な家庭環境の可能性も考慮しながら、対応

図 3-1-2　児童相談所における相談援助活動の体系・展開

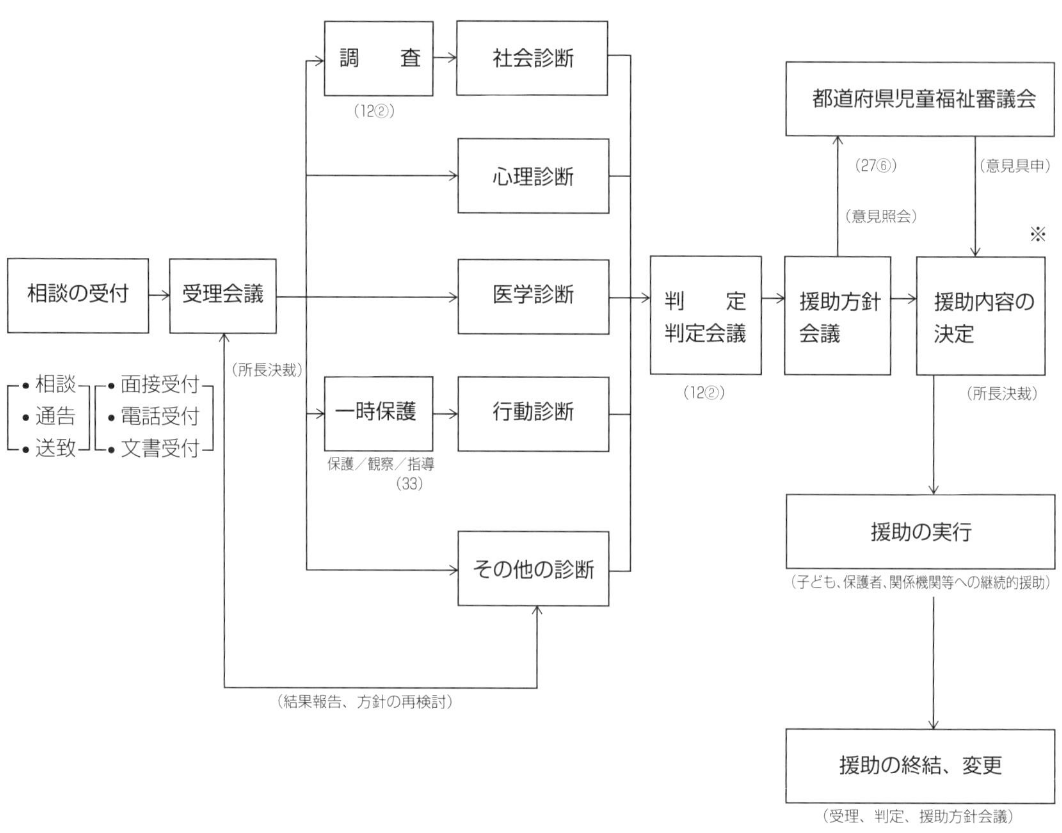

※

援　助

1　在宅指導等
- （1）措置によらない指導（12②）
  - ア　助言指導
  - イ　継続指導
  - ウ　他機関あっせん
- （2）措置による指導
  - ア　児童福祉司指導（26①Ⅱ、27①Ⅱ）
  - イ　児童委員指導（26①Ⅱ、27①Ⅱ）
  - ウ　児童家庭支援センター指導（26①Ⅱ、27①Ⅱ）
  - エ　知的障害者福祉司、社会福祉主事指導（27①Ⅱ）
  - オ　障害児相談支援事業を行う者の指導（26①Ⅱ、27①Ⅱ）
  - カ　指導の委託（26①Ⅱ、27①Ⅱ）
- （3）訓戒、誓約措置（27①Ⅰ）

2　児童福祉施設入所措置（27①Ⅲ）
　指定医療機関委託（27②）

3　里親、小規模住居型児童養育事業委託措置（27①Ⅲ）

4　児童自立生活援助の実施（33の6①）

5　福祉事務所送致、通知（26①Ⅲ、63の4、63の5）
　都道府県知事、市町村長報告、通知（26①Ⅳ、Ⅴ、Ⅵ、Ⅶ）

6　家庭裁判所送致（27①Ⅳ、27の3）

7　家庭裁判所への家事審判の申立て
- ア　施設入所の承認（28①②）
- イ　親権喪失宣告の請求（33の6）
- ウ　後見人選任の請求（33の7）
- エ　後見人解任の請求（33の8）

（数字は児童福祉法の該当条項等）

出典）厚生省ウェブサイト「児童相談所運営指針（令和 4 年 3 月 30 日改正）」p.148.

図 3-1-3　児童相談所における相談の種類別対応件数

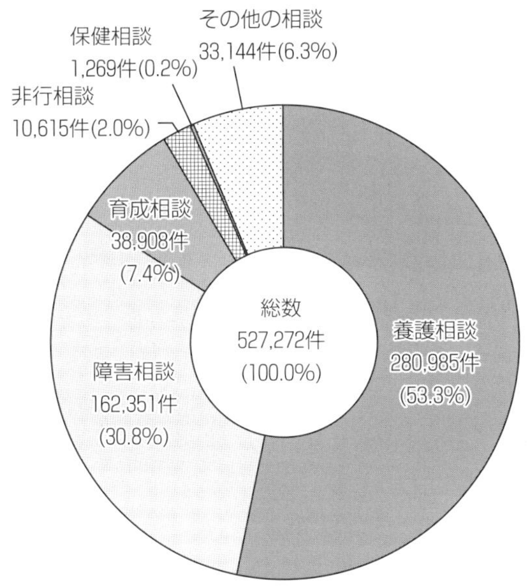

出典）厚生労働省ウェブサイト「令和 2 年度福祉行政報告例の概況」p.7.

する。

安全確認等による緊急保護の要否判断に基づき、著しい虐待の事実が確認された家庭への対応では、遅滞なく児童の安全を守るため、一時保護等の危機介入が行われる。一方、数日以上の猶予がある場合は、迅速な面接・調査に基づき、緊急性のアセスメントを行い、保護が必要か判断することになる。

虐待のリスクはあるが、面接・調査・アセスメントに基づき、在宅での支援が可能と考えられる場合には、要保護児童対策地域協議会で市町村や関係機関と協働して支援のための計画が立てられる。養護相談には、虐待の予防・早期発見から保護・自立支援に至るまでの連携体制が求められる。

最善の利益の観点から、保護者から一定期間分離して養育することが必要と考えられる場合は、里親等の家庭や児童福祉施設に措置することになる。また、こうした社会的養護を受けることに保護者が反対した場合、施設入所措置等の承認を得るための家庭裁判所に対する家事審判や**親権停止**の審判の申立ても選択肢となる。

親権停止
父または母による親権の行使が困難または不適当であることにより児童の利益を害するときに、児童相談所、親族、児童本人等の請求により、家庭裁判所が 2 年以内の期間に限って親権を行うことができないようにする制度。

②障害相談

障害相談には「視聴覚障害相談」「言語発達障害相談」「肢体不自由相談」「重症心身障害相談」「知的障害相談」「発達障害相談」等があり、児童を含む家族、所属集団に対する援助も行う。

対応の基本として、生育歴、周産期の状況、家族歴、身体の状況、精神発達の状況や情緒の状態、保護者や子どもの所属する集団の状況等について調査・診断・判定を行い、必要な援助に結びつける。専門的な医学的診療または治療が必要な場合には、医療機関等にあっせんするとともに、その後においても相互の連携を行うことがある。

③非行相談

非行相談には、「**虞犯**行為等相談」として、虚言癖、金銭持ち出し、浪費癖、家出、浮浪、暴力等の虞犯行為等の問題行動のある児童、また、警察署から虞犯少年として通告のあった児童等に関する相談がある。また、「触法行為等相談」として、**触法行為**があったとして警察署から通告（児童福祉法25条）のあった児童、犯罪少年として家庭裁判所から送致のあった児童等に関する相談がある。

通告等がありながらも、児童、保護者等の中には、相談を受ける動機づけが十分でない場合もあるため、高度のソーシャルワーク技術が求められる。学校等所属集団からの相談や通告については、所属集団との連携が不可欠であり、事前の打合せを綿密に行い、相互の役割分担を明確にするとともに、児童の最善の利益の確保ならびに児童の意向、保護者等の意思に十分配慮して援助を行う。

虞犯少年
18歳未満で一定の不良行状（虞犯事由）があり、かつ、その性格または環境に照らして、罪を犯しまたは触法行為をするおそれがある少年をいう。少年法の改正により、2022（令和4）年4月1日以降、18歳、19歳の特定少年については、虞犯を理由とする保護処分は行われない。

触法行為
少年法に基づき、刑罰法令にふれるものの14歳未満の少年であるため刑事責任が問われない行為のことであり、14歳以上であれば、犯罪行為となる。

④育成相談

育成相談には「不登校相談」「性格行動相談」「しつけ相談」「適性相談」等がある。児童の生育歴、性格や欲求の状態、親子関係や近隣、所属集団との関係等が主として調査・診断・判定の対象となり、適切な助言指導で終結することもあるが、担当教師、施設職員等関係者との適切な連携による援助を必要とする場合には、相互理解を深めるよう留意する必要がある。継続的な援助が必要な場合には、児童、保護者等に対し、問題解決に対する動機づけを十分に行い、各種のソーシャルワーク、カウンセリング、心理療法等による援助を行う。

⑤保健相談

未熟児、虚弱児、内部機能障害、小児喘息、その他の疾患（精神疾患を含む）等を有する児童に関する相談であり、児童の健康状態、1歳6か月児健診の受診歴等の調査・診断・判定をし、必要な援助に結びつける。調査・診断・判定に当たっては、医師または保健師を中心として対応し、児童相談所の役割を超えるものや、保健所等関係機関での援助が必要な場合には、関係機関と連携して対応を行い、必要に応じて他機関へのあっせんを行う。

⑥その他の相談

上記（養護相談、障害相談、非行相談、育成相談、保健相談）のいずれにも該当しない相談内容である。里親や特別養子縁組を希望する者から問い合わせ、社会的養育に関する相談、また、いじめに関する相談などにも応じている。いじめ防止対策推進法では学校および教職員、保護者、地域住民とともに連携する機関として、児童相談所を位置づけており、必要に応じて、医療機関や警察等とも協力して対応することが求められる。

(3) 児童相談所の機能

児童相談所の機能には大きく分けて「市町村援助機能」「相談機能」「一時保護機能」「措置機能」の4つの機能がある。

①市町村援助機能

児童相談所には、市町村による児童家庭相談への対応について、児童福祉法10条1項各号に掲げる市町村の業務の実施に関し、市町村相互間の連絡調整、市町村に対する情報の提供、市町村職員の研修、その他必要な援助を行い、これらに付随する業務を行う機能をもつ（同法12条2項）。

実施にあたっては、地域の実情に応じた市町村援助機能が求められる。たとえば、東京都では地域支援体制の強化として、2011（平成23）年より、区市町村の相談対応力向上のための支援をきめ細かく行うため、各児童相談所のブロックチーフが区市町村（子供家庭支援センター等）との窓口役となるルールをもとに、管内の要保護児童、要支援家庭等の情報を一元的に把握して、区市町村関係機関への支援を行っている[(2)]。

②相談機能

原則18歳未満の児童に関する家庭その他からの相談のうち、専門的な知識および技術を必要とするものについて相談に応じる（児童福祉法11条1項2号ロ）。

児童福祉司、児童心理司、医師等が児童の家庭、地域状況、生活歴や発達、性格、行動等について専門的な角度から総合的に調査、診断（社会診断、心理診断、医学診断、行動診断、その他の診断）を行い、判定（総合診断）する（児童福祉法11条1項2号ハ）。

これら調査、診断（社会診断：児童福祉司、心理診断：児童心理司、医学診断：医師、行動診断：一時保護所の児童指導員・保育士）、判定にもとづいて、児童、保護者等に対する最も適切で効果的な援助方針を確認するための援助方針会議を開く。

援助指針の作成に際しては、児童相談所の方針を児童および保護者等の親族に伝え、その意向を聴取するとともに、その作成過程においても、可能な限り児童および保護者等と協議を行うことが望ましいとされる。関係

診断の種類
①社会診断：保護者・児童等との面接、関係者との面接、観察、生活環境調査、照会、委嘱、立入調査。
②心理診断：保護者・児童等との面接、心理検査、観察、その他。
③医学診断：問診、診察、医学的検査。
④行動診断：行動観察、生活場面における面接。
⑤その他の診断：理学療法士、言語聴覚士による診断。

機関からの意向聴取や措置予定の児童福祉施設、里親との協議も合わせ、援助方針が定められると、児童相談所や関係機関等の機能を活用して、一貫した児童や保護者への援助を行うことになる（児童福祉法11条1項2号ニ）。

③一時保護機能

必要に応じて、児童の安全を迅速に確保し適切な保護を図るため、または児童の心身や環境等の状況を把握するため、児童を家庭から離して併設された一時保護所に一時保護するか、他の機関等に一時保護を委託することができる（児童福祉法12条2項、12条の4、33条）。

一時保護において、棄児、家出児、虐待、養育困難家庭等、迅速で緊急的な保護が求められる場合があり、児童の安全確保のため児童本人や保護者等の同意を得られなくても保護を強行する場合がある。

また、適切で具体的な援助方針を決定することを目的に、児童を一時保護して、日々の生活指導や学習指導を通して行動観察（行動診断）を図ることもある。

児童の状況によっては、一時保護所ではなく、児童福祉施設等に一時保護を委託することがある。主な委託先として、乳児院、児童養護施設、里親、障害児入所施設、病院などがある。

これまで、一時保護所は保護された児童の安全な空間の確保を最優先に運営されてきた。しかし、生活の場としての環境の改善が進まず、独自の設備・運営基準がないため、児童養護施設の基準を準用してきた経緯がある。このため、2022（令和4）年の児童福祉法の一部改正では、児童の身体的、精神的および社会的な発達のために必要な生活水準を確保するため、都道府県は設備・運営基準等の内容を国が定める基準に従い、条例で基準を定めることとなった。

近年、一時保護の判断の適正性や手続きの透明性の確保のため、司法機関の関与を強化する措置が講じられるようになっている。

2017（平成29）年の児童福祉法の一部改正では、親権者等の意に反して2ヵ月を超える一時保護を行うには、家庭裁判所の承認を得なければならないこととなった（児童福祉法33条5項）。

また、2022年の児童福祉法の一部改正では、一時保護開始時の判断に関する司法審査が導入された。親権者等が同意しない場合、事前または保護開始から7日以内に裁判官に一時保護状を請求する等の手続きを行い、裁判所が一時保護の要件に該当すると判断した場合、一時保護状を発付する。

一時保護所の環境改善
児童福祉法の一部改正（2022年6月8日）によって一時保護所の設備・運営基準を策定して一時保護所の環境改善を図る。施行期日は2024年4月1日（施行後の条項は児童福祉法12条の4第2項・3項）。

一時保護開始時の判断に関する司法審査の導入
児童福祉法の一部改正（2022年6月8日）によって司法審査を導入。施行期日は公布後3年以内に政令で定める日（施行後の条項は児童福祉法33条3項・4項）。

④措置機能

措置によらない指導等として、助言指導、継続指導、他機関あっせん・照会（児童福祉法12条2項）があるが、一定の強制力をもって児童と保護者に対する援助を行うために、児童相談所長には措置（行政処分）を行う権限が与えられている。主なものは以下の通りである。

● 在宅指導等

・**児童福祉司指導**：援助に専門的知識、技術を要する児童や保護者に対して、来所または家庭訪問等により継続的に行う指導、児童虐待を行った保護者に対する指導（児童福祉法26条1項2号、27条1項2号、児童虐待防止法11条1項）。

・**市町村指導**：児童や保護者の状況、地理的状況、相談の経緯等から、区市町村による継続的な支援が適当と考えられる場合、区市町村に委託し指導を行うもの（児童福祉法26条1項2号、27条1項2号）。

・**児童委員指導**：問題の所在が家庭環境にあり、児童委員による家族間の人間関係の調整等により解決すると考えられる児童と保護者に対して、指導を行うもの（児童福祉法26条1項2号、27条1項2号）。

● 児童福祉施設入所措置

乳児院、児童養護施設、障害児入所施設、児童自立支援施設等に入所させる（児童福祉法27条1項3号、27条の2、31条）

● 里親、小規模住居型児童養育事業委託措置

養育里親、専門里親、養子縁組を希望する里親、親族里親、または一定の要件を備えた養育者の住居で5～6人の児童を養育する事業を行う者に児童を委託する（児童福祉法27条1項3号）。

● 家庭裁判所送致

家庭裁判所の審判に付することが適当である児童、強制的措置を必要とする児童等を家庭裁判所に送致する（児童福祉法27条1項4号、27条の3）。

● 家庭裁判所への家事審判の申立て

児童福祉施設等の入所の承認の請求、親権一時停止・親権喪失・管理権喪失の請求（民法834条・835条）、未成年後見人選任（同法840条）・解任（同法846条）の請求を行う（児童福祉法28条、33条の7～9）。

(4) 市町村と児童相談所の連携

児童相談所から市町村（子ども家庭総合支援拠点を含む）に対して行われるものとして、市町村指導の措置（児童福祉法26条1項2号、27条1項2号）、市町村への事案送致（同法26条1項3号）がある。

市町村から児童相談所に対して行われるものとして、児童福祉法27条

親子再統合支援事業
児童福祉法等の一部を改正する法律（2022〔令和4〕年6月8日）によって措置解除等の際に親子の生活の再開等を図るため、児童やその保護者を対象とした、親子再統合支援事業が制度として位置づけられた。

の措置を要する者、医学的、心理学的、教育学的、社会学的および精神保健上の判定を要する児童の送致がある（児童福祉法25条の7第1項1号、第2項1号）。また、出頭要求、調査・質問、立入調査または一時保護の実施が必要と判断される場合も児童相談所長にその権限があるため、送致する。

市町村が設置する市町村保健センターや子育て世代包括支援センターと児童相談所との連携においては、児童相談所からの依頼として、一時保護や施設入所前の健康診断、保健・栄養上の指導、在宅重症心身障害児（者）等訪問指導がある。

なお、市町村が設置する子ども家庭総合支援拠点事業と子育て世代包括支援センターは、2022（令和4）年の児童福祉法および母子保健法の一部改正により一体化され、「**こども家庭センター**」となることが予定されている。

出頭要求
児童相談所長（都道府県知事等）は児童虐待が行われているおそれがあるとき、保護者に対して、児童を同伴して出頭するよう求めることができる。特に、児童相談所の家庭訪問等によっても長期間子どもの姿を確認できない事例や呼びかけに対し全く応答がなく安否を確認できないような事例について、有効な安全確認の選択肢の1つとなる。

立入調査
虐待通告受理後、48時間以内に安全確認を行うことができない場合には、児童福祉法29条または児童虐待防止法9条1項に規定する立入調査を実施することができる。

こども家庭センター
「こども家庭センター」は法律上の名称。施行期日は2024年4月1日であるが、円滑な施行のために、施行期日を待たず、整備可能な市町村から取組みを進めることができる。

[2] 福祉事務所・家庭児童相談室

(1) 福祉事務所

社会福祉法14条に規定された「福祉に関する事務所」をいい、福祉六法（生活保護法、児童福祉法、母子父子寡婦福祉法、老人福祉法、身体障害者福祉法、知的障害者福祉法）に定める援護、育成または更生の措置に関する事務を行う行政機関である。都道府県および市（特別区を含む）は設置が義務づけられており、町村は任意で設置することができる。

2022（令和4）年4月現在、都道府県205ヵ所、一般市（特別区含む）742ヵ所、政令都市・中核市257ヵ所、町村46ヵ所、合計1,250ヵ所が設置されている[(3)]。

福祉事務所には、社会福祉法に規定された職員が配置されている。所長（15条2項）、査察指導員（15条13項）、現業員（15条14項）、事務を行う職員（15条1項）を置かなくてはならない。また、査察指導員と現業員は社会福祉主事でなければならない（15条6項）。

査察指導員
所の長の指揮監督を受けて、現業事務の指導監督を司る（資格要件：社会福祉主事）。

(2) 家庭児童相談室

家庭児童相談室は、福祉事務所での児童家庭福祉に関する相談機能を充実強化すること、家庭における適正な児童の養育等、児童家庭福祉の向上を図ることを目的として、1964（昭和39）年に創設され、福祉事務所に設置されてきた。

家庭児童相談室には家庭相談員が配置される。業務は児童家庭福祉に関わる相談指導であり、厚生事務次官通知「家庭児童相談室の設置運営について」（発児第92号昭和39年4月22日）に基づき、市や郡部を単位に、地域に密着して相談に応じている。家庭児童相談室には社会福祉主事も配置されており、相談内容により児童相談所、保健所、学校、児童委員等と連携して行うこともある。

(3) 家庭児童相談室の業務内容

家庭児童相談室における業務は、主に18歳未満の児童とその家庭に関するさまざまな相談指導であるが、**児童虐待防止法**6条に基づく、児童虐待に係る通告の受理機関であるとともに、児童福祉法25条に基づく、要保護児童通告の受理機関でもある。また、生活に困難を抱えた女性からの相談にも応じるなど、福祉事務所が行う児童家庭福祉に関する業務の中でも、専門的技術を必要とする業務を行っている。

児童虐待防止法
正式名称は「児童虐待の防止等に関する法律」。

相談の形態は来所による面接相談、電話での相談、家庭訪問があり、相談の種類は養護相談（虐待他）、保健相談、障害相談、非行相談、育成相談、その他の相談などに分けられる。家庭児童相談室での相談指導が終結するものや、相談や通告の内容によっては児童相談所への送致などの対応もある。

(4) 家庭児童相談室のあり方

2005（平成17）年度より、地域住民に最も身近な行政機関である、市町村が第一義的な児童家庭相談窓口となり、児童相談の初期窓口の役割を果たすだけではなく、個別事例の援助方針を関係者が決定し、実際に援助を行う役割を果たすことが求められることになった。

2016（平成28）年には母子保健法の改正による子育て世代包括支援センターの創設（22条）、同年の児童福祉法の改正による子ども家庭総合支援拠点の創設（10条の2）など、市町村が児童家庭に関する相談機能を整備し拡充することが求められるようになっている。

市部においては、これまで専門的技術を必要とする相談指導業務を担ってきた家庭児童相談室の機能を包含しながら、子ども家庭総合支援拠点の機能を拡充することが想定される。また、市町村によっては、子育て世代包括支援センターも包含しながら、相談機能の統合を図ることも想定されるが、2022（令和4）年の児童福祉法と母子保健法の一部改正により創設された、こども家庭センターの設置によって、家庭児童相談室も連携して全ての妊産婦、子育て世帯に対応していくことが求められる。

[3] 児童家庭支援センター

(1) 児童家庭支援センターの位置づけ

児童家庭支援センターは、児童虐待、非行、不登校、障害児等、保護や支援を必要とする児童やその保護者等に対して専門的な援助を行うとともに、児童相談所や市町村等の関係機関と連携しつつ、地域に密着したよりきめ細かな相談支援を行う児童福祉施設である（児童福祉法44条の2）。

1997（平成9）年の児童福祉法の改正により創設され、2021（令和3）年6月現在、全国で154ヵ所が設置されている(4)。また、児童家庭支援センターを設置する運営主体が有する施設・機関は、児童養護施設が74.8％となっており、児童福祉施設に併設されることが多い(5)。

(2) 児童家庭支援センターの事業

児童家庭支援センターの事業は以下のようなものがある。

① 「地域・家庭からの相談に応ずる事業」として、地域の児童の福祉に関する各般の問題に対し、児童に関する家庭その他からの相談のうち、専門的な知識および技術を必要とするものに応じ、必要な助言を行う。

② 「市町村の求めに応ずる事業」として、市町村の求めに応じ、技術的助言その他必要な援助を行う。

③ 「都道府県または児童相談所からの受託による指導」として、児童相談所において、施設入所までは要しないが要保護性がある児童、施設を退所後間もない児童など、継続的な指導措置が必要であるとされた児童およびその家庭について、指導措置を受託して指導を行う。

④ 「里親等への支援」として、里親およびファミリーホームからの相談に応じるなど、必要な支援を行う。

⑤ 「関係機関等との連携・連絡調整」として、児童や家庭に対する支援を迅速かつ的確に行うため、児童相談所、市町村、福祉事務所、里親、児童福祉施設、自立援助ホーム、ファミリーホーム、要保護児童対策地域協議会、民生委員、児童委員、学校等との連絡調整を行う。

(3) 児童家庭支援センターの事業の実施

地域住民の利用に関しては電話での相談、来所での相談、訪問、メールなどでの相談を実施しており、育児不安等の子育てに関するもの、家庭内の揉めごと、DV被害、児童自身の健康や発達に関する悩み、いじめ、地域の気になる児童に関する情報提供等を受け付けている。

専門的知識や技術を用いて助言等による問題の解決を目指し、複雑な問題を抱える家庭の児童や保護者等には継続的にソーシャルワークや心理療法やカウンセリングを行う。また、医療、生活支援等を受ける必要がある場合、他の機関へのあっせんを行うこともある。さらに、児童虐待や不適切な関わりなど、保護や支援の対応が求められる場合は、市町村・要保護児童対策地域協議会や児童相談所に迅速に通告を行い、連携して援助を行う。

要支援の児童等、児童相談所からの指導委託を受託する場合は、密接に連絡を取り合い、児童相談所の処遇指針との整合性を図りながら、援助計画を作成する。また、市町村の求めに応じて技術的助言その他必要な援助を行う場合は、市町村や要保護児童対策地域協議会と共同して援助計画を作成し、役割分担を明確にしながら支援を行う。

(4) 児童家庭支援センターの職員

児童家庭支援センターの運営管理者を定めるとともに、以下の職種の職員を配置することになっている。

①相談・支援を担当する職員（2名）

児童福祉法13条2項各号のいずれかに該当する者であり、児童福祉事業の実務経験を十分有し各種福祉施策に熟知していることが望ましいとされる。児童家庭支援センターが児童福祉施設等に付属して設置されている場合は、入所している児童等の直接処遇の業務を行わない。

②心理療法等を担当する職員（1名）

児童および保護者に対して、心理学的側面からの援助を行う者であり、児童への心理療法やアセスメント、保護者へのカウンセリングなど、心理的支援機能を担う。

(5) 児童家庭支援センターの今後のあり方

市町村においては、子ども家庭総合支援拠点、子育て世代包括支援センターを中核として、児童相談体制の整備が進められてきており、さらに、今後、「こども家庭センター」として包括的な支援の強化が図られることになる。その中で、児童家庭支援センターは、要保護児童や要支援児童に対応する専門的知識および技術を市町村に提供し、協力関係を築くことが求められる。そのために、市町村の相談機能の後方支援やスーパーバイズ機関として機能することが期待される。

特に、市町村の事業として新設された、**親子関係形成支援事業**（親子関係の構築に向けた支援）は要支援児童、要保護児童やその保護者、特定妊婦を対象としており、要保護児童対策地域協議会や市町村が状況を把握しているケースが多く、連携して対応する仕組みを構築することが必要である。

また、社会的養護の変革が進む中で、里親支援を強化するため、児童家庭支援センターには里親やファミリーホームからの相談に応じるなど、必要な支援を行うことが業務として位置づけられている。里親にとって、児童相談所のみならず、親子関係の構築に寄り添う相談機関としての役割が求められる。

親子関係形成支援事業
2022（令和4）年6月8日に成立した児童福祉法および母子保健法の一部改正によって新設された市町村の事業であり、親子間の適切な関係性の構築を目的として、子どもの発達の状況等に応じた支援を行うもの。

D. 関連機関

[1] 保健所・市町村保健センター

保健所は、地域保健法5条に規定された公的機関であり、地域における公衆衛生に関する中核的な拠点である。都道府県、政令市、中核市、その他政令で定める市、特別区に設置される。

保健所の主な事業内容は同法6条に規定されており、以下の通りである。①地域保健に関する思想の普及および向上に関する事項、②人口動態統計その他地域保健に係る統計に関する事項、③栄養の改善および食品衛生に関する事項、④住宅、水道、下水道、廃棄物の処理、清掃その他の環境の衛生に関する事項、⑤医事および薬事に関する事項、⑥保健師に関する事項、⑦公共医療事業の向上および増進に関する事項、⑧母性および乳幼児ならびに老人の保健に関する事項、⑨歯科保健に関する事項、⑩精神保健に関する事項、⑪治療方法が確立していない疾病その他の特殊の疾病により長期に療養を必要とする者の保健に関する事項、⑫エイズ、結核、性病、伝染病その他の特殊の疾病により長期に療養を必要とする者の保健に関する事項、⑬衛生上の試験および検査に関する事項、⑭その他地域住民の健康の保持および増進に関する事項。

保健所には地域保健法施行令5条で定められた職員として、医師、歯科医師、薬剤師、獣医師、保健師、助産師、看護師、診療放射線技師、臨床検査技師、管理栄養士、歯科衛生士、統計技術者、その他必要と認める職員などが配置されている。

市町村保健センターは1994（平成6）年の地域保健法の改正により、その18条に規定された公的機関であり、住民に対して健康相談、保健指導および健康診査、その他地域保健に関する必要な事業を行うことを目的としている。

1997（平成9）年には母子保健サービスの提供主体が保健所から市町村へ委譲されており、子ども家庭福祉に関する事業として、①健康診査（1歳6か月児健康診査、3歳児健康診査等）、②保健指導（妊産婦とその配偶者、乳幼児の保護者等）、③母子健康手帳の交付、④訪問指導（妊産婦、新生児、未熟児等）、⑤療養援護等（未熟児養育医療）などがある。

2016（平成28）年の母子保健法の改正により、**子育て世代包括支援センター**（法律上は母子健康包括支援センター）が創設された。今後、妊娠期から子育て期にわたり、必要な支援を切れ目なく提供するための仕組みが構築されていく中で、連携機関として市町村保健センターの役割は大きい。

市町村保健センターと子育て世代包括支援センターの連携
「子育て世代包括支援センター業務ガイドライン」には、「市区町村の実情に応じて、子育て世代包括支援センターとしての機能を有する窓口は、市町村保健センターや利用者支援事業実施機関などが想定されている」とある。実際には、子育て世代包括支援センターは、利用者支援事業（母子保健型）または市町村保健センターを中心に実施されているところが多い。

［2］家庭裁判所

家庭裁判所は裁判所法に基づき設置された司法機関であり、家庭に関する事件の審判（家事審判）や調停（家事調停）とともに、少年法が定める保護事件の審判（少年審判）などの業務を行っている。特に児童虐待対応等、児童相談所と家庭裁判所との連携強化が求められており、児童の最善の利益の判断に深く関わっている。

ここでは、特に児童福祉法に規定されている家庭裁判所の役割を中心に述べていく。なお、少年法に規定されている家庭裁判所の役割については、**第4章2節**で詳しく述べる。

児童福祉法25条の要保護児童発見者の通告義務規定において、その対象が罪を犯した満14歳以上の児童については、家庭裁判所に通告しなければならないことになっている。

保護者が、その児童を虐待し著しくその監護を怠り、その他保護者に監護させることが著しく当該児童の福祉を害する場合、都道府県の採るべき措置として、児童福祉法27条1項3号の規定により、児童を小規模居住型児童養育事業を行う者もしくは里親に委託するか、乳児院、児童養護施設、障害児入所施設、児童心理治療施設、児童自立支援施設に入所させることができる。しかし、児童相談所の入所措置等の援助方針と保護者の意向が一致しない場合、また児童福祉審議会による調査審議において入所措置等の妥当性が認められたことに対しても不同意の場合、児童福祉法28条の規定により家庭裁判所の承認を得て、その措置を採ることができる。

2017（平成29）年の児童福祉法等の改正により、虐待を受けている児童等の保護を図るため、里親委託・施設入所の措置の承認の申立てがあった場合に、家庭裁判所が都道府県に対して保護者指導を勧告することができる、児童の保護についての司法関与を強化する等の措置が講じられるようになった。**図3-1-4**に示すように、虐待を受けている児童等の保護者に対する指導への司法関与について、①里親委託・施設入所の措置の承認（児童福祉法28条）の申立てがあった場合に、家庭裁判所が都道府県に対して保護者指導を勧告することができ（新設②）、都道府県は、当該保護者指導の結果を家庭裁判所に報告する（同法28条4項）（新設⑤）。②①の勧告を行い、却下の審判をする場合（在宅での養育）においても、家庭裁判所が都道府県に対して当該保護者指導を勧告することができる（同法28条7項）（新設⑥）。③①および②の場合において、家庭裁判所は、勧告した旨を保護者に通知する（同法28条5項・8項）（新設③）。

家庭裁判所による一時保護の審査の導入についても、2017（平成29）年の児童福祉法の改正により、児童相談所長等が行う一時保護について、

図 3-1-4　虐待を受けている児童等の保護者に対する指導への司法関与

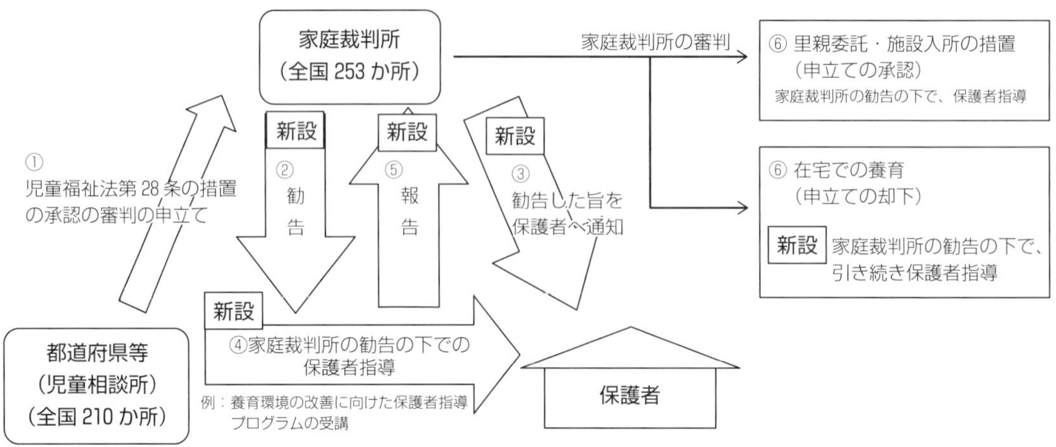

出典）厚生労働ウェブサイト「平成 29 年全国児童福祉主管課長・児童相談所長会議資料（平成 29 年 8 月 17 日）」p.116.

親権者等の意に反して 2 ヵ月を超えて行う場合には、家庭裁判所の承認を得なければならない（同法 33 条 5 項）とされた。

さらに 2022（令和 4）年の同法の改正では、一時保護開始時の判断にも司法審査が導入され、権者等が同意しない場合、事前または保護開始から 7 日以内に裁判官に一時保護状を請求する等の手続きを行い、裁判所（家庭裁判所を含む）が一時保護の要件に該当すると判断した場合、一時保護状を発付する（同法 33 条 3 項・4 項）。

また、家庭裁判所が、罪を犯した児童や刑罰法令に触れる行為をした児童、将来罪を犯すおそれのある児童や刑罰法令に触れる行為をするおそれのある児童について、児童自立支援施設等に送致する保護処分の決定をした場合、都道府県は入所措置を採らなければならない（同法 27 条の 2）。

E. 児童委員の役割と民生委員との関係

児童委員は児童福祉法に基づき、市町村の区域ごとに配置され、**民生委員**と兼ねることになっている（16 条 1 項・2 項）。いずれの委員も厚生労働大臣から委嘱され、都道府県知事の指揮監督を受け、地域の実情に合わせて福祉に関する幅広い活動を行い、住民と行政、専門機関等をつなぐ重要な役割を担っている。

民生委員は民生委員法（1 条）に「社会奉仕の精神をもつて、常に住民の立場に立つて相談に応じ、及び必要な援助を行い、もつて社会福祉の増進に努めるものとする」とある。民生委員は住民の福祉の増進を図る立場として、以下の職務が規定されている（同法14条）。

①住民の生活状態を必要に応じ適切に把握すること。②生活に関する相談に応じ、助言その他の援助を行うこと。③福祉サービスを適切に利用するために必要な情報の提供、その他の援助を行うこと。④社会福祉事業者と密接に連携し、その事業または活動を支援すること。⑤福祉事務所その他の関係行政機関の業務に協力すること。⑥その他、住民の福祉の増進を図るための活動を行うこと。

児童委員は担当区域の子どもや子育て世帯、妊婦等の福祉の増進を図ることを職務としている。地域の児童福祉や母子保健に関する機関や団体等と連携して相談支援を行う立場であり、以下の職務が児童福祉法17条に規定されている。

①児童、妊産婦について生活および取り巻く環境の状況を適切に把握すること。②児童、妊産婦について保護、保健その他福祉に関し、サービスを適切に利用するために必要な情報の提供その他の援助および指導を行うこと。③児童、妊産婦に係る社会福祉を目的とする事業を経営する者または児童の健やかな育成に関する活動を行う者と密接に連携し、その事業や活動を支援すること。④児童福祉司または福祉事務所の社会福祉主事の行う職務に協力すること。⑤児童の健やかな育成に関する気運の醸成に努めること。

1994（平成6）年、区域担当のない**主任児童委員**が創設された。職務は①児童の福祉に関する機関と区域担当の児童委員との連絡調整を行うこと。②区域担当の児童委員の活動に対する援助および協力を行うことである（同法17条2項）。たとえば、児童相談所や保健所、学校等の関係機関と区域担当児童委員との連携や調整、個別ケースでの区域担当児童員が悩んだ際の支援等である。

なお、民生委員（児童委員）には給与は支給されない。任期は3年であり再任も可能である。2021（令和2）年度現在の民生委員（児童委員）の数は23万690人で、男女別に見ると、男は8万8,810人（38.5%）、女は14万1,880人（61.5%）である(6)。

F. 民間児童福祉関係団体

［1］公私の役割関係の概要

児童福祉に関するさまざまなサービスの提供は、公的機関および民間事業者がその役割を担っている。国は法律や制度を整備して予算を編成する役割を担い、児童や保護者に対する直接的なサービスについては、都道府県、市町村等、民間福祉団体では、社会福祉法人、特定非営利活動法人（以下、NPO法人）、営利法人等で実施されている。

近年においては、児童相談所の体制強化や他機関との連携強化、市区町村における、包括的なソーシャルワーク体制の確保等、公的機関の機能の拡充が進む一方、認可保育所、地域型保育所事業、保育所型認定こども園、幼保連携型こども園、地域子育て支援拠点事業、障害児通所支援等において、多様な運営主体によるサービスの実施が進んでいる。

［2］社会福祉法人、NPO、ボランティア等の役割

社会福祉法人とは社会福祉法22条により定められた、社会福祉事業を行うことを目的として設立された非営利法人である。3つの事業が認められており、同法2条に規定する第一種社会福祉事業および第二種社会福祉事業を行う「社会福祉事業」、同法26条に規定する「公益事業」と「収益事業」とがある（**図3-1-5**）。

図3-1-5　社会福祉法人とは

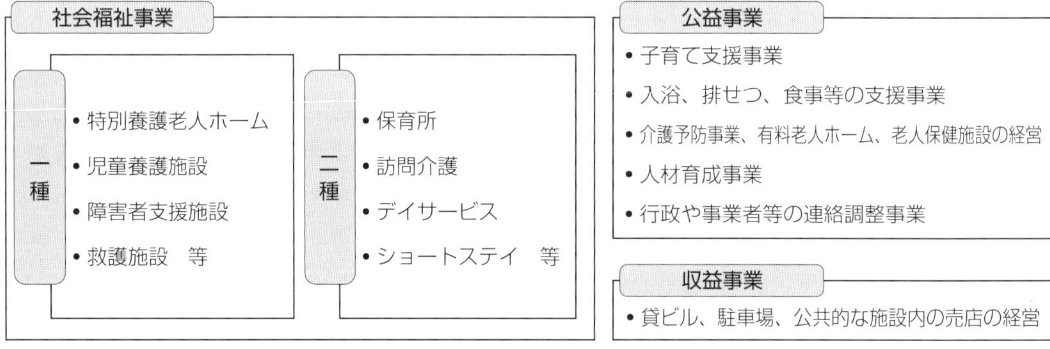

出典）厚生労働省ウェブサイト「社会福祉法人の概要」.

同法24条においては「社会福祉事業の主たる担い手としてふさわしい事業を確実、効果的かつ適正に行うため、自主的にその経営基盤の強化を図るとともに、その提供する福祉サービスの質の向上及び事業経営の透明性の確保を図らなければならない」と定められ、非営利法人として、地域における公益的な取組みを通して、福祉ニーズを充足すること、地域社会に貢献する使命を負っている。なかでも入所型の児童福祉施設においては、実施主体を都道府県、指定都市、児童相談所設置市として、運営主体を社会福祉法人とする施設が多くあり、長年にわたり、社会的養護の受け皿として、その役割を果たしてきた（**表3-1-1**）。

2020（令和2）年には社会福祉法等の一部改正が行われ、社会福祉法人

表 3-1-1　令和 2 年度　児童福祉施設の実施状況（設置主体別）

（単位：か所）

種別	総数	公営	社福法人	医療法人	公益法人	企業	その他法人	その他
乳児院	143	5	130	0	8	0	0	0
母子生活支援施設	212	24	180	0	6	0	2	0
児童養護施設	612	8	598	0	4	0	1	1
障害児入所施設（福祉型）	254	34	217	1	2	0	0	0
障害児入所施設（福祉型・医療型）	217	78	132	1	4	0	1	1
児童心理治療施設	51	5	46	0	0	0	0	0
児童自立支援施設	58	56	2	0	0	0	0	0

※「公営」は国、独立行政法人、都道府県、市町村、一部事務組合を含む。「公益法人」は日赤を含む。「その他の法人」は学校法人、NPO 法人等を含む。

出典）e-Stat ウェブサイト「第 2 表（基本票）社会福祉施設等数、施設の種類・経営主体、設置主体別」厚生労働省　令和 2 年社会福祉施設等調査より筆者作成.

を中核とする非営利連携法人として「**社会福祉連携推進法人**」が創設された。人口動態の変化や福祉ニーズの複雑化・複合化の中で、福祉サービス事業者間の連携・協働を図るための新しい法人制度である。

NPO 法人とは 1998（平成 10）年に制定された **NPO 法**に基づき法人格を取得した法人であり、特定非営利活動法人のことである。そのため、NPO 法人はさまざまな社会貢献活動を行うことを目的とし、事業で収益が上がっても、団体の構成員に対して分配するのではなく、団体の活動目的を達成するための費用に充てることになる。2022（令和 4）年 3 月末現在、認証を受けた NPO 法人は 5 万 786 件、所轄庁が定める一定の基準を満たした**認定 NPO 法人**は 1, 239 件となっている。

また、NPO 法人の活動分野は、同法 2 条に基づく別表があり、20 項目の活動内容が定められている。児童家庭福祉分野における活動は、主に「子どもの健全育成を図る活動」の項目が該当し、保育所や放課後児童健全育成事業（児童クラブ）の運営、児童発達支援・放課後等デイサービス、子育て講座の開催、いじめ相談、児童虐待防止、貧困家庭への支援等、さまざまな活動が行われている。

ボランティア（volunteer）とは、自らの意志で参加した志願兵に由来するといわれる。ボランティアもしくはボランティア活動について、明確な定義はないとされるが、個人の自発的な意思に基づく自主的な活動を行うことであり、活動を通して、個人の自己実現への欲求や社会参加意欲が充足されるのみならず、活動の広がりによって、さまざまな構成員がとも

社会福祉連携推進法人
2020 年 6 月に公布された「地域共生社会の実現のための社会福祉法等の一部を改正する法律」に基づき、2022（令和 4）年度から「社会福祉連携推進法人制度」が施行された。社会福祉連携推進法人は社会福祉法人等が社員となり、福祉サービス事業者間の連携・協働を図るための新たな法人制度である。

NPO
Non-Profit Organization の略称である。

NPO 法
正式名称は「特定非営利活動促進法」。

認定特定非営利活動法人
認定 NPO 法人制度は、NPO 法人への寄附を促すことにより、NPO 法人の活動を支援するために税制上の優遇措置として設けられた制度。

ボランティア
volunteer

表 3-1-2　令和 2 年度保育所等、地域型保育事業、障害児通所支援の実施状況（運営主体別）

（単位：か所）

	種別	総数	公営	社福法人	医療法人	公益法人	企業	その他法人	その他
保育所等	幼保連携型認定こども園	5,721	836	3,236	1	0	0	1,645	3
	保育所型認定こども園	1,049	316	592	1	18	54	62	6
	保育所	22,704	6,949	11,864	17	44	2,796	933	101
地域型保育事業	小規模保育事業所 A 型	4,467	47	833	21	8	2,298	991	269
	小規模保育事業所 B 型	794	15	93	2	2	384	154	144
	小規模保育事業所 C 型	87	0	12	0	0	31	10	34
	家庭的保育事業所	868	41	30	0	0	40	34	723
	居宅訪問型保育事業所	11	0	2	0	0	6	2	1
	事業所内保育事業所	630	19	169	136	13	224	62	7
障害児通所支援	児童発達支援事業	8,849	542	1,457	125	22	4,874	1,147	681
	放課後等デイサービス事業	15,519	205	2,231	164	28	9,153	2,479	1,258

※「公営」は国、独立行政法人、都道府県、市町村、一部事務組合を含む。「公益法人」に日赤を含む。「その他の法人」に学校法人、NPO 法人等を含む。「その他」に協同組合を含む。

出典）厚生労働省ウェブサイト e-Stat「令和 2 年社会福祉施設等調査、第 5 表（基本票）保育所等数・地域型保育事業所数、都道府県、経営主体別および第 22 表保育所等数、地域型保育事業所数、都道府県、経営主体別」より筆者作成.

に支え合い、地域社会づくりが進むなど、大きな意義をもっている。

児童福祉サービスにおけるボランティア活動は施設等の種類によって多様な関わりがある。たとえば、児童養護施設では、学習支援、運動遊び、制作活動、行事や外出引率の補助等、児童の年齢層に合わせた働きかけを行う。障害児の入所・通所支援では、絵本の読み聞かせ、制作活動等の児童文化財、運動遊び、行事の補助等、障害の種別や程度に合わせた働きかけを行うことなどである。

保育所の設置認可等について
児発第 295 号厚生省児童家庭局長通知、2014（平成 26）年 12 月 12 日改正。

地域型保育事業
地域の実情に応じて、多様な保育ニーズに対応するとともに待機児童解消のため、保育所（原則 20 人以上）より少人数の単位で 0 歳から 2 歳の乳幼児を保育する事業。市町村による認可事業であり、地域型保育給付の対象とし、多様な施設や事業の中から利用者が選択できる仕組みとなっている。

[3] 営利法人の参入状況

営利法人とは、一般的に株式会社、合同会社等の企業を指す。児童福祉施策に営利法人が参入する契機となったのは、2000（平成 12）年に厚生省（当時）から「**保育所の設置認可等について**」が通知されたことによる。これによって、学校法人、NPO 法人、営利法人等、社会福祉法人以外のさまざまな経営主体が認可保育所の運営に参入できるようになった。

また、2015（平成 27）年度から始まった「子ども子育て支援新制度」によって創設された「**地域型保育事業**」は、市町村が 0 ～ 2 歳児の待機児童解消を図るため積極的に設置を認可したこと、また、多様な施設や事業の中から利用者が選択できる仕組みがつくられたことにより営利法人等の参入が増加した。さらに、障害児に対する通所支援事業においても、サービスを利用する児童の増加を背景に、営利法人等の参入が顕著になっている（**表3-1-2**）。

注）

ネット検索によるデータ取得日は，2022年5月30日.

(1) 厚生労働省ウェブサイト「全国児童相談所一覧（令和4年4月1日現在）」.

(2) 東京都児童相談所ウェブサイト「事業概要2021年（令和3年）版」.

(3) 厚生労働省ウェブサイト「福祉事務所の設置状況（令和4年4月1日現在）」.

(4) 全国児童家庭支援センター協議会ウェブサイト.

(5) MUFG三菱UFJリサーチ&コンサルティング「児童家庭支援センターと自治体との連携に関する調査研究　報告書（令和4年3月）」厚生労働省ウェブサイト，厚生労働省子ども家庭局家庭福祉課委託事業.

(6) 厚生労働省ウェブサイト「令和2年度福祉行政報告例の概要」p.5.

2. 児童福祉施設

A. 児童福祉施設の種類と目的

[1] 児童福祉施設の種類

児童福祉施設としては、**表3-2-1**のように、①**助産施設**、②**乳児院**、③**母子生活支援施設**、④**保育所**、⑤**幼保連携型認定こども園**、⑥**児童厚生施設**、⑦**児童養護施設**、⑧**障害児入所施設**、⑨**児童発達支援センター**、⑩**児童心理治療施設**、⑪**児童自立支援施設**、⑫**児童家庭支援センター**の12種類が児童福祉法7条に規定されている。また、2024年4月からは、里親支援センターを新たに児童福祉施設に加え、13種類とする児童福祉法等の一部を改正する法律が成立している（2022〔令和4〕年6月8日可決。以下、改正児童福祉法）。

2012（平成24）年4月には、**認定こども園法**が改正され、幼保連携型認定こども園が「学校及び児童福祉施設としての法的位置付けを持つ単一の施設」として創設されている。また、同年には、従来の障害種別で分かれていた施設体系が見直され、入所型の支援施設は障害児入所施設に、通所型の支援施設は児童発達支援センターに一元化された。同時に、それぞれ病院や診療所の設備と職員を要する医療型、それらを要しない福祉型に分類された。一方で、上述した改正児童福祉法において、児童発達支援に関するその分類を一元化することとなった。

児童福祉施設として定義されている施設以外にも、たとえば、児童自立生活援助事業を実施する**自立援助ホーム**（児童福祉法6条の3、同法33条の6）なども存在する。一方で、社会的養護の下などで育った子どもや若者たちを支援している**アフターケア相談所**などの民間施設（都道府県等によって事業委託に差異がある状況が続いている）や、DVによる被害者支援等を行う民間シェルターなども存在する。これらは、地方公共団体によって事業委託などの財政支援に大きな差異が見られる。法規定に限定されない形での子ども家庭に関わる施設も地域には存在し、実際重要な役割を果たしてきている。そういった活動の成果も踏まえ、上述した改正児童福祉法においては、特に社会的養育経験者等を通所や訪問等によって、その生活や自立を支援する拠点を設置する事業（社会的養護自立支援拠点事業）の創設が盛り込まれた。アフターケア相談所などのこれまでの取組み

認定こども園法
正式名称は「就学前の子どもに関する教育、保育等の総合的な提供の推進に関する法律」。

自立援助ホーム
義務教育を終了した満20歳未満の児童等や、大学等に在学中で満22歳になる年度の末日までにある者（満20歳に達する日の前日に自立援助ホームに入居していた者に限る）であって、児童養護施設を退所したものまたはその他の都道府県知事が必要と認めたものに対し、これらの者が共同生活を営む住居（自立援助ホーム）において、相談その他の日常生活上の援助、生活指導、就業の支援等を行う。厚生労働省ウェブサイトによると全国に217ヵ所ある（2020〔令和2〕年10月1日）。

アフターケア相談所
社会的養護の退所者支援については、歴史的に課題であり続けている。アフターケア相談所は、施設を退所した子どもたちに、退所後の生活相談や就労・就学などの相談に乗り、必要な社会資源の紹介等も行うなど、個々の状況に寄り添った支援等を展開する。近年では、社会的養護のアフターケアに取り組む団体の全国ネットワーク（https://enjunet.org）も立ち上がり、今後はアフターケアに対する制度的なサポート体制の拡充も含めた対策を行う必要性がある。

表 3-2-1　児童福祉施設の種類と目的

分野	施設名	種別	人（通）所・利用別	施設の目的と対象者	施設数・在所者数（令和 2 年 10 月 1 日現在）
母子保健の施策	助産施設（①）（36 条）	第 2 種	入所	保健上必要があるにもかかわらず、経済的理由により、入院助産を受けることができない妊産婦を入所させて、助産を受けさせる。	388 ヵ所
養護を必要とする子どもたちへの施策	乳児院（②）（37 条）	第 1 種	入所	乳児（特に必要のある場合は幼児を含む）を入院させて、これを養育し、あわせて退院した者について相談その他の援助を行う。	144 ヵ所 2,812 人
	児童養護施設（⑦）（41 条）	第 1 種	入所	保護者のない児童（乳児を除くが、特に必要な場合は乳児を含む）、虐待されている児童その他環境上養護を要する児童を入所させて、これを養護し、あわせて退所した者に対する相談その他の自立のための援助を行う。	612 ヵ所 24,841 人
	児童心理治療施設（⑩）（43 条の 2）	第 1 種	入所、通所	家庭環境、学校における交友関係その他の環境上の理由により社会生活への適応が困難となった児童を、短期間入所させ、又は保護者の下から通わせて、社会生活に適応するために必要な心理に関する治療及び生活指導を主として行い、あわせて退所した者について相談その他の援助を行う。	51 ヵ所 1,452 人
	児童自立支援施設（⑪）（44 条）	第 1 種	入所、通所	不良行為をなし又はなすおそれのある児童及び家庭環境その他の環境上の理由により生活指導等を要する児童を入所させ、又は保護者の下から通わせて、個々の児童の状況に応じて必要な指導を行い、その自立を支援し、あわせて退所した者について相談その他の援助を行う。	58 ヵ所 1,216 人
	児童家庭支援センター（⑫）（44 条の 2）	第 2 種	通所	地域の児童の福祉に関する各般の問題につき、児童に関する家庭その他からの相談のうち、専門的な知識及び技術を必要とするものに応じ、必要な助言、指導を行い、あわせて児童相談所、児童福祉施設などとの連絡調整その他の援助を総合的に行うことを目的とした施設。	144 ヵ所
ひとり親家庭や DV 等への施策	母子生活支援施設（③）（38 条）	第 1 種	入所	配偶者のない女子又はこれに準ずる事情にある女子及びその者の監護すべき児童を入所させて、これらの者を保護するとともに、これらの者の自立の促進のためにその生活を支援し、あわせて退所した者について相談その他の援助を行う。	212 ヵ所 7,862 人
保育の施策	保育所（④）（39 条）	第 2 種	通所	保育を必要とする乳児・幼児を保護者の委託を受け、通わせる施設。	22,704 ヵ所 1,957,907 人
	幼保連携型認定こども園（⑤）（39 条の 2）	第 2 種	通所	義務教育及びその後の教育の基礎を培うものとしての満 3 歳以上の幼児に対する教育及び保育を必要とする乳児・幼児に対する保育を一体的に行い、これらの乳児又は幼児の健やかな成長が図られるよう適当な環境を与えて、その心身の発達を助長する。	5,721 ヵ所 570,421 人
子どもが健やかに育つための施策	児童厚生施設（⑥）（40 条）児童館	第 2 種	利用	屋内に集会室、遊戯室、図書館等必要な設備を設け、児童に健全な遊びを与えて、その健康を増進し、または情操をゆたかにする。	4,398 ヵ所
	児童厚生施設（⑥）児童遊園	第 2 種	利用	屋外に広場、ブランコ等必要な設備を設け、児童に健全な遊びを与えて、その健康を増進し、または情操をゆたかにする。	2,173 ヵ所
障害児への施策	障害児入所施設（⑧）（42 条）	第 1 種	入所	障害児を入所させて、保護、日常生活の指導、独立生活に必要な知能技能の付与及び治療（治療は医療型のみ）を行う。治療機能を持たない施設は福祉型に分類される。	福祉型：254 ヵ所 6,476 人 医療型：220 ヵ所 7,883 人
	児童発達支援センター（⑨）（43 条）	第 2 種	通所	障害児を日々保護者の下から通わせて、日常生活における基本的動作の指導、独立生活に必要な知識技能の付与又は集団生活への適応のための訓練及び治療（治療は医療型のみ）を行う。治療機能を持たない施設は福祉型に分類される。	福祉型：642 ヵ所 37,730 人 医療型：95 ヵ所 1,951 人

注 1）養護を必要とする子どもたちへの施策において、2024 年 4 月より、里親支援センターが児童福祉施設として追加される。里親支援センターは、里親制度の啓発・普及、研修、そして、里親養育に関する相談・支援などを展開する機関である。

注 2）児童発達支援に関しては、2024 年 4 月より、障害の種別に関係なく支援が展開できるよう、医療型と福祉型を一元化することが決まっている

注 3）施設数・在所人数は、厚生労働省ウェブサイト「令和 2 年社会福祉施設等調査の概況」p.9 の総括表および厚生労働統計協会編『国民の福祉と介護の動向（2021/2022）』p.301 の第 49 表を参考

出典）公益財団法人児童育成協会監修『目で見る児童福祉 2021』中央法規出版、p.12 の表を参考に、八重樫牧子「児童福祉施設」八重樫牧子・原葉子編『児童や家庭に対する支援と児童・家庭福祉制度』社会福祉シリーズ 15、弘文堂、2021、p.82 における表 3-3-1 を一部改変.

を活かした今後の支援活動の活発化が期待される。

[2] 児童福祉施設の類型

上述した児童福祉施設は、その施設の目的に沿って子どもやその保護者等に対し、適切な生活環境等を提供していくことを目指している。具体的には、保護や養育、訓練や退所後のアフターケアなどを実施することによって、子どもの福祉を図り、その自立を支援する。これらの施設は、**表3-2-1**にあるように、主な設置目的に沿って、母子保健の施策（①)、保育の施策（④・⑤)、子どもが健やかに育つための施策（⑥)、養護を必要とする子どもたちへの施策（②・⑦・⑩・⑪・⑫)、ひとり親家庭やDV等への施策（③)、障害児への施策（⑧・⑨）に整理することが可能である(1)(2)(3)。

生活形態に沿ってみれば、入所型の施設、通所型の施設に区分することが可能である。通所型においては、保育所などのように一定の条件に基づいた申請が必要な施設もあれば、児童厚生施設のように、一定時間を申請等の条件なしに自由に利用できる施設もある。また、行政による入所措置などを必要とする施設と、子どもや保護者が自らの意志で自由に選択・利用できる施設とに分けることもできる。

B. 児童福祉施設の設置と運営

[1] 設置について

国立武蔵野学院
国立の児童自立支援施設として設置されており、厚生労働省令145条において、「特に専門的な指導を要する子どもを入所させて、その自立支援を行うこと、あわせて全国の児童自立支援施設の向上に寄与するための事業を行うこと」と規定されている。

国は**児童自立支援施設**（**国立武蔵野学院**、国立きぬ川学院）と**障害児入所施設**（国立秩父学園）を設置しなければならず、都道府県（政令指定都市を含む）には児童自立支援施設の設置義務がある。その他の児童福祉施設については、都道府県や指定都市、中核市の条例等によって設置されている。指定都市と中核市を除く市町村は、あらかじめ必要となる事項について都道府県知事等の許可を得ることで、施設の設置が可能となる。

[2] 運営について

児童福祉施設は、国が定める「**児童福祉施設の設備及び運営に関する基準**」に基づき、都道府県等が定める条例によってその設備や運営が規定されている。この「設備及び運営基準」は、2011（平成23）年に国の児童福祉施設最低基準が改正されたものである。それゆえ、現在は都道府県等が条例によって定める基準を最低基準と呼んでいる。この条例によって定められる最低基準は、「児童の身体的、精神的及び社会的な発達のために

表 3-2-2　児童福祉施設における職員配置

	施設名	配置職員〈職種（職名）〉
①	助産施設	第一種助産施設（医療法の病院または診療所である助産施設）では、一般の産婦人科病棟の一部であり、助産施設としての専従職員が配置されているわけではない。第二種助産施設（医療法の助産所である助産施設）では、医療法に規定する職員のほか、1人以上の専任または嘱託の助産師。嘱託医（産婦人科の診療に相当の経験を有する者でなければならない）。
②	乳児院	小児科の診療に相当の経験を有する医師（嘱託医も可）。看護師（保育士又は児童指導員に代えることも可）、個別対応職員、家庭支援専門相談員、栄養士、調理員（調理業務の全てを委託している施設は不要）、心理療法担当職員（心理療法を行う必要がある乳幼児又は保護者 10 人以上に心理療法を行う場合）。
③	母子生活支援施設	母子支援員（母子生活支援施設において母子の生活支援を行う者）、嘱託医、少年を指導する職員、調理員、心理療法担当職員（心理療法を行う必要があると認められる母子 10 人以上に心理療法を行う場合）、個別対応職員（配偶者からの暴力を受けたこと等により個別に特別な支援を行う必要があると認められる母子に当該支援を行う場合）、保育士（保育所に準ずる設備を設ける場合）。
④	保育所	保育士、嘱託医、調理員（調理業務の全てを委託している施設は不要）。乳児 4 人以上を入所させる保育所に係る保育士の数の算定について、当該保育所に勤務する保健師、看護師、准看護師 1 人に限って、保育士とみなすことができる。
⑤	幼保連携型認定こども園	各学級ごとに担任する専任の主幹保育教諭、指導保育教諭又は保育教諭（これら保育教諭等は、特別な事情がある場合は、専任の副園長又は教頭が兼ねることも可。学級数の 3 分の 1 の範囲内で、専任の助保育教諭若しくは講師をもって代えることも可）。調理員（調理業務の全てを委託している施設は不要）。努力義務として、副園長又は教頭、主幹養護教諭、養護教諭又は養護助教諭、事務職員。
⑥	児童厚生施設	児童の遊びを指導する者。
⑦	児童養護施設	児童指導員、嘱託医、保育士、個別対応職員、家庭支援専門相談員、栄養士（児童 40 人以下を入所させる施設では不要）、調理員（調理業務の全てを委託している施設は不要）、看護師（乳児が入所している施設）、心理療法担当職員（心理療法を行う必要があると認められる児童 10 人以上に心理療法を行う場合）、職業指導員（実習設備を設けて職業指導を行う場合）、里親支援専門相談員。
⑧	福祉型障害児入所施設	a：主として知的障害児を入所させる施設の場合、嘱託医（精神科又は小児科の診療に相当の経験を有する者）、児童指導員、保育士、栄養士（児童 40 人以下を入所させる施設では不要）、調理員（調理業務の全てを委託している施設は不要）、心理指導担当職員（心理指導を行う必要があると認められる児童 5 人以上に心理指導を行う場合）、職業指導員（職業指導を行う場合）。b：主として自閉症児を入所させる施設の場合、a に加え、医師（児童を対象とする精神科の診療に相当の経験を有する者）、看護職員（保健師、助産師、看護師又は准看護師をいう。児童おおむね 20 人以上につき 1 人以上）。c：主として盲ろうあ児を入所させる施設の場合、a と同じ。ただし、嘱託医に関して、眼科又は耳鼻咽喉科診療に相当の経験を有する者とされている。d：主として肢体不自由児を入所させる施設の場合、a に加え、看護職員。
	医療型障害児入所施設	a：主として自閉症児を入所させる施設の場合、医療法に規定する病院として必要な職員、児童指導員、保育士、児童発達支援管理責任者。b：主として肢体不自由児を入所させる施設の場合、a に加え、理学療法士又は作業療法士。c：主として重症心身障害児を入所させる施設の場合、b に加え、心理指導担当職員。
⑨	福祉型児童発達支援センター	a：主として難聴児・重症心身障害児以外を通わせる場合、嘱託医（知的障害児を通わせるセンターの場合、精神科又は小児科の診療に相当の経験を有する者）、児童指導員、保育士、栄養士（児童 40 人以下を通わせる施設は不要）、調理員（調理業務の全てを委託している施設は不要）、児童発達支援管理責任者、機能訓練担当職員（日常生活を営むのに必要な訓練を行う場合）、看護職員（医療的ケアを恒常的に受けることが不可欠である障害児に医療的ケアを行う場合。ただし、医療機関等との連携によって派遣されてきた看護職員が医療的ケアを行う場合などは不要）。b：主として難聴児が通う施設の場合、a に加え、言語聴覚士。また、嘱託医については、眼科又は耳鼻咽喉科診療に相当の経験を有する者。c：主として重症心身障害児が通う施設の場合、a と同様であるが、看護職員の不要条件はない。嘱託医について、精神科や内科などと組み合わせた診療科、小児科、外科、整形外科又はリハビリテーション科の診療に相当の経験を有する者。
	医療型児童発達支援センター	医療法に規定する診療所として必要な職員、児童指導員、保育士、看護師、理学療法士又は作業療法士、児童発達支援管理責任者。
⑩	児童心理治療施設	医師（精神科又は小児科の診療に相当の経験を有する者）、心理療法担当職員、児童指導員、保育士、看護師、個別対応職員、家庭支援専門相談員、栄養士、調理員（調理業務の全てを委託している施設は不要）。
⑪	児童自立支援施設	児童自立支援専門員、児童生活支援員、嘱託医、精神科の診療に相当の経験を有する医師又は嘱託医、個別対応職員、家庭支援専門相談員、栄養士（児童 40 人以下を入所させる施設では不要）、調理員（調理業務の全てを委託している施設は不要）、心理療法担当職員（心理療法を行う必要があると認められる児童 10 人以上に心理療法を行う場合）、職業指導員（実習設備を設けて職業指導を行う場合）。
⑫	児童家庭支援センター	相談・支援を担当する職員、心理療法等を担当する職員。

注 1）2024 年 4 月より、里親支援センターが児童福祉施設として追加される。
注 2）2024 年 4 月より、児童発達支援における医療型と福祉型は一元化される。
出典）八重樫牧子「児童福祉施設」八重樫牧子・原葉子編『児童や家庭に対する支援と児童・家庭福祉制度』社会福祉シリーズ 15，弘文堂，2021，p. 84 における表 3-3-2 を一部改変.

必要な生活水準を確保するものでなければならない」(児童福祉法45条1項)とされている。

児童福祉施設の設備及び運営に関する基準には、「従うべき基準」と「参酌する基準」があり(児童福祉法45条2項)、都道府県等が定める最低基準は、その規定に従うことが求められる。「従うべき基準」としては、児童福祉施設に配置する職員やその数、施設の床面積、子どもの適切な処遇や健全な発達等に関連する運営事項などがある。また、児童福祉施設の設備及び運営に関する基準4条には、「児童福祉施設は、最低基準を超えて、常に、その設備及び運営を向上させなければならない」とある。最低基準はあくまでも最低限のものであり、子どもたち等へのよりよい支援が実現できるよう、都道府県等には常に基準を高めていくことが求められているのである。

[3] 職員について

児童福祉施設には、その施設を利用することとなる子どもたちにとって、最善の利益が保障されるために、**表3-2-2**のように、各種の専門職が配置されなければならない。児童福祉施設の設備と運営に関する基準では、職員の資格要件や配置基準などが示されている。**幼保連携型認定こども園**に関しては、「幼保連携型認定こども園の学級の編成、職員、設備及び運営に関する基準」によって、職員の配置等が規定されている。

注)

(1) 公益財団法人児童育成協会監修『目で見る児童福祉 2021』中央法規出版, p.12.
(2) 厚生労働統計協会編『国民の福祉と介護の動向 (2021/2022)』厚生労働統計協会, p.301.
(3) 八重樫牧子「児童福祉施設」八重樫牧子・原葉子編『児童や家庭に対する支援と児童・家庭福祉制度』社会福祉シリーズ15, 弘文堂, 2021, p.82.

3. 子ども家庭福祉制度における専門職

子ども家庭福祉制度はすべての子どもたちとその家庭を対象とし、子どもたちの健全育成から自立までを支えていくことを目的としている。一方で、子どもたちには、障がいなどへの配慮や支援を必要とする場合があることも少なくない。同時に、貧困や虐待、複雑な家庭環境など、多様なニーズを抱えており、さまざまなケアや社会的対応を必要とすることもある。こういった子どもたちや家庭を支援していくためには、種々の専門機関とそこで働く専門職の多機関・多職種連携への視点が必要不可欠である。近年では、市町村を中心とした支援体制の構築が図られており、それぞれの専門機関や専門職が、互いを活かし合う関係形成がますます重要となっている。

A. 相談援助を主とする行政機関の専門職員

[1] 児童相談所

(1) 児童福祉司

児童福祉司は、都道府県（以下、政令指定都市を含む）が設置する児童相談所に配置することが義務づけられている職員であり、任用資格である（児童福祉法13条）。その配置の人数に関しては、管轄区域の人口（人口3万人に1人以上）、児童虐待に係る相談対応件数等を総合的に判断（人口1人当たりの児童虐待相談対応件数が全国平均より多い場合は上乗せ）し、都道府県が定めるものとされている。

任用資格
該当する職務に任命されることで効力を発揮する資格。

児童相談所運営指針によれば、児童福祉司に求められている職務内容は以下の通りである。

①子ども、保護者等から子どもの福祉に関する相談に応じること。
②必要な調査、社会診断を行うこと。
③子ども、保護者、関係者等に必要な支援、指導を行うこと。
④子ども、保護者等の関係調整（家族療法など）を行うこと。

児童相談所運営指針
児童相談所の運営および活動のあり方を示す全国的指針。児童相談所の業務について、全国の統一性を確保するためのガイドラインとして定められているもの。

児童福祉司の任用に関する要件については、都道府県知事の指定する児童福祉司等養成校を卒業するか、都道府県知事が指定する講習会の課程を修了した者、大学で心理学、教育学、社会学を専修する学科等を卒業、その後厚生労働省令で定められた施設で1年以上の相談援助業務に従事した者、その他、医師、社会福祉士、社会福祉主事として2年以上相談援助業務に従事し、厚生労働大臣が定める講習会の課程を終了した者などとされている（児童福祉法13条3項）。任用にあたっては、ソーシャルワーカーとしての専門性を備えていることが求められている（児童相談所運営指針）。

また、この児童福祉司の中には、「**指導教育担当児童福祉司**」（スーパーバイザー）が含まれなければならないと規定されている。その意図は、複雑な案件を抱える児童相談所の体制強化であり、児童福祉司として5年以上勤務し、厚生労働大臣が定める基準に適合する研修の課程を修了したものと定められている（児童福祉法13条5項・6項）。

(2) 児童心理司

児童相談所では、心理に関する専門的な知識および技術を必要とする指導を司る所員の配置が義務づけられているが（児童福祉法12条の3第6項）、それが児童心理司である。児童心理司という名称は、児童相談所運営指針による呼称である。その指針によると、児童心理司の具体的な職務内容は以下の通りである。

①子ども、保護者等の相談に応じ、診断面接、心理検査、観察等によって子ども、保護者等に対し、心理診断を行うこと。

②子ども、保護者、関係者等に心理療法、カウンセリング、助言指導等の指導を行うこと。

任用の要件については、医師であって、精神保健に関して学識経験を有する者、または、大学において心理学を専修する学科等の課程を修めて卒業した者、あるいは、公認心理師であることと定められている（児童福祉法12条の3第6項）。

(3) 弁護士

2016（平成28）年の児童福祉法の改正により、すべての児童相談所に弁護士の配置が義務づけられている（児童福祉法12条3項）。配置の形態に関しては、都道府県等によって常勤や非常勤などのちがいがあるが、児童相談所と司法機関との連携強化が図られてきている中で、その役割の重要性はより高まっている。

児童相談所運営指針によれば、弁護士の職務内容は、「法第28条の措置、親権喪失又は停止の審判や法第33条第5項の引き続いての一時保護の承認の申立て等の手続きや、法的知識を前提に当該措置等に反対している保護者に説明を行うなど、法的知識を要する業務を行うこと」とされている。

児童相談所は、多くの法的権限を有した機関であり、その対応の遅れは子どもの生命や安全を損なうことに直結する。一方で、強すぎる法的権限は、その扱いが難しく、逸脱や濫用とならないよう、常に注視されなければならないものでもある。子どもの最善の利益を実現する上で、法律に精通した弁護士の存在は欠かせないのである。

[2] 福祉事務所

(1) 社会福祉主事

社会福祉主事は、社会福祉法18条において、**福祉事務所**に配置されることが規定されている。任用資格としての特徴を持ち、主に福祉六法（生活保護法、児童福祉法、身体障害者福祉法、知的障害者福祉法、老人福祉法、母子父子寡婦福祉法）に基づいた福祉サービスの相談援助を職務としている。

社会福祉主事の任用については、社会福祉法19条に規定されている。すなわち、都道府県知事または市町村長の補助機関である職員とし、年齢18年以上の者であって、人格が高潔で、思慮が円熟し、社会福祉の増進に熱意があり、かつ、大学等で厚生労働大臣の指定する社会福祉に関する科目を修めて卒業した者、都道府県知事が指定する養成機関または講習会の課程を修了した者、社会福祉士、厚生労働大臣が指定する社会福祉事業従事者試験に合格した者などと定められている。

2004（平成16）年の児童福祉法の改正によって、子どもの福祉に関する実情の把握や情報提供、家庭の相談等に市町村が応じることになったことにより、市町村での社会福祉主事の役割も広がった。また、児童手当等の受給手続きや**母子生活支援施設**への入所の手続き等の対応、2015（平成27）年から始まった子ども・子育て支援制度に基づく保育施設等のサービス給付などの対応にも当たっている。

(2) 母子・父子自立支援員

母子・父子自立支援員は、**母子父子寡婦福祉法**8条に基づき、都道府県知事や市長、福祉事務所を管理している町村長から委嘱されて、福祉事務所等に配置される。その主たる業務は、配偶者のない者で現に子どもを扶養している者および寡婦に対して、①相談に応じ、その自立に必要な情報提供および指導を行うこと、②職業能力の向上および求職活動に関する支援を行うことと規定されている。

(3) 家庭相談員

家庭相談員は、福祉事務所に設置される**家庭児童相談室**に配置される。厚生事務次官通知である「**家庭児童相談室の設置運営について**」に基づき、比較的軽易な相談援助業務を担う。家庭児童相談室には、社会福祉主事も配置されるため、連携して業務に当たる。家庭相談員は、都道府県や市町村の非常勤職員として勤務していることが多い。

(4) 市区町村子ども家庭総合支援拠点の職員

2017（平成29）年度より、「市町村は、児童および妊産婦の福祉に関し必要な支援を行うための拠点の整備に努めなければならない」という規定（児童福祉法10条の2）に基づき、市区町村子ども家庭総合支援拠点（以下、支援拠点）の設置を進めている。この支援拠点は、ソーシャルワークを中心とした機能を担い、一般的な子育て等の相談にも応じつつ、特に、要支援児童や要保護児童等への支援を強化することを目指している。厚生労働省の通知によると、家庭児童相談室の機能を核として支援拠点の機能を拡充していくことも想定され、以下の職員を置くことができるとされている。

①子ども家庭支援員

主な職務は、実情の把握、相談対応、総合調整、調査・支援および指導等、他関係機関等との連携である。必要とされる資格は、社会福祉士や精神保健福祉士、医師、保健師、保育士などであり、通知では18項目が示されている。

②心理担当支援員

主な職務は、心理アセスメント、子どもや保護者等の心理的側面のケアである。必要とされる要件は、大学や大学院において、心理学を専修する学科またはこれに相当する課程を修めて卒業した者などである。

③虐待対応専門員

主な職務は、虐待相談、虐待が認められる家庭等への支援、児童相談所、保健所、市町村保健センターなど関係機関との連携および調整である。必要とされる資格は、社会福祉士や精神保健福祉士、医師、保健師等であり、通知では18項目が示されている。

これら以外にも、必要に応じて、**安全確認対応職員**、**事務処理対応職員**を置くことができるとされている。また、配置人員は、人口規模に応じた支援拠点の類型（5類型）で決まっている。

一方で、厚生労働省は、2022（令和4）年6月8日に成立した児童福祉法等の一部を改正する法律によって、2023年に**こども家庭庁**創設を進め、上述した支援拠点と妊産婦や乳幼児、その保護者を対象とした**子育て世代包括支援センター**の2つの市区町村支援機関を一本化し、「**こども家庭センター**」を設置していくことを示しており、今後その状況に応じて市区町村の専門職員のあり方も変わっていくと考えなければならない。

そして、この児童福祉法の改正によって、子ども家庭福祉実務者の専門性の向上について規定され、2024年4月より、「**子ども家庭福祉ソーシャルワーカー（仮称）**」の認定資格が導入されることとなった。この新しい認定資格については、児童福祉司の任用要件に追加され、児童福祉法13条3項として、「児童虐待を受けた児童の保護その他児童の福祉に関する専門的な対応を要する事項について、児童及びその保護者に対する知識及び指導等を通じて的確な支援を実施できる充分な知識及び技術を有する者として内閣府令で定めるもの」と位置づけられることとなる。

国は、今後この認定資格の施行後2年を目処に、その取得状況などを勘案、その業務内容や必要となる専門技術と知識、教育課程を明確化し、養成体制などのさまざまな環境を整備した後、この資格等のあり方について国家資格化も含めて検討することとしている。

B. 児童福祉施設の専門職員

［1］児童福祉施設

前掲**表3-2-1**でも示した各種の児童福祉施設には、子どもや保護者等を支援していくさまざまな専門職がおり、「**児童福祉施設の設備及び運営に関する基準**」の中で、資格要件等が示されている。

(1) 児童指導員

児童養護施設や児童心理治療施設、障害児入所施設など、多くの児童福祉施設に配置されている専門職員であり、養護を必要とする子どもたちの生活環境の整備や生活指導、学習指導、児童自立支援計画の作成、保護者や学校、児童相談所との連絡調整など、福祉の専門的知識だけでなく、生活全般への知識も求められ、その役割は多岐に渡っている。

資格の要件は、児童福祉施設の設備及び運営に関する基準43条にあり、たとえば、社会福祉士や精神保健福祉士の有資格者、大学（短期大学は除く）において、社会福祉学、心理学、教育学、社会学を専修とする学科、これらに相当する課程を修めて卒業した者、幼稚園や小学校、中学校、高等学校等の教諭免許を持っていて、都道府県知事が適当と認めた者などと規定されている。

(2) 保育士・保育教諭

保育士は、児童福祉法18条の4に規定されている名称独占の国家資格であり、各種の児童福祉施設に配置されている。その業務は、「子どもへの保育」と「子どもの保護者に対する保育の指導」の2つであり、たとえば、子どもたちの心身のケア、食事や入浴の支援、環境整備、自立支援など、その役割は多岐に渡っている。なお、幼保連携型認定こども園においては、保育士と幼稚園教諭の両資格・免許を持つ職種として、「保育教諭」が配置されている。

また、2022（令和4）年の改正児童福祉法では、子どもに対してわいせつ行為を行った者の保育士登録について、たとえば都道府県児童福祉審議会の意見を聞くなど、資格の管理を厳格化することを定め、子どもをわいせつ行為から守る環境の整備が図られることになった。

(3) 家庭支援専門相談員

ファミリーソーシャルワーカー（以下、FSW）とも呼ばれ、乳児院や児童養護施設、児童心理治療施設、児童自立支援施設においてはその配置が義務となっている。児童福祉法48条の3では、家庭的環境で養育されるための必要な措置を採ることを規定しているが、入所している子どもたちの家庭環境の調整や親子関係の再構築を通じた家族再統合において、中心的な役割を果たすこととなる。

FSW の要件は、児童福祉施設の設備及び運営に関する基準 21 条 2 項において、社会福祉士か精神保健福祉士の資格を有する者、乳児院等で乳幼児の養育に 5 年以上従事した者、あるいは、児童福祉法 13 条 3 項各号のいずれかに該当する者（児童福祉司資格がある者）とされている。

(4) 里親支援専門相談員

里親支援ソーシャルワーカーとも呼ばれ、2012（平成 24）年度から乳児院および児童養護施設に配置が可能となった。児童相談所の里親担当職員や里親委託推進員、里親会等と連携して、所属施設の里親委託を推進し、退所児童（所属施設の児童に限らない）のアフターケアとしての里親支援を行うと同時に、地域の里親とファミリーホームへの支援も担う。

里親支援専門相談員の資格要件は、社会福祉士もしくは精神保健福祉士の資格を有する者、児童福祉法 13 条 3 項各号のいずれかに該当する者（児童福祉司）、児童養護施設等で児童の養育に 5 年以上従事した者であり、かつ、里親制度への理解とソーシャルワークの視点をもつことが求められている。

里親支援専門相談員は、施設の直接処遇のローテーションには入らず、里親関係業務の専任職員であり、施設がある都道府県等の所管区域を超えて里親支援を行うことが可能となっている。

(5) 心理療法担当職員

虐待を受けた子どもたちへの心のケア、心的外傷等への心理療法等を実施することなどを専門とする職員である。児童心理治療施設には必置であり、乳児院、母子生活支援施設、児童養護施設、児童自立支援施設の場合は、対象者 10 人以上に心理療法を行う場合に配置が義務づけられている。また、福祉型障害児入所施設において、心理指導を行うことが必要な子ども 5 人に対して心理指導を行う場合、さらに、主として重症心身障害児を入所させる医療型障害児入所施設においては心理指導を担当する職員を配置しなければならない。

乳児院、児童養護施設、母子生活支援施設に心理療法担当職員を配置する場合は、「学校教育法の規定による大学において、心理学を専修する学科若しくはこれに相当する課程を修めて卒業した者であって、個人及び集団心理療法の技術を有するもの又はこれと同等以上の能力を有すると認められる者」と規定されている。児童心理治療施設ならびに児童自立支援施設に配置する場合は、上記の規定に大学院での心理学専修も選択に加えられ、個人や集団への心理療法技術を持つだけでなく、1 年以上の心理療法の経験を持っていなければならないと規定されている。

(6) 個別対応職員

乳児院、児童養護施設、児童心理治療施設、児童自立支援施設、母子生活支援施設に配置される職員である。特に、虐待を受けた個別対応が必要な子どもに対し、マンツーマンで対応、保護者に対しても支援を行う職員でもある。資格要件などは特に設定されていない。

(7) 児童自立支援専門員・児童生活支援員

児童自立支援施設に固有の職員であり、児童福祉施設の設備及び運営に関する基準80条に規定されている。児童自立支援施設では、家庭裁判所から送致された子どもなどもおり、そういった子どもたちに対し、生活、学習、そして将来への職業指導、家庭環境調整等に当たるのが児童自立支援専門員であり、児童生活支援員である。なお、同85条には、「児童と起居を共にする職員」(少なくとも1人)が定められており、それを担うのもこの両者である。

児童自立支援専門員の資格要件は、医師であって精神保健に関して学識経験を有する者、社会福祉士の資格を有する者、都道府県知事が指定する児童自立支援専門員を養成する学校その他の養成施設を卒業した者など、全8項目が規定されている(児童福祉施設の設備と運営に関する基準82条)。児童生活支援員の資格要件は、保育士の資格を有する者、社会福祉士の資格を有する者、3年以上児童自立支援事業に従事した者と規定されている(児童福祉施設の設備と運営に関する基準83条)。

(8) 母子支援員

母子支援員は、母子生活支援施設に配置が定められている職員であり、母子をともに入所させるという児童福祉施設唯一の特徴をもつ施設の中で、家庭生活の支援、児童の養育に関する相談、児童自立支援計画の策定、就労支援、関係機関との連絡調整、そして退所後の生活安定への支援を展開することを目的としている。

母子支援員の資格要件は、都道府県知事の指定する児童福祉施設の職員を養成する学校その他の養成施設を卒業した者、保育士の資格を有する者、社会福祉士の資格を有する者など、合わせて5項目のいずれかに該当する者と規定されている(児童福祉施設の設備と運営に関する基準28条)。

(9) 少年を指導する職員

上述した母子支援員とともに、母子生活支援施設への配置が定められている職員が少年を指導する職員である。入所している子どもに対して、生活習慣を身につけられるよう支援したり、学習に対する支援を行ったりするなど、主に子どもたちの日常生活をサポートしていくことを目的としている。特定の資格要件は定められておらず、母子世帯が20世帯以上入所している母子生活支援施設においては、2名以上の少年を指導する職員の配置が規定されている。

(10) 児童の遊びを指導する者

児童福祉施設の設備と運営に関する基準38条では、児童厚生施設（児童館・児童遊園）において、児童の遊びを指導する者を置かねばならないことが規定されている。子どもにとって、日々の遊びは豊かな成長と発達にとって欠かせないものであり、そういった地域の場の保障に関わる職員として認識されなければならない。同時に、子どもと保護者、さらには関係機関等との間をつなぐような役割などもある。

児童の遊びを指導する者の資格要件は、都道府県知事の指定する児童福祉施設の職員を養成する学校その他の養成施設を卒業した者、保育士の資格を有する者、社会福祉士の資格を有する者など、合わせて6項目のいずれかに該当する者と規定されている（児童福祉施設の設備と運営に関する基準38条）。

C. その他の子どもに関わる専門職員

[1] 放課後児童支援員

放課後児童健全育成事業（児童福祉法6条の3第2項）に配置される職員である。放課後児童健全育成事業の設備及び運営に関する基準によると、本事業を行う者は、本事業所ごとに放課後児童支援員を置かなければならない。放課後児童支援員の要件は、保育士資格を有する者、社会福祉士の資格を有する者など、合わせて10項目が定められており、かつ、都道府県知事または、指定都市、中核市の長が指定した研修を受けることが規定されている。

[2] スクールソーシャルワーカー（SSW）

主に学校や教育委員会に全国的に配置されている教育現場でのソーシャルワーカーである。学校をベースとしてソーシャルワークを展開する専門職であり、文部科学省が示した「スクールソーシャルワーカー活用事業」によれば、その遂行すべき職務は、①問題を抱える児童生徒が置かれた環境への働きかけ、②関係機関等とのネットワークの構築、連携・調整、③学校内におけるチーム体制の構築、支援、④保護者、教職員等に対する支援・相談・情報提供、⑤教職員等への研修活動、などとされている[(1)]。

スクールソーシャルワーカーにおける独自の資格要件は存在していないが、多くの地域では、社会福祉士もしくは精神保健福祉士の国家資格を求めている。それらの資格に加え、複数年の実務経験を求めるところもあれば、「教育や福祉の分野において活動経験のある者」など資格要件を緩和している地域もある。また、勤務形態（常勤・非常勤）、配置形態（派遣型・学校配置型など）も地域ごとに異なっており、それによって活動内容も異なっているのが現状である。

注）

ネット検索によるデータ取得日は，2022 年 5 月 27 日.

(1) 文部科学省ウェブサイト「スクールソーシャルワーカー実践活動事例集（平成 20 年 12 月）」p.2.

4. 子ども家庭福祉サービスと権利擁護

A. 児童福祉法における児童福祉サービスと権利擁護

子どもの権利条約において、その 12 条では、いわゆる意見表明権が規定されている。すなわち、「締約国は、自己の意見を形成する能力のある児童がその児童に影響を及ぼす全ての事項について自由に自己の意見を表明する権利を確保する。この場合において、児童の意見は、その児童の年齢及び成熟度に従って相応に考慮されるものとする」とあり、さらに、「児童は、特に自己に影響を及ぼすあらゆる司法上及び行政上の手続きにおいて、国内法の手続き規則に合致する方法により直接に又は代理人若しくは適当な団体を通じて聴取される機会を与えられる」と規定されている。

子どもの権利条約
日本政府の公定訳では「児童の権利に関する条約」とされている。

各種の児童福祉施設では、**子どもの権利ノート**の配布、子どもたちの意見を聴く意見箱の設置、子どもたちやその保護者などからの苦情を解決する第三者委員の設置などが行われている。実際、苦情への対応については、児童福祉施設の設備及び運営に関する基準 14 条の 3 において、「児童福祉施設は、その行った援助に関する入所している者又はその保護者等からの苦情に迅速かつ適切に対応するために、苦情を受け付けるための窓口を設置する等の必要な措置を講じなければならない」と規定もされている。

子どもの権利ノート
社会的養護で生活する子どもたちに権利を伝え、権利侵害の際にその解決方法を説明するもの。1995（平成 7）年に大阪府が自治体として作成したことを契機に、子どもの権利擁護の取組みとして全国に広がった。

ただ、特に社会的養護に関連する部分において、子ども本人やその保護者等からの意見を聴き、その権利を擁護していく仕組みは十分であるとはいえない。2022（令和 4）年の児童福祉法の改正では、「意見表明権を保障する仕組みや子どもの権利擁護のあり方について検討すること」が盛り

子ども意見表明支援員
イギリスにおける子どもへのアドボケイト事業などをモデルに、児童福祉審議会などでの子どもの意見表明を支援していく、子どもの利益を守ることに特化した独立性のある存在として提案されている。

込まれた。近年では、**児童福祉審議会**を通じた権利擁護の運用と同時に、行政機関から一定の独立性をもった「**子ども意見表明支援員（仮称）**」の設置という新たな取組みのモデル事業が展開されている[1]。2022（令和4）年3月には、NPO法人全国子どもアドボカシー協議会も設立されている。

そして、この2022年度の改正児童福祉法では、①子どもの権利擁護の環境整備を行うことを都道府県等の業務に位置づけること、②都道府県知事または児童相談所長が行う措置等の決定時に、子どもの意見聴取等を行うこと、さらに、③子どもの意見表明等を支援するための事業（意見表明等支援事業）を制度に位置づけることが規定され、さらなる具体的な活動も進むと考えられるのである。

B. 児童福祉サービスで実施されている内容

［1］苦情解決制度

一般的に、現在利用しているサービス内容に不満や要望がある場合、第一に、そのサービスを提供している施設が受け付ける。施設等における**苦情解決責任者**は、その施設等を運営する施設長や理事が担うことが多く、そこで話し合いが行われる。利用者が希望すれば、その事業者が指定した第三者委員を交えての話し合いとなる。この話し合いでも解決が難しい場合、都道府県の社会福祉協議会に設置されている運営適正化委員会に申し出ることとなる。

ちなみに、乳児院や児童養護施設、障害児入所施設、児童発達支援センター、児童心理治療施設、児童自立支援施設では、苦情の解決にその施設の職員以外の者を関与させなければならないと定められている。その苦情対応の規定を受け、児童福祉施設は、都道府県等から指導や助言を受けた場合、それに従って改善を行わなければならないし、運営適正化委員会が行う調査に対しても可能な限り協力しなければならない。

ただ、こういったサービスを利用している当事者は、なかなか声を上げることが難しい場合が少なくない。施設等の多くは、苦情の受付等に関する方法や連絡先を示しているが、今後は、単純に訴えを待つだけでなく、声を上げづらい環境で生活してきたことなどを考慮し、より子どもやその保護者等の権利が守られる取組みが望まれるところである。

［2］運営適正化委員会

社会福祉法83条に規定される運営適正化委員会は、2000（平成12）年の社会福祉法の改正後にスタートした。福祉サービスが適切に実施される

図 3-4-1　福祉サービス第三者評価事業の実施体制

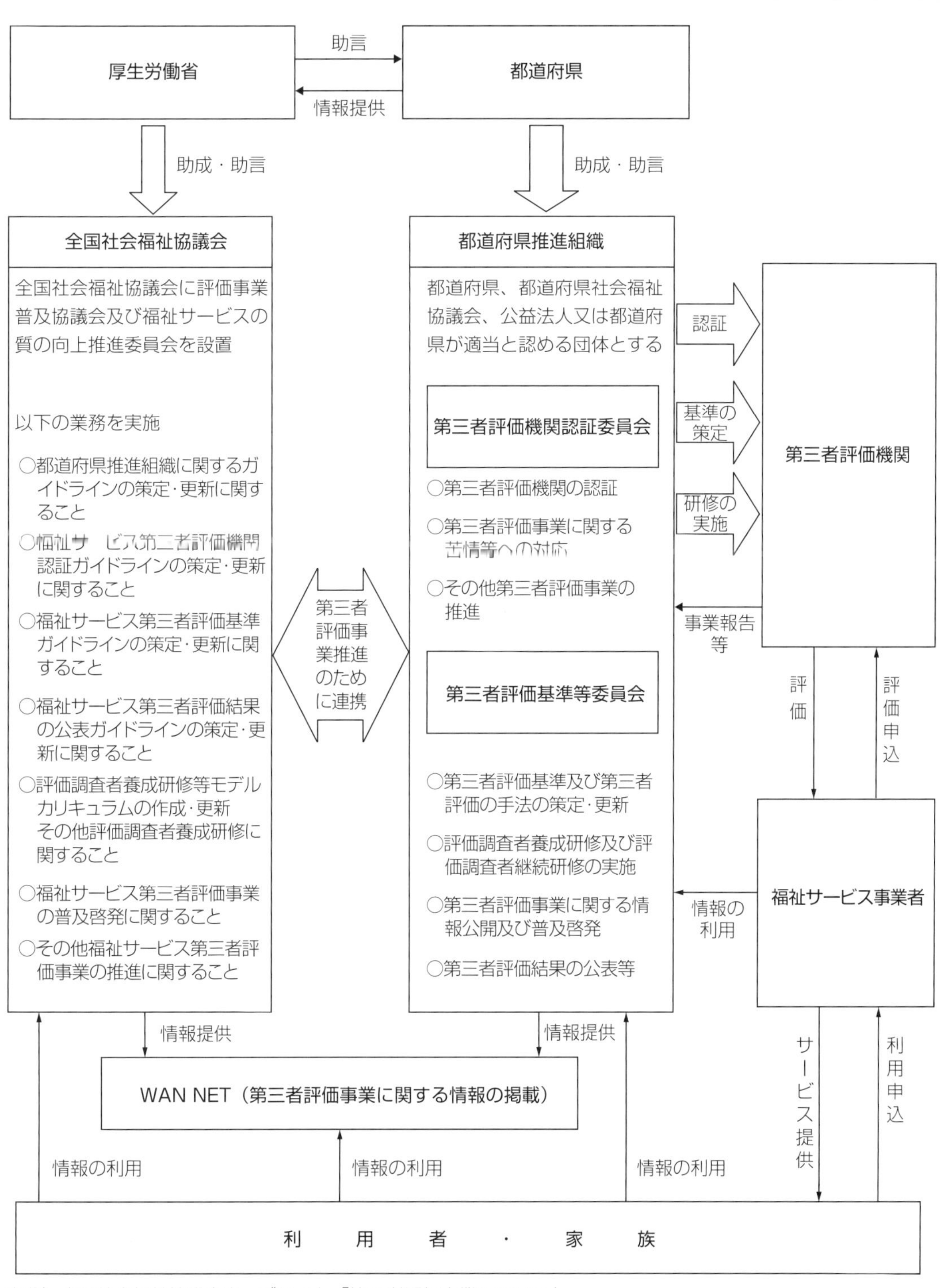

出典）全国社会福祉協議会ウェブサイト「第三者評価事業について」.

ことを保障するために、利用者等からの苦情解決を図ることを目的としている。都道府県社会福祉協議会に設置され、その構成委員は、人格が高潔であり、社会福祉に関する識見を有し、かつ、社会福祉、法律または医療に関し学識経験を有する者と規定されている。

この運営適正化委員会は、利用者等から福祉サービスに関する苦情の申し出があった際、その解決に向けて相談に応じ、申出人に必要な助言を行うとともに、その事情を調査する。また、解決に向けたあっせんも行う。そして、社会福祉法86条では、「運営適正化委員会は、苦情の解決に当たり、当該苦情に係る福祉サービスの利用者の処遇につき不当な行為が行われているおそれがあると認めるときは、都道府県知事に対し、速やかに、その旨を通知しなければならない」と規定されており、社会全体で適切なサービスの提供を進め、個々の権利や人権を守ることを目指しているのである。

[3] 第三者評価

社会福祉事業を行う経営者は、常に福祉サービスを受ける者の立場に立って、良質で適切なサービスの提供に努めることが定められているが、そのために行われているのが、「**福祉サービス第三者評価事業**」である（**図3-4-1**）。この福祉サービス第三者評価は、任意で受ける仕組みではあるが、積極的に受審することが望ましいとその指針において示されている。また、第三者評価機関の質の向上のためにあるのが**都道府県推進組織**であり、第三者評価機関の認証、基準の策定から研修の実施を担っている。第三者評価の受審率を上げるため、この都道府県推進組織は、第三者評価事業の受審の数値目標の設置ならびに公表を進めることが規定されている。

社会的養護施設関係（乳児院、児童養護施設、児童心理治療施設、児童自立支援施設、母子生活支援施設等）については、それらの多くが措置制度での施設という特徴もあり、第三者評価事業の受審および自己評価を行うことが義務づけられている（2015〔平成27〕年より）。また、3ヵ年度に1回以上第三者評価を受審し、その結果を公表することも規定されている。

注）

ネット検索によるデータ取得日は，2022年5月27日.

(1) 三菱UFJリサーチ&コンサルティング政策研究事業本部「平成30年度子ども・子育て支援推進調査研究事業　子どもの権利擁護に新たに取り組む自治体にとって参考となるガイドラインに関する調査研究　報告書（平成31年3月）」三菱UFJリサーチ&コンサルティング株式会社ウェブサイト，p.31.

5. 児童福祉の財源の仕組み

A. 児童福祉の財源

[1] 国および地方自治体の資金

子ども家庭福祉における財源を考えるとき、第1に公費およびこれに準じる公的資金と民間資金に分けて考えることができる。公費とは、法令に基づいた公的責任を果たすために行われる子ども家庭に関する福祉事業や、子どもや子育て家庭の福祉の増進を図る事業等に充てられるものである。国が支出する主なものとして、地方交付税交付金と国庫補助金等がある。

地方交付税交付金とは、国税から地方公共団体に配分される資金であり、地方公共団体間での税収の格差を是正し、行政サービスの格差が低減されることを目指したものである。これは一般財源として位置づけられるため、その使途については限定されない。たとえば、児童相談所等の運営などに要する費用等が対象となる。

それに対し**国庫補助金等**は、国が定める法令に基づいた特定の事業を地方公共団体が実施するために支弁されるものであり、補助金や負担金（国際条約に基づく分担金を除く）など（補助金等に係る予算の執行の適正化に関する法律）使途が限定されているものである。

国庫補助金等の支弁の仕組みは、それぞれの事業において、国や地方の責任の持ち方により、どれだけを国あるいは地方が負担するかの割合は異なっている。たとえば、**児童入所施設措置費等国庫負担金**について考えてみたい。これは、要保護児童が児童福祉施設への入所措置、あるいは里親委託された際の、保護や養育等の基準を守るための運営等に要する費用である。措置を決定した支弁義務者（都道府県や市町村）が、毎月措置費等として施設や里親に支弁する。この費用の支弁について、各年度においての地方公共団体の支弁給額から、保護者等から徴収した費用の額を除いた額の2分の1を国が負担し、後の2分の1を経費の種別にもよるが、都道府県の負担の場合もあれば、都道府県と市町村が半分ずつ（それぞれ4分の1）負担することが行われている。

[2] 児童虐待対策等に係る予算の実際

近年では児童虐待に関する問題が後を絶たず、その対策を進めることは

家庭的養護
児童福祉法では、家庭と同様の環境による養育の推進を位置づけており、それを受けて、里親やファミリーホームの推進、施設の小規模化、グループホームの活用などを意味している。

NPO法
正式名称は「特定非営利活動促進法」。1998年に議員立法によって成立、社会的な志向を持つ民間活動を支援するための法律であり、2012（平成24）年の改正によって、法人格の付与に関わる認証と、税制優遇に関わる認証という2階建ての法律となっている。

国の急務の課題となっている。同時に、要保護児童に対する**家庭的養護**を進めることは国の責任であり、そのための対策の整備も急がねばならない状況である。また、子ども子育て支援の包括的な体制整備を進めることも虐待対策とは無関係ではない。そして、既存の取組みの拡充だけでなく、新たな事業の予算化も進めることが必要である。

直近の児童虐待防止対策等に関する主な予算額案は**表3-5-1**のように示されており、**ヤングケアラー**に関する取組みなど、新たな事業に関する予算化なども図られている。

表3-5-1　主な子育て家庭を包括的に支援する体制の構築、児童虐待防止対策、社会的養育関係令和4年度予算案(1)

○子育て支援対策臨時特例給付金（安心こども基金）：602億円＊1
○児童虐待・DV対策等総合支援事業：381億円＊2（213億円）
○里親委託費・児童入所施設措置費等：1,360億円（1,356億円）
○児童相談体制整備事業費：8.4億円＊3（2.3億円）
○児童虐待防止対策推進事業委託費：2.1億円（0.8億円）
○里親制度等広報啓発事業：2.1億円（2.1億円）
○社会的養護魅力発信等事業：0.2億円※新規
○ヤングケアラー相互ネットワーク形成推進事業：0.1億円※新規

＊1：令和3年度第一次補正予算額
＊2：補正予算額169億円を含む
＊3：補正予算額6.0億円（デジタル庁一括計上）を含む

出典）厚生労働省ウェブサイト「令和4年度 児童虐待防止対策等関係予算案について（令和4年1月20日）」.

B. NPO活動を支える財源

近年、地域における子ども・子育て支援、子どもの貧困や虐待の支援などに対して、制度的対応に限定されない、自発的な民間活動の重要性とその有効性が改めて認識されてきている。この民間活動を担う代表的な組織が、特定非営利活動法人、通称NPO法人であり、日本においては、1998（平成10）年に**NPO法**が成立して以後、その存在感が増している。

それぞれの活動内容に目が向きがちなNPO法人であるが、事業を展開するには資金が必要である。以下では、代表的なNPO法人の財源について示していきたい。

[1] 会費

NPO法人の活動を支える代表的な財源の1つが会費である。制度的財源の裏付けがない民間活動にとって、最も安定的に収益の見込めるものである。また、使途が特定の事業等に限定されないということも特徴である。安定的な収益が見込めるということは、継続的な事業計画の遂行を可能とするのであり、持続可能な取組みとしていく上では欠かすことができないものである。一会員あたりの金額は少額であるかもしれないが、より多くの会員を集めることで大きな力となる財源と言えるし、多くの会員がいることは、社会的信用の確保につながり、銀行等の融資を受ける際にも有効に働くことになろう。

［2］寄附

NPO法人の財源を支える中で、特に近年多くの人びとの身近な手段になってきたのが寄附である。特に認定NPO法人の場合、当該法人への寄附は、**寄附金控除**の適用となり、所得控除が適用されることとなっている。寄附は、NPO法人の活動に参加してもらうための最も身近な方法でもあり、個人に限らず、企業等からの申し出なども増えてきている。使途が比較的自由である一方で、定期的に得られる保証はなく、不安定な財源ではある。

近年は、インターネットを通じた寄附行為である**クラウドファンディング**を活用するNPO法人も増えており、既存の地域という枠組みを超えて、個々が関心をもつ活動への寄附が可能となってきている。特に新規事業や団体の立ち上げ、緊急的に資金が必要となる取組みへの資金確保等に活用されることが多い。専用のインターネットサイトなども複数あり、比較的容易に活用ができる。ただし、期限までに目標金額に到達できないとすでに手続きされた寄附を受け取ることができなかったり、専用サイトに対して一定の手数料を支払う必要等もある。その他、NPO法人の中には、自らのウェブサイトからクレジットカードなどで寄附できる仕組みを持っている団体も増えてきている。

また、最近では、たとえばTシャツなど、寄附付き商品を販売するなどの方法もあり、寄附のあり方そのものも多様化してきている。そのことはNPO法人にとって、寄附を通じた財源の確保の方法も多様化することを意味している。現在、SDGsを通じた企業等の取組みが加速化している中で、今後新たな寄附の方法が開発され、NPO法人の安定した財源の確保に資することが期待されるのである。

認定NPO法人
認定NPO法人制度の下、所轄庁の認定を受けたNPO法人のこと。認定NPO法人制度は、NPO法人への寄附を促し、NPO法人の活動を支援するために、税制上の優遇措置として設けられた。

寄附金控除
個人が国や地方公共団体、認定NPO法人などに寄附した場合、確定申告を行うことで所得税が還付される仕組み。

［3］事業収益

NPO法人は、非営利組織ではあるが、事業によって収益を出すことは可能である。もちろん、株式会社のように、収益を構成者で分配するとい

社会的企業
地域社会におけるさまざまな社会問題に対して、解決へ向けた社会サービスを、地域住民の社会参加と社会貢献を事業化して提供していこうとする組織体を意味している。

うことではなく、組織としての使命を果たすために、再投資することが求められる。安定的な財源を確保するためには、独自の事業収入は重要であり、NPO 法人も市場を活用するなど、**社会的企業**としての側面をもつことも今後求められると考えられる。

[4] 補助金・助成金

さまざまな先駆的な活動に取り組むのが NPO 法人の１つの特徴であるが、そのための財源として活用されることが多いのが、補助金や助成金である。行政や公益財団などからのものが多い。ただ、単年度のものが多く、さらに事業全体の一部補助や最も重要な人件費に使えないものもある。さらに、申請書類の作成、助成後の書類手続きや会計も含めた実施報告書の作成など、さまざまな事務的対応が伴うため、これらへの対応力がある程度求められることも特徴の１つである。また、助成金額が大きいものは、競争倍率も高く、採用されるためにはある程度の実績がすでにあることなどが求められる場合も少なくない。

[5] 委託事業

行政から委託される事業となるため、事業内容は限定的となるが、安定的な収入源であり、また、NPO 法人等の社会的信用は高くなる。一方で、その事業の成果は委託元にあるとされ、委託元の定めるルールに従うことが求められる。そのため、たとえば、新型コロナウイルスの感染拡大が生じた初期の頃は、事業委託されて実施されていた子ども家庭福祉事業は軒並み事業中止、施設閉鎖などになったことは記憶に新しい。安定した財源の確保と NPO 法人としての自発的活動の意義が問われたと考えることもできよう。いずれにしても、NPO 法人の財源はいくつもの種類を組み合わせていくことが必要であり、目的に叶った財源の確保が求められるのである。

注)

ネット検索によるデータ取得日は，2022 年 5 月 27 日.

(1) 厚生労働省ウェブサイト「令和４年度　児童虐待防止対策等関係予算案について（令和４年１月 20 日)」.

理解を深めるための参考文献

- **厚生労働統計協会編『国民の福祉と介護の動向（2021/2022）』厚生労働統計協会, 2021.**
  日本における社会福祉や介護制度、行政施策の動向が、最新の統計データも備えて掲載されており、社会福祉士等の国家試験に向けた学習にとって、最新情報に触れることができる、とても便利な参考資料である。
- **吉田幸恵・山縣文治編『新版　よくわかる子ども家庭福祉』ミネルヴァ書房, 2019.**
  子ども家庭福祉にとって大切なポイントが、見開き１ページないし２ページでコンパクトにまとめられており、これから子ども家庭福祉を学ぼうとする導入の学習として最適な文献である。
- **鵜尾雅隆『ファンドレイジングが社会を変える—非営利の資金調達を成功させるための原則』三一書房, 2009.**
  これからのソーシャルワーカーは、地域の中で自ら支援活動を構築していく力が求められる。その際、お金への視点は必要不可欠である。本書は、寄附を単にお金を集める手段としてだけでなく、社会を変えていく手段として捉えており、出版年は決して新しくはないが、これからの支援への新たな発想を得られるものといえる。

第4章 子ども家庭福祉サービスの実際

第1章で見たように、子どもや子育て家庭が抱えているニーズや課題はさまざまである。本章では、これらのニーズや課題に対応するために、子ども家庭福祉サービスが、実際にどのように展開されてきたのか、現在どのようなサービス（支援）が提供されているかについて、領域ごとに具体的に学ぶ。さらに今後どのような課題があるのか検討を行う。

1

社会的養護の考え方、社会的養護の体系、今後の展望と課題について学ぶ。特に、児童養護施設、乳児院、里親制度等について理解を深める（第1節）。

2

非行少年や情緒障害児の概念、実態、施策・サービス（第2節）、障害児施策の展開、障害児の実態、施策・サービスの現状、今後の課題について理解する（第3節）。

3

戦後の保育、子育て支援、健全育成に関する施策やサービスの展開について学び、それぞれの施策やサービスの現状と、今後の課題について理解を深める（第4～6節）。

4

戦後の母子保健、ひとり親家庭、子どもの貧困に対する施策やサービスの展開、そして、それぞれの施策やサービスの現状と、今後の課題について理解を深める（第7～9節）。

5

児童虐待やいじめ・不登校の現状と対策、今後の課題（第10～11節）や、主に女性が抱える課題に対応する制度（困難女性支援法、DV防止法）の概要を学ぶ（第12節）。

1. 社会的養護

A. 社会的養護とは

「**社会的養護**」とは、「保護者のない児童や、保護者に監督させることが適当でない児童を、公的責任で社会的に養育し、保護するとともに、養育に大きな困難を抱える家庭への支援を行うこと」である。

社会的養護は、①「子どもの最善の利益のために」、そして②「社会全体で子どもを育む」を**基本理念**としている。「子どもの最善の利益」は児童福祉法1条や、子どもの権利に関する条約3条にも規定されている通りである。「社会全体で子どもを育む」は、社会的養護が、保護者の適切な養育を受けられない子どもを、公的責任で社会的に保護養育するとともに、養育に困難を抱える家庭への支援を行うものであることを示している。

また厚生労働省は、2012（平成24）年に定めた社会的養護施設等の各運営指針の中に、次の6つの「**社会的養護の原理**」を掲げた。

①家庭養育と個別化：すべての子どもは、適切な養育環境で、安心して自分をゆだねられる養育者によって養育されるべきであり、「あたりまえの生活」を保障していくことが重要であること。②発達の保障と自立支援：未来の人生を作り出す基礎となるよう、子ども期の健全な心身の発達の保障を目指すこと。また、愛着関係や基本的な信頼関係の形成を基盤として、自立した社会生活に必要な基礎的な力を形成していくこと。③回復をめざした支援：虐待や分離体験などによる悪影響からの癒しや回復をめざした専門的ケアや心理的ケアが必要であり、安心感を持てる場所で、大切にされる体験を積み重ね、信頼関係や自己肯定感（自尊心）を取り戻すこと。④家族との連携・協働：親と共に、親を支えながら、あるいは親に代わって、子どもの発達や養育を保障していく取組みを行うこと。⑤継続的支援と連携アプローチ：アフターケアまでの継続した支援と、できる限り特定の養育者による一貫性のある養育をすること。また、さまざまな社会的養護の担い手の連携により、トータルなプロセスを確保すること。⑥ライフサイクルを見通した支援：入所や委託を終えた後も長くかかわりを持ち続け、虐待や貧困の世代間連鎖を断ち切っていけるような支援を行うこと[(2)]。なお、社会的養護関係施設は、運営指針にのっとった適切な養護が行われているかどうかについて、定期的に第三者評価を受ける義務があ

社会的養護施設運営指針及び里親及びファミリーホーム養育指針
2011（平成23）年7月に取りまとめられた「社会的養護の課題と将来像」では、社会的養護の現状では施設等の運営の質の差が大きいことから、施設運営等の質の向上を図るため、①各施設種別ごとに、運営理念等を示す「指針」と、具体的な「手引書（指針の解説書）」を作成し、②「自己評価(自己点検)」とともに、外部の目を入れる「第三者評価」を義務づけることとした。これを受けて、平成23年度に指針作成、平成24年度から手引書の作成が行われた。指針等を踏まえ、自己評価と第三者評価を推進し、3年に1回以上の第三者評価の受審と結果の公表を義務づけた（平成23年9月省令改正、24年4月施行）[(1)]。

る（児童福祉施設の設備及び運営に関する基準）。

社会的養護には、狭義のものと広義のものがある。狭義の社会的養護とは、要保護児童を社会的養護にかかわる施設や里親・養子縁組で子どもを保護し養育する代替養育のことを指し、「**家庭養護**」と「**施設養護**」に大別される。「家庭養護」は、具体的には**里親**や養子縁組の家庭的養護と、**ファミリーホーム（小規模住居型児童養育事業）**を指す。「施設養護」は、具体的には**乳児院**、**児童養護施設**、**児童心理治療施設**、**児童自立支援施設**、**母子生活支援施設**、**自立援助ホーム（児童自立生活援助事業）**を指す（この節では児童養護施設、乳児院、自立援助ホームについて述べ、他は後続の節で説明する）。

広義の社会的養護は、代替養育を含め家庭での養育・養護を補完したり支援したりする機能も含まれる。2016（平成28）年の児童福祉法改正以降は「社会的養育」とも言われている。

日本ではこれまで、施設養護が中心的で、里親委託は少なかった。しかし国際的には、できる限り家庭的な養育環境の中で、特定の大人との継続的で安定した愛着関係のもとで社会的養護が行われる必要があると認識されている。

こうした状況を踏まえ、2016年、児童福祉法が改正され、代替養育のあり方として、国・地方公共団体（都道府県、市町村）の責務として家庭と同様の環境における養育の推進が明記された。

2017（平成29）年8月、「新たな社会的養育の在り方に関する検討会」において、今後の社会的養育の在り方を示す「新しい社会的養育ビジョン」が取りまとめられ、2016年改正児童福祉法の理念等を具体化するとともに、実現に向けた改革の工程と具体的な数値目標が示された[(2)]。都道府県は、「家庭養育優先原則」を徹底し、子どもの最善の利益を実現していくために、既存の「都道府県推進計画」を全面的に見直し、「都道府県社会的養育推進計画」（計画の終期は2029年度である）を2019（令和元）年度末までに策定することが求められた。

B. 児童養護施設

[1] 児童養護施設の機能と役割

児童養護施設は、施設養護の1つである。児童の保護・養育だけでなく、地域の子育て支援を担うという役割も持っている。児童福祉法の定義によれば、児童養護施設とは「保護者のない児童（乳児を除く。ただし、安定した生活環境の確保その他の理由により特に必要のある場合には、乳児を

改革の工程と具体的な数値目標
①愛着形成に最も重要な時期である3歳未満についてはおおむね5年以内、それ以外の就学前の子どもはおおむね7年以内に里親委託率75％以上を実現し、学童期以降はおおむね10年以内を目途に里親委託率50％以上を実現する。
②遅くとも2020（令和2）年度までに全国で行われるフォスタリング機関事業の整備を確実に完了する等[(1)]。

都道府県社会的養育推進計画の記載事項
①都道府県における社会的養育の体制整備の基本的考え方および全体像、②当事者である子どもの権利擁護の取組み（意見聴取・アドボカシー）、③市区町村の子ども家庭支援体制の構築等に向けた都道府県の取組み、④各年度における代替養育を必要とする子ども数の見込み、⑤里親等への委託の推進に向けた取組み、⑥パーマネンシー保障としての特別養子縁組等の推進のための支援体制の構築に向けた取組み、⑦施設の小規模かつ地域分散化、高機能化および多機能化・機能転換に向けた取組み、⑧一時保護改革に向けた取組み、⑨社会的養護自立支援の推進に向けた取組み、⑩児童相談所の強化等に向けた取組み、⑪留意事項[(2)]。

含む。)、虐待されている児童その他環境上養護を要する児童を入所させて、これを養護し、あわせて退所した者に対する相談その他の自立のための援助を行うことを目的とする施設」(41条) である。

児童養護施設は、2021 (令和3) 年3月現在、全国に612施設あり、入所者数は2万3,631人である[(2)]。

5年ごとに行われる「児童養護施設入所児童等調査」の2018 (平成30) 年の結果によると、児童養護施設への入所理由としては、「親の虐待」(45.2%) が最も多く、入所児童のうち被虐待経験のある児童の割合も65.6%と高い。入所児童の93.3%に両親またはひとり親がいる。家族との交流の有無については、19.9%が「家族との交流なし」となっている[(3)]。

このように、児童養護施設は虐待の影響からの回復に向けた支援や親子関係の再構築に向けた支援が重要である。そのため心理療法担当職員や家庭支援専門員等が配置され、自立支援計画を策定し、入所児にさまざまな専門職チームでかかわることが必要とされる。

[2] 児童養護施設の養育と支援

児童養護施設の支援内容は大きく4つに分かれる。①生活指導、②学習指導、③自立支援、④親子関係再構築支援である。

(1) 生活指導

入所児童の多くは、入所前の生活において、衣食住が不安定であったり、就寝・起床、食事、入浴といった基本的な生活リズムが乱れていたりする。そのため、生活指導として、まず基本的な生活習慣を確立することが土台となる。そのうえで、退所後の児童の生活も視野に入れて、それぞれの児童なりの生活力の獲得や児童の自分らしさが追求できるような援助を行う。

(2) 学習指導

入所児童の多くは、入所前の生活において、落ち着いて学習できる環境にないため、学校の授業についていけないこともある。そのため、各児童の個別の学力に応じたきめ細やかな学習指導を行うことによって、児童の将来の可能性や選択肢を拡げていくことが必要となる。

(3) 自立支援

近年の自立支援においては、自己肯定感を育み、自分らしい生きる力、他者を尊重し共生していく力、生活スキル、社会的スキルの獲得など、ひとりの人間として生きていく基本的な力を育む養育を行うことが必要とされる。児童養護施設への入所中・退所前の支援から退所後もかかわり続ける関係づくり、退所後に児童が社会人として社会生活を営むことができるような多様な取組みが展開されるようになってきている。

①進学支援：「児童福祉施設の設備及び運営に関する基準」45条において、学習指導については、「児童がその適性、能力等に応じた学習を行うことができるよう、適切な相談、助言、情報の提供等の支援により行わなければならない」と規定されている。具体的には、各施設において、学習ボランティアを活用したり、児童が通う学校との連携を図りながら、各児童の特性に応じた学習指導や進路指導が行われている。

②就労支援：同基準同条において、職業指導については、「勤労の基礎的な能力及び態度を育てるとともに、児童がその適性、能力等に応じた職業選択を行うことができるよう、適切な相談、助言、情報の提供等及び必要に応じ行う実習、講習等の支援により行わなければならない」と規定されている。具体的には、配置された自立支援担当職員による職業体験活動等のアセスメントに基づく自立に向けた個別的な就労支援が行われている。

(4) 親子関係の再構築支援

「児童福祉施設の設備及び運営に関する基準」45条によれば、児童養護施設においては、親子関係の再構築等が図られるように家庭環境の調整を行わなければならない。前述のように、近年、施設入所児童のほとんどに親や家族がいること、および、虐待などの深刻な親子関係の課題を抱えるケースが増加しているといった背景から、家庭環境の調整によって児童の家庭復帰や家族の再統合などを実現するために、支援者側の専門性がより一層求められるようになってきている。

具体的な調整のポイントとしては次の3点がある。①離れ離れになっている親子の絆が途切れて互いに無関心にならないようにすること。②児童が「親から見捨てられた」という孤立感に苛まれないようにすること。③もしも退所後に一緒に暮らすことができないとしても、お互いに「家族である」と意識し続けられるようにすること。

家族関係調整の役割を果たすのは、主に、施設に配置された**家庭支援専門相談員**であるが、日ごろ児童をケアして信頼関係を築いている保育士や児童指導員の協力を得たり、情報を共有して連携を図ることが、効果的な援助を行ううえで有用である。

厚生労働省は、児童養護施設の今後の方向性として次の2点を示している。①「高機能化及び多機能化・機能転換」、②「小規模化かつ地域分散化の推進」である[(2)]。後者の具体例としては、2000（平成12）年に「**地域小規模児童養護施設**」が創設され[(4)]、全国的に設置されるようになったことが挙げられる。これは、本体施設とは別に家庭的養護を行うために設けられた、地域の民家などを活用して児童と職員とが共同生活する形の、定員6名のグループホームである。また、「**小規模グループケア**」が行わ

家庭支援専門相談員（ファミリーソーシャルワーカー）
虐待等の家庭環境上の理由により入所している児童の保護者等に対し、児童相談所との密接な連携のもとに電話、面接等により児童の早期家庭復帰、里親委託等を可能とするための相談援助等の支援を行う。要件は、社会福祉士、精神保健福祉士、児童養護施設等（里親を含む）において児童の養育に5年以上従事した者、児童福祉司資格に該当する者。

児童養護施設の高機能化
家庭での養育が困難な子どもおよび年長で今までの経緯より家庭的な生活をすることに拒否的になっている子どもに対して、早期の家庭復帰や里親委託等に向けた専門的な支援や自立支援を含め、さらに専門性の高い施設養育を行うこと。そのための専門性のある職員の配置および小規模かつ地域分散化を推進すること。

児童養護施設の多機能化・機能転換
養育の専門性を高めたうえで、地域における家庭養育の支援を行うこと。具体的には、地域の実情等に応じ、以下に取り組むこと。①一時保護委託の受入体制の整備、②養子縁組支援やフォスタリング機関（里親養育包括支援機関）の受託をはじめとする里親支援機能の強化、③市区町村と連携した在宅支援や特定妊婦の支援強化。

れるようになっている。これは、本体施設内で小規模のグループ（6～8人。乳児院は4～6人）でケアする取組みであり、具体的には、食堂、台所、お風呂など、生活に必要で、かつ児童が相互に交流できる設備を用意し、家庭的な雰囲気の中で児童のケアや生活指導をする事業である。

施設が小規模化することに応じて、より家庭に近い形態を目指す方向になっている。また、地域の子育てニーズに応えるために、相談援助活動に加え、子育て短期支援事業のショートステイやトワイライトステイも積極的に行うことが求められている。

子育て短期支援事業
保護者の疾病その他の理由により家庭において子どもを養育することが一時的に困難となった場合等に、児童養護施設等において一定期間、養育・保護を行うことにより、これらの子どもおよびその家庭の福祉の向上を図る。

ショートステイ
保護者の疾病、就労その他の身体上もしくは精神上、または環境上の理由により、家庭において養育を受けることが一時的に困難となった児童について、その実施する施設において、必要な養育や保護を行う。

トワイライトステイ
保護者が仕事その他の理由により平日の夜間または休日に不在となり家庭において児童を養育することが困難となった場合、その他緊急の場合、その児童を実施する施設において保護し、生活指導、食事の提供等を行う。

里親支援専門相談員（里親支援ソーシャルワーカー）
所属施設の入所児童の里親委託の推進、退所児童のアフターケアとしての里親支援、所属施設からの退所児童以外を含めた地域支援としての里親支援を行う。要件は、社会福祉士、精神保健福祉士、児童福祉司資格に該当する者、児童養護施設等（里親を含む）において児童の養育に5年以上従事した者であって、里親制度への理解およびソーシャルワークの視点を有するもの。

[3] 児童養護施設の職員

児童養護施設に配置される職員は、施設長、児童指導員、保育士、個別対応職員、家庭支援専門相談員、嘱託医、看護師（乳児入所時）、心理療法担当職員（必要とする児童10人以上のとき）、栄養士（児童数40人以下は配置なしも可）、調理員（調理業務委託の場合は配置なしも可）、職業指導員（実習設備を設けて職業指導を行う場合）などである。2012（平成24）年からは、これに加え、**里親支援専門相談員**の配置が進められている（里親支援専門相談員は、乳児院にも同様に配置が推進されている）。

C. 乳児院

[1] 乳児院の機能と役割

乳児院とは「乳児（保健上、安定した生活環境の確保その他の理由により特に必要のある場合には、幼児を含む。）を入院させて、これを養育し、あわせて退院したものについて相談その他の援助を行うことを目的とする施設」（児童福祉法37条）である。乳幼児を24時間365日預かり、基本的な保護養育機能に加え、被虐待児・病児・障害児などに対応できる専門的機能をもつ。また、地域の育児相談、ショートステイ等の子育て支援機能ももつ。長期入院のケースでは、退院後のアフターケアを含む親子再統合支援など、家庭に引き取られた後のフォローも重要な役割となる。

2021（令和3）年現在、乳児院は全国に145施設あり、入所者数は2,472人である[(2)]。「児童養護施設入所児童等調査（平成30年2月1日現在）」によれば、入院を必要とするようになった主な理由としては、「親の虐待」（32.6％）が最多であり、次いで「母の精神疾患等」（23.2％）となっている[(3)]。

[2] 乳児院の養育と支援

乳児院の日々の実践としては、授乳、食事、おむつ交換、入浴などを行うほか、乳児の精神発達を保障する。乳児が対象であるため、きめ細やかな個別的支援が求められており、疾病、特に感染症の予防、栄養管理、事故防止について十分に配慮する必要があるとされている。さらに、配置された家庭支援専門相談員が、早期の家庭引き取りに向けて、家庭環境調整等を行っている。

さらに、乳児院は、①専門機能充実、保護者支援・地域支援・子育て支援機能の充実、②養育単位の小規模化が求められている（2012〔平成24〕年3月「乳児院運営指針」)。また、子育ての拠点として親子の遊び場の提供、地域の育児相談、ショートステイなどの子育て支援、里親支援など多様な支援事業を展開し、地域に開かれた施設とその役割が挙げられている。

[3] 乳児院の職員

乳児院に配置される職員については、乳幼児の特性、特に病児・虚弱児・障害児が少なくないという入所児の心身の特性を考慮して、看護師等の配置がなされている。その他に、施設長、個別対応職員、家庭支援専門相談員、嘱託医、栄養士、調理員（調理業務委託の場合は配置なしも可）なども配置されている。また、心理療法を行う必要があると認められた乳幼児または保護者10人以上に心理療法を行う場合は、心理療法担当職員を置かなければならない。2012（平成24）年からは、これに加え、里親支援専門相談員の配置が進められている。これによって、里親支援の充実と里親委託促進を図っている。職員には、乳幼児期（3歳ぐらいまで）の子どもの発達過程を理解して児童と関わることが求められる。

看護師等の配置
「児童福祉施設の設備及び運営の基準」によると看護師の一定数については保育士・児童指導員に代えることができるとされている（21条5項・6項)。

D. 児童自立生活援助事業（自立援助ホーム）

自立援助ホームは、児童福祉法6条の3第1項と33条の6において、児童自立生活援助事業として規定されている。1997（平成9）年児童福祉法改正で、名称が児童自立生活援助事業とされ、第2種社会福祉事業として位置づけられた。2004（平成16）年児童福祉法改正で、措置を解除された者について相談その他の援助を行うことが事業の内容として明確化された(5)。また、法改正により年齢要件の引き上げや対象者の追加が行われた。

本事業は、「次に掲げる者に対しこれらの者が共同生活を営むべき住居における相談その他の日常生活上の援助及び生活指導並びに就業の支援（以下「児童自立生活援助」という。）を行い、あわせて児童自立生活援

年齢要件の引き上げや対象者の追加
2008（平成20）年の法改正により、対象年齢が満20歳まで引き上げられ、2016（平成28）年の法改正では、22歳の年度末までの間にある大学等就学中の者などが追加された(5)。

助の実施を解除された者に対し相談その他の援助を行う事業をいう」(児童福祉法6条の3第1項)とされている。

次に揚げる者とは、①義務教育を終了した児童又は児童以外の満20歳に満たない者であって、措置解除者等であるもの(満20歳未満義務教育終了児童等)、②高等学校の生徒、大学の学生その他の厚生労働省令で定める者であって、満20歳に達した日から満22歳に達する日の属する年度の末日までの間にあるもの(満20歳に達する日の前日において児童自立生活援助が行われていた満20歳未満義務教育終了児童等であったものに限る)のうち、措置解除等であるもの(満20歳以上義務教育終了児童等)である。なお、2022(令和4)年の児童福祉法改正によって、年齢要件等の弾力化が図られた。

措置解除者
児童養護施設等を退所した者。

年齢要件の弾力化
2022年の児童福祉法改正において、児童自立生活援助事業の対象者等の年齢要件等の弾力化として、年齢要件について都道府県知事が認めた時点まで児童自立生活援助の実施を可能にするとともに、教育機関に在学していなければならない等の要件を緩和するとされた(2024年4月施行)。

実施主体は、都道府県、指定都市、児童相談所設置市が適当と認めた事業者である。配置職員は、指導員、管理者(指導員を兼ねることができる)である。2020(令和2)年10月現在、全国217ヵ所で実施されており、入所者数は718人(2021年3月現在)である[(2)]。

E. 里親制度

[1] 里親制度の概要

里親制度とは、家庭養護の1つの形態であり、要保護児童の養育を個人に委託する制度である。家庭環境のもとで養育が行われることにより、基本的信頼感の獲得、将来における家庭生活の学習、人間関係・社会性の習得や生活技術などの獲得が期待されている。里親委託の措置は都道府県知事(指定都市、児童相談所設置市は市長)がとるが(児童福祉法27条1項3号)、この措置権限の全部または一部について児童相談所長に委任することができる(32条1項)。里親が養育する委託児童は原則として18歳未満とされているが、都道府県知事等が必要と認めるときは、満20歳に達する日まで養育を継続することができる(児童福祉法31条2項)[(6)]。

里親制度の利点
厚生労働省は、里親制度の利点を以下のようにまとめている[(1)]。①特定の大人との愛着関係の下で養育され、安心感の中で自己肯定感を育み、基本的信頼感を獲得できる。②適切な家庭生活を体験する中で、家族のありようを学び、将来、家庭生活を築く上でのモデルにできる。③家庭生活の中で人との適切な関係の取り方を学んだり、地域社会の中で社会性を養うとともに、豊かな生活経験を通じて生活技術を獲得できる。

里親制度は、1947(昭和22)年に制定された児童福祉法で法的に位置づけられた。2002(平成14)年には「養育里親」「短期里親」に加えて「専門里親」「親族里親」の類型が創設され、2008(平成20)年に養育里親と養子縁組希望里親が制度上区分された。短期里親は養育里親に吸収された。現在の類型は、「**養育里親**」「**専門里親**」「**養子縁組里親**」「**親族里親**」の4種類となっている(**表4-1-1**)。

[2] 里親要件と里親支援

里親として認定されるためには、基本的な要件のほか、里親の種類に応

表 4-1-1　里親の種類と、養育対象となる児童および里親登録（認定）の要件

	養育里親	専門里親	養子縁組里親	親族里親
養育対象となる児童	要保護児童	次に挙げる要保護児童のうち、都道府県知事がその養育に関し特に支援が必要と認めたもの。①児童虐待等の行為により心身に有害な影響を受けた児童、②非行等の問題を有する児童、③身体障害、知的障害又は精神障害がある児童	要保護児童	次の要件に該当する要保護児童 ①当該親族里親に扶養義務のある児童、②児童の両親その他当該児童を現に監護する者が死亡、行方不明、拘禁、入院等の状態となったことにより、これらの者により、養育が期待できないこと。
里親登録（認定）の要件	• 養育里親研修を修了していること。※年齢に一律の上限は設けない。養育可能な年齢であるかどうかを判断。	• 専門里親研修を修了していること。 • 次の要件のいずれかに該当すること（ア）養育里親として3年以上の委託児童の養育の経験を有すること。（イ）3年以上児童福祉事業に従事した者であって、都道府県知事が適当と認めたものであること。（ウ）都道府県知事がア又はイに該当する者と同等以上の能力を有すると認めた者であること。 • 委託児童の養育に専念できること。 ※年齢に一律の上限は設けない。養育可能な年齢であるかどうかを判断。	• 養子縁組里親研修を修了していること。 ※一定の年齢に達していることや、夫婦共働きであること、特定の疾病に罹患した経験があることだけをもって排除しない。子どもの成長の過程に応じて必要な気力、体力、経済力等が求められることなど、里親希望者と先の見通しを具体的に話し合いながら検討。	• 要保護児童の扶養義務者及びその配偶者である親族であること。 • 要保護児童の両親等が死亡、行方不明、拘禁、疾病による入院等の状態となったことにより、これらの者による養育が期待できない要保護児童の養育を希望する者であること。
基本的要件	①要保護児童の養育についての理解及び熱意並びに児童に対する豊かな愛情を有していること。 ②経済的に困窮していないこと（親族里親は除く）。 ③里親本人又はその同居人が次の欠格事由に該当していないこと。 （ア）禁錮以上の刑に処せられ、その執行を終わり、又は執行を受けることがなくなるまでの者 （イ）児童福祉法等、福祉関係法律の規定により罰金の刑に処され、その執行を終わり、又は執行を受けることがなくなるまでの者 （ウ）児童虐待又は被措置児童等虐待を行った者その他児童の福祉に関し著しく不適当な行為をした者			

出典）厚生労働省子ども家庭局家庭福祉課「社会的養育の推進に向けて（令和4年）」p.85, p.244 より原葉子作成.

じた要件を満たすとともに（**表 4-1-1**）、研修を受講しなければならない。里親として登録された場合の有効期間は5年（専門里親は2年）で、更新にあたっては更新研修を受ける必要がある。1人の里親に委託できる児童は4人までである。

里親研修
2009（平成21）年より養育里親と専門里親に対して義務化された。養育里親登録を希望する人の研修は、基礎研修と認定前研修がある。児童福祉の経験等がある人は、基礎研修が免除される。

里子養育には実子とは異なる難しさもあることから、里親に対する支援が不可欠である。2002（平成14）年より「里親支援事業」が、2006（平成18）年より「里親委託推進事業」が実施されており、児童相談所に里親委託推進員（現・里親委託等推進員）が配置され、また里親委託推進委員会（現・里親委託等推進委員会）が設置された。2008（平成20）年の児童福祉法改正では、これらが「里親支援機関事業」として統合され、また、相談等の里親支援が都道府県の業務として明確化された。2012（平成24）年より、乳児院や児童養護施設に里親支援専門相談員が配置され、相談援助活動を行っている。

2016（平成28）年の児童福祉法改正により、都道府県（児童相談所）の業務として、里親の開拓から児童の自立支援までの一貫した里親支援（**フォスタリング業務**）が位置づけられ、従来の里親支援事業がフォスタリング機関（里親養育包括支援）事業として再編された。2018（平成30）年7月には、質の高い里親養育を実現するため、都道府県が行うべきフォスタリング業務のあり方を具体的に提示するとともに、フォスタリング業務を民間機関に委託する場合における留意点や、民間機関と児童相談所との関係のあり方を示した「フォスタリング機関（里親養育包括支援機関）及びその業務に関するガイドライン」が策定された[(2)]。

[3] 里親委託の推進

日本においては1960年代以降里親委託率が低下し、およそ9割の子どもは施設養護を受けてきた[(7)]。しかし前述の通り、家庭養護を重視する国際的な動向を背景に、厚生労働省は2011（平成23）年に「里親委託ガイドライン」を策定して里親委託優先の原則を定めた。また、2015（平成27）年3月の少子化社会対策大綱において、**里親等委託率**（ファミリーホームを含む）を、2019（平成31）年に22%にするという目標が掲げられた。2016（平成28）年には、児童福祉法改正により、「児童を家庭において養育することが困難であり又は適当でない場合にあっては児童が家庭における養育環境と同様の養育環境において継続的に養育されるよう、児童を家庭及び当該養育環境において養育することが適当でない場合にあっては児童ができる限り良好な家庭的環境において養育されるよう、必要な措置を講じなければならない」（児童福祉法3条の2）とされ、「家庭養育優先原則」が明らかにされた[(2)]（**図 4-1-1**）。

里親およびファミリーホームへの委託率は、2020（令和2）年度末で22.8%であったが、自治体別にみると宮崎県の10.6%から新潟市の58.3%まで格差が大きい[(2)]。2017（平成29）年の「**新しい社会的養育ビジョン**」

里親委託等推進員
里親支援機関事業の実施、関係機関との連絡調整等を行う。

フォスタリング業務
児童福祉法11条1項2号に掲げる都道府県の業務に相当するもの。里親の広報・リクルート、アセスメント、里親登録前後および委託後における里親に対する研修、子どもと里親家庭のマッチング、子どもの里親委託中における里親養育への支援、里親委託措置解除後における支援に至るまで、一連の過程において子どもにとって質の高い里親養育がなされるために行われる支援をいう。

家庭養護を重視する国際的な動向
「児童の権利に関する条約」（1989年）は子どもが家庭で育つことを重視し、国連の「児童の代替的養護に関する指針」（2009年）では、施設養護の利用は児童の最善の利益に沿っている場合に限られるべきこと、3歳未満児の社会的養護は原則として家庭養護とし、大規模な施設養護は廃止すべきこと、などが示された。「国連子どもの権利委員会」は2010年に日本に関して「家族基盤型の代替的養護についての政策の不足」という所見を出している。

里親等委託率
里親等委託率（%）＝（里親・ファミリーホーム委託児）÷（乳児院入所児＋児童養護施設入所児＋里親・ファミリーホーム委託児）

家庭と同様の環境における養育の推進
「家庭」とは、実父母や親族等を養育者とする環境、「家庭における養育環境と同様の養育環境」とは養子縁組による家

図 4-1-1　家庭と同様の環境における養育の推進

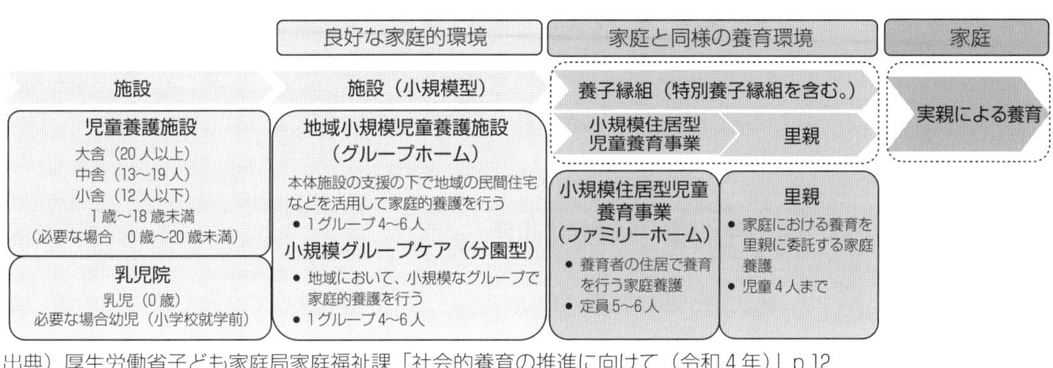

出典）厚生労働省子ども家庭局家庭福祉課「社会的養育の推進に向けて（令和4年）」p.12.

（「新たな社会的養育の在り方に関する検討会」）では、新たな数値目標として、愛着形成に最も重要な時期である3歳未満についてはおおむね5年以内に、それ以外の就学前の子どもについてはおおむね7年以内に里親委託率75%以上を実現し、学童期以降はおおむね10年以内を目途に里親委託率50%以上を実現するものとされた(8)。

F. ファミリーホーム（小規模住居型児童養育事業）

ファミリーホーム（小規模住居型児童養育事業）は、2008（平成20）年の児童福祉法改正により創設された制度であり（2009年4月施行）、要保護児童の養育に関し相当の経験を有する者、その他の厚生労働省令で定める者（里親を除く）の住居において養育を行う事業をいう（児童福祉法6条の3第8項）。定員5～6名の子どもたちを、児童間の相互作用を活かしつつ、児童の自主性を尊重し、基本的な生活習慣を確立するとともに、豊かな人間性および社会性を養い、児童の自立を支援することを目的とする。**小規模住居型児童養育事業者**（「ファミリーホーム事業者」）は、都道府県知事（指定都市、児童相談所設置市は市長）が適当と認めた者である。職員構成は、養育者2名（夫婦）＋補助者1名以上であるが、委託児童の養育にふさわしい家庭的環境が確保される場合には養育者1名＋補助者2名以上とすることができる。養育者も補助者もともに、定められた研修を受講し、その養育の質の向上を図るよう努めなければならない。

ファミリーホームは第二種社会福祉事業として個人やNPO法人等が運営しているが、基本的には里親の発展型である。里親に比べ家族の人数が多いのが特徴であり、子ども同士が家族関係の良いモデルとして、ともに成長していくことが期待されている。また、地域に開かれ、地域に根付い

庭・里親家庭・ファミリーホーム、「できる限り良好な家庭的環境」とは小規模かつ地域分散化された施設における家庭に近い環境を指す。

ファミリーホーム
制度（小規模住居型児童養育事業）を指す場合と、事業が行われている家を指す場合がある。後者については従来、「小規模住居型児童養育事業所」とされていたが、施設的な印象となっていたことから、2012（平成24）年4月より「小規模住居型児童養育事業を行う住居（ファミリーホーム）」となった(9)。

ファミリーホーム事業者
主に次の場合が対象となる(10)。①養育里親（専門里親を含む）として委託児童の養育の経験を有する者が養育者となり、自らの住居をファミリーホームとし、自ら事業者となるもの、②児童養護施設等の職員の経験を有する者が養育者となり、自らの住居をファミリーホームとし、自ら事業者となるもの、③児童養護施設等を設置する法人が、その職員を養育者とし、法人が提供する住居をファミリーホームとし、法人が事業者となるもの。

た存在になることも、ファミリーホームの意義の1つとされている。さらに、実親が、子どもを里親に奪われるような気がして里親委託の同意に抵抗感を抱く場合に、多人数養育の場であるファミリーホームであれば委託に同意しやすいという利点も挙げられている[11]。

G. 特別養子縁組制度

特別養子縁組制度は民法に規定されている制度であり、その目的は、原則15歳未満（2020〔令和2〕年4月より）の児童の福祉のため特に必要があるときに、児童とその実親との法律上の親子関係を消滅させ、実親子関係に代わる安定した養親子関係を成立させることである。家庭裁判所に申し出て手続きをするが、要保護児童が養子縁組を行う場合は、児童相談所も関わる。制度として創設されたのは1987（昭和62）年で、菊田医師事件などを契機としている。社会的養護の範囲には入っていないものの、2016（平成28）年の児童福祉法の改正によって、養子縁組（特別養子縁組を含む）に関する相談・支援が都道府県（児童相談所）の業務として位置づけられた。さらに、2017（平成29）年の「新しい社会的養育ビジョン」では、永続的解決（**パーマネンシー保障**）としての特別養子縁組の推進が明示された。

特別養子縁組は養子縁組の1つであるが、**普通養子縁組**との最大の違いは、実親との親子関係が終了する点である。つまり、特別養子縁組の狙いは、実親による十分な監護が期待できない子どもについて、実親に準ずる新たな養育者を親として「安心で安全で恒久的な」家族関係を保障しようとすることにある。そのため、離縁には厳しい条件がつく（養子の利益のため特に必要があるときに、養子、実親、検察官の請求により家庭裁判所が離縁させることができる）。特別養子縁組に必要な手続き要件としては、①実親（実父母）の同意、②養親の年齢、③養子の年齢、④6ヵ月の監護の実績、の4点がある。里親制度、特別養子縁組制度、普通養子縁組制度の比較は、**表4-1-2**の通りである。

特別養子縁組への関心は上昇傾向にあり、2010（平成22）年に325件だった成立件数は、2017（平成29）年には616件へと伸びている。こうした特別養子縁組のあっせんに関しては、児童相談所のほか、NPOなどの民間団体が果たす役割が大きい。2016（平成28）年には、民間団体によるあっせん業務の適正な運営や、適正な養子縁組の促進を図るため、「民間あっせん機関による養子縁組のあっせんに係る児童の保護等に関する法律」が制定された（2018年4月施行）。民間斡旋機関に許可制度が導

養育者
小規模住居型児童養育事業を行う住居（ファミリーホーム）に生活の本拠を置く者。養育者は①～④のいずれか、および⑤に該当する必要がある[10]。①養育里親として2年以上同時に2人以上の委託児童の養育の経験を有する者、②養育里親として5年以上登録し、かつ、通算5人以上の委託児童の養育の経験を有する者、③児童養護施設等において児童の養育に3年以上従事した者、④①～③に準ずる者として、都道府県知事が適当と認めた者、⑤法34条の20第1項各号の規定に該当しない者。

15歳未満の児童
これまで、家庭裁判所に申し込む時に、養子となる子が6歳未満である必要があったが、2019（令和元）年6月に民法が改正され、養子となる者の年齢の上限が原則15歳未満に引き上げられた。審判確定までに18歳に達した場合は縁組ができず、また、15歳に達した養子候補者は本人の同意を必要とする。なお、同改定により審判の手続きが合理化され、養親の負担軽減も図られた。（民法817条の5）（2020年4月1日から施行）。

菊田医師事件
1973（昭和48）年に、望まない妊娠で生まれた子を養親に実子としてあっせんしたことを、産婦人科医の菊田氏が自ら告白した事件。虚偽の出生証明書を作成していたことを明らかにしたうえで、新しい養子縁組制度の必要性を訴えた[12]。

表 4-1-2　里親制度・特別養子縁組制度・普通養子縁組制度の比較

	里親制度	特別養子縁組制度	普通養子縁組制度
縁組の成立	児童相談所が委託。	養親の請求に対し家庭裁判所の決定により成立。	養親と養子の同意により成立（養子となる者が 15 歳未満であるときは、その法定代理人が縁組の承諾をすることができる。未成年者を養子とするには、家庭裁判所の許可が必要）。
実親（親権者）の同意	必要（保護者の虐待等により、当該児童の福祉を害する場合においては家庭裁判所の承認を得て措置可能。）	必要（実父母が意思を表示できない場合や実父母による虐待など養子となる者の利益を著しく害する理由がある場合は、この限りでない）。	不要（養子となる者が 15 歳未満であり、監護すべき父母がいるときは、父母の同意が必要）。
親の要件	年齢の制限なし。配偶者は不要（自治体が要件を規定する場合あり）。	原則 25 歳以上（夫婦の一方が 25 歳以上であれば、一方は 20 歳以上で可）で配偶者がある者。夫婦双方とも養親となる（夫婦共同縁組）。	20 歳に達した者。配偶者は不要（ただし、配偶者がおり、養子が未成年の場合は、夫婦ともに縁組をする）。
子の要件	要保護児童（養育期間は原則 18 歳に達するまで。ただし都道府県知事が必要と認めるときは、満 20 歳に達する日まで）。	養親が縁組を請求時に原則 15 歳未満。子の利益のために特に必要があるときに成立。	尊属又は養親より年長でない者。
実親との法的な親族関係	継続する	終了する	継続する（養子が未成年のとき、親権は養親が行う）。
監護期間	なし	6 ヵ月以上の監護期間を考慮して縁組	なし
離縁（委託解除）	委託解除が可能（家庭復帰、養子縁組若しくは社会的自立等により里親委託が必要でなくなった場合、又は里親委託を継続し難い事由が発生した場合）。	養子の利益のため特に必要があるときに、養子、実親、検察官の請求により、家庭裁判所の決定で離縁。	原則、養親及び養子の同意により離縁。
戸籍・姓	実親の戸籍に残り、姓は変わらない。	養親の戸籍に入り、姓が変更される。実親の名前は記載されず、養子の続柄は「長男」「長女」等と記載。	養親の戸籍に入り、姓が変更される（婚姻により姓を変更している場合は除く）。実親の名前が記載され、養子の続柄は「養子」「養女」と記載。
手当	あり	なし	なし

出典）厚生労働省ウェブサイト「里親制度の運営について（平成 29 年 3 月 31 日雇児発 0331 第 35 号）」, 厚生労働省子ども家庭局家庭福祉課「社会的養育の推進に向けて」（令和 4 年 3 月 31 日）p.214, 民法 792 条～ 798 条, 817 条の 2 ～ 817 条の 10, 818 条より原葉子作成.

入されるとともに、あっせん業務の内容や、都道府県による指導などが定められている。

H. 社会的養護の今後の展望と課題

これまで述べてきたように、社会的養護の大きな流れは家庭養護の優先、すなわち里親やファミリーホーム、特別養子縁組の推進にある。2017（平成29）年の「新しい社会的養育ビジョン」では、今後の行程として、市区町村の子ども家庭支援体制の構築、児童相談所・一時保護改革、里親への包括的支援体制（フォスタリング機関）の抜本的強化と里親制度改革、永続的解決（パーマネンシー保障）としての特別養子縁組の推進、乳幼児の家庭養育原則の徹底と、年限を明確にした取組目標、子どもニーズに応じた養育の提供と施設の抜本改革、自立支援を担う人材の専門性の向上、などが挙げられている。これらの施策を着実に進めていく必要がある。

しかし、里親委託推進にあたっては、里親支援に関わる人材の不足、実親の同意の取りづらさなど、実施体制や制度上の問題が指摘されている(13)。そこで、2022（令和4）年の児童福祉法改正により、児童相談所による支援の強化を図るために、家庭養育の推進により児童の養育環境を向上させるための**里親支援センター**が児童福祉施設として位置づけられた。

そして、施設養護には、被虐待経験や障害を抱える子どもたちへのケアや地域支援など、地域支援や施設のもつ機能を活かした質の高いケアが求められている。

また、社会的養護全体では、将来の自立に結びつけることを目的とする**社会的養護自立支援事業**や就職やアパート等の賃借、大学等への進学する際に支障が生じないようにするための**身元保証人確保対策事業**など、自立に向けた支援に対する事業が取り組まれている。

さらに、2022（令和4）年6月の児童福祉法改正において、都道府県が行わなければならない業務として、施設入所等の措置等を解除された者等（措置解除者等）の実情を把握し、自立のために必要な援助を行うことが規定された（11条第2項のヌ）。同じく措置解除者等や自立支援を必要とする者の自立支援として、通所や訪問等により、相互の交流を行う場所を開設し、対象者に対する生活・就労・自立に関する相談等の機会や措置解除者等の間の相互相談等の場を提供する事業などを行う社会的養護自立支援拠点事業も位置づけられた（6条2の2第16項）。

今後さらに、子どもの意見聴取等の仕組みの整備の推進や社会的養育経験者（ケアリーバー）の意思決定のプロセスに参加する「当事者参画」、

パーマネンシー
継続的で安定した特定の養育者との関係性や養育環境を指す。子どもが施設や里親を転々とすることを避け、特定の養育者の下で所属の感覚をもてることを重視する考え方。

自立支援
リービング・ケアやアフターケアを指す。リービング・ケアとは、施設退所前の支援で、自立に必要な知識等の教授や、退所後も関わり続けるための関係づくりなどを行うことである。

里親支援センター
本センターは、里親の普及啓発、里親の相談に応じた必要な援助、入所児童と里親相互の交流の場の提供、里親の選定・調整、委託、児童等の養育の計画作成といった里親支援事業や、里親や委託児童等に対する相談支援等を行う（2024年4月施行）。

社会的養護自立支援事業
里親等への委託や、児童養護施設等への施設入所措置を受けていた者で18歳（措置延長の場合は20歳）到達により措置解除された者のうち、自立のための支援を継続して行うことが適当な場合には、原則22歳の年度末まで引き続き必要な支援をし、将来の自立につなげるための事業。支援コーディネーターによる継続支援計画の作成、居住に関する支援、生活費の支給、生活相談の実施、就労相談の実施などがある。

身元保証人確保対策事業
就職やアパート等の賃借や大学等へ進学する際に、施設長等が身元保証人となった場合の損害保険契約を全国社会福祉協議会が契約者として締結

措置解除後の継続的な支援体制の充実など、一層の対策が望まれている[14]。

注）

ネット検索によるデータの取得日は，いずれも2022年5月23日.

(1) 厚生労働省ウェブサイト「施設運営指針及び里親等養育指針について（概要）」.

(2) 厚生労働省子ども家庭局家庭福祉課「社会的養育の推進に向けて（令和4年3月31日）」厚生労働省ウェブサイト.

(3) 厚生労働省子ども家庭局「児童養護施設入所児童等調査結果の概要（平成30年2月1日現在）」厚生労働省ウェブサイト.

(4) 厚生労働省ウェブサイト「地域小規模児童養護施設の設置運営について（児発第489号平成12年5月1日）」.

(5) 厚生労働統計協会編『国民の福祉と介護の動向　2019/2020』厚生労働統計協会，2019，p.107.

(6) 厚生労働省ウェブサイト「里親制度の運営について（平成29年3月31日雇児発0331第35号）」.

(7) 和泉広恵「日本における里親養育および里親制度に関する研究の動向」家族問題研究会編『家族研究年報』42巻，2018，p.35.

(8) 新たな社会的養育の在り方に関する検討会「新しい社会的養育ビジョン（平成29年8月2日）」厚生労働省ウェブサイト.

(9) ファミリーホームの設置運営の促進ワーキンググループ「ファミリーホームの設置を進めるために（平成26年3月）」厚生労働省ウェブサイト.

(10) 厚生労働省ウェブサイト「小規模住居型児童養育事業（ファミリーホーム）の運営について（平成24年3月29日雇児発0329第7号）」.

(11) ファミリーホームの設置運営の促進ワーキンググループ「ファミリーホームの設置を進めるために（平成26年3月）」厚生労働省ウェブサイト.

(12) 吉田一史美「特別養子制度の成立過程」立命館大学人間科学研究所編『立命館人間科学研究』No.19，2009，pp.83-84.

(13) 牧野千春「我が国における社会的養護の現状と課題」国立国会図書館調査及び立法考査局社会労働課『レファレンス』No.798，2017，p.58.

(14) 三菱UFJリサーチ＆コンサルティング株式会社「児童養護施設等への入所措置や里親委託等が解除された者の実態把握に関する全国調査【報告書】（令和3年3月）」厚生労働省ウェブサイト，令和2年度子ども・子育て支援推進調査研究事業（一次公募）.

することにより、身元保証人を確保し、社会的自立の促進に寄与することを目的とする事業である。で、新しい養子縁組制度の必要性を訴えた[12]。

自立支援を必要とする場合

一時保護をされたが措置には至らなかった場合、施設に入所等しながら退所後を見据えた利用を行う場合、施設の退所等の後に利用する場合。

理解を深めるための参考文献

- **高橋亜美・早川悟司・大森信也『子どもの未来をあきらめない―施設で育った子どもの自立支援』明石書店，2015.**

  児童養護施設を巣立った子どもの内面や葛藤を詩やエッセイに託し、ケース・スタディ形式でわかりやすく書かれている。子どもたちの生きざまが垣間見え、それを支える支援者の思いが伝わってくる本。

- **村田和木『「家族」をつくる―養育里親という生き方』中公新書ラクレ，2005.**

  多数の里親家庭に取材して事例を紹介している。個々のケースは短いが、多くの事例から里親子関係構築の千差万別なプロセスを知ることができる。

コラム　生活を紡ぐということ

とある児童養護施設の施設長の話が忘れられない。

緊急で子どもをとにかく受け入れて欲しいと児童福祉司から連絡があったときに、必ず聞くことがある。それは、子どもの下着のサイズと食事のアレルギー、そして好きな食べ物だ。

着の身着のままで保護された子どもたちに、新しい下着に着替えてもらい、好きなご飯を食べてもらう。そうして、とにかく子どもに安心して欲しい。ここが安全なところなのだということをわかって欲しい。そのような思いをもって聞くとのことであった。

児童養護施設で行われるさまざまな支援は、生活という連続性を基盤として行われる。もちろん、お花見、雛祭り、端午の節句、七夕、夏の外出、七五三、大晦日、お正月、節分、卒園式などのさまざまな行事も組み込まれている。特別な日もごく普通の何気ない日常生活の中にも、子どもたちのための支援が組み込まれ、繰り広げられている。

そのため、児童養護施設での支援は、毎日同じようなことの繰り返しだと思う人がいるかもしれない。しかし、同じようなごく普通のことをいかに丁寧に繰り返し、生活を創っていくか。この生活の繰り返しこそが大切なのではないだろうか。

だからこそ、児童養護施設は、生活のあらゆる場面において、子どもたちを中心に、児童指導員、保育士、心理担当職員、自立支援担当職員、栄養士、看護師、医師、ボランティアなどのさまざまな専門職が連携し、高い専門性で日常生活を組み立て、日々の生活を支援することが求められる。

日常生活に組み込まれた支援。それは相談室での面談とは違い、日常に埋もれそうなことに気づき、対応し、展開し、時には課題を掘り起こすといったソーシャルワーカーとしての高い能力が必要とされる。

児童養護施設では、児童福祉法28条による入所など司法との連携も求められている。また、入所児童の平均在籍期間は5.2年と早期家庭復帰が求められ、施設を巣立った後のための地域支援も役割とされている。果たすべき使命の多い児童養護施設において、日常生活を紡ぎながら支援するということについて、その意味を再度振り返ってもらいたい。

（秋山雅代）

児童福祉法28条
保護者が、その児童を虐待し、著しくその監護を怠り、その他保護者に監護させることが著しく当該児童の福祉を害する場合において、児童の親権を行う者または未成年後見人の意に反して児童を、小規模住居型児童養育事業を行う者もしくは里親に委託し、または乳児院、児童養護施設、障害児入所施設、児童心理治療施設もしくは児童自立支援施設に入所させる場合において家庭裁判所の承認を得て措置を採ることと規定されている。

2. 非行・情緒障害児への支援

A. 非行とは

「**非行**」は、一般に子どもの不良行為に対して使われる言葉である。非行は、主に少年法と児童福祉法の2法によって対応がなされる。少年法は、20歳に満たないものを少年といい、児童福祉法は18歳に満たないものを児童という。18歳までは2つの法律の対象が重なっているが、子どもへの対応は、年齢によって、優先的に適応する法律を分けることになっている。14歳以上20歳未満の者が警察に逮捕（補導）された場合には、まず少年法が優先され、検察官送致になり、その後身柄付きの場合は**家庭裁判所**に送致され、必要があれば少年審判にかけられる。家庭裁判所では、**家庭裁判所調査官**がケース担当となり、子どもの心身の状況や非行の背景、本人の特性、生育歴や保護者の状況、人間関係などあらゆる角度から調査・理解し、適切な見立てをして支援を進めていく。一方、14歳未満の者は、児童福祉法優先で、まず児童相談所へ通告され、児童福祉司によって非行相談として対応される。

身柄付き
書類だけでなく、本人が実際に行く場合のこと。

凶悪犯罪の印象がある非行だが、2020（令和2）年の警察庁統計[(1)]によれば、窃盗（万引き含む）が少年の刑法犯の過半数を占める。次いで多いのは傷害であるが、大幅に少ない8.8%である。3番目の遺失物等横領は、放置自転車盗などである。刑法犯以外では、過失運転致死傷や道路交通法違反などの割合も高い。このように、現代の非行は、数字から言えば、比較的軽微な犯罪や交通違反が大多数を占めるといってよい。

非行は、第二次世界大戦後3つの山があった。第1は1951（昭和26）年の戦後の混乱期での「生きるための非行」で、背景には貧しさがあった。この時代の教護院（現在の**児童自立支援施設**）は、戦争で親を失い、食物を盗むことなどでどうにか生きていこうとする子どもたちの入所で満員状態であった。第2の山は、1964（昭和39）年で、高度経済成長を反映したシンナー吸引などのスリルを楽しむ「遊び型非行」といわれるものである。第3の山は、1983（昭和58）年の「低年齢化」「集団化」を内容とするものである。その後刑法犯の数は一貫して減少傾向にある。

図 4-2-1　非行少年処遇の概要

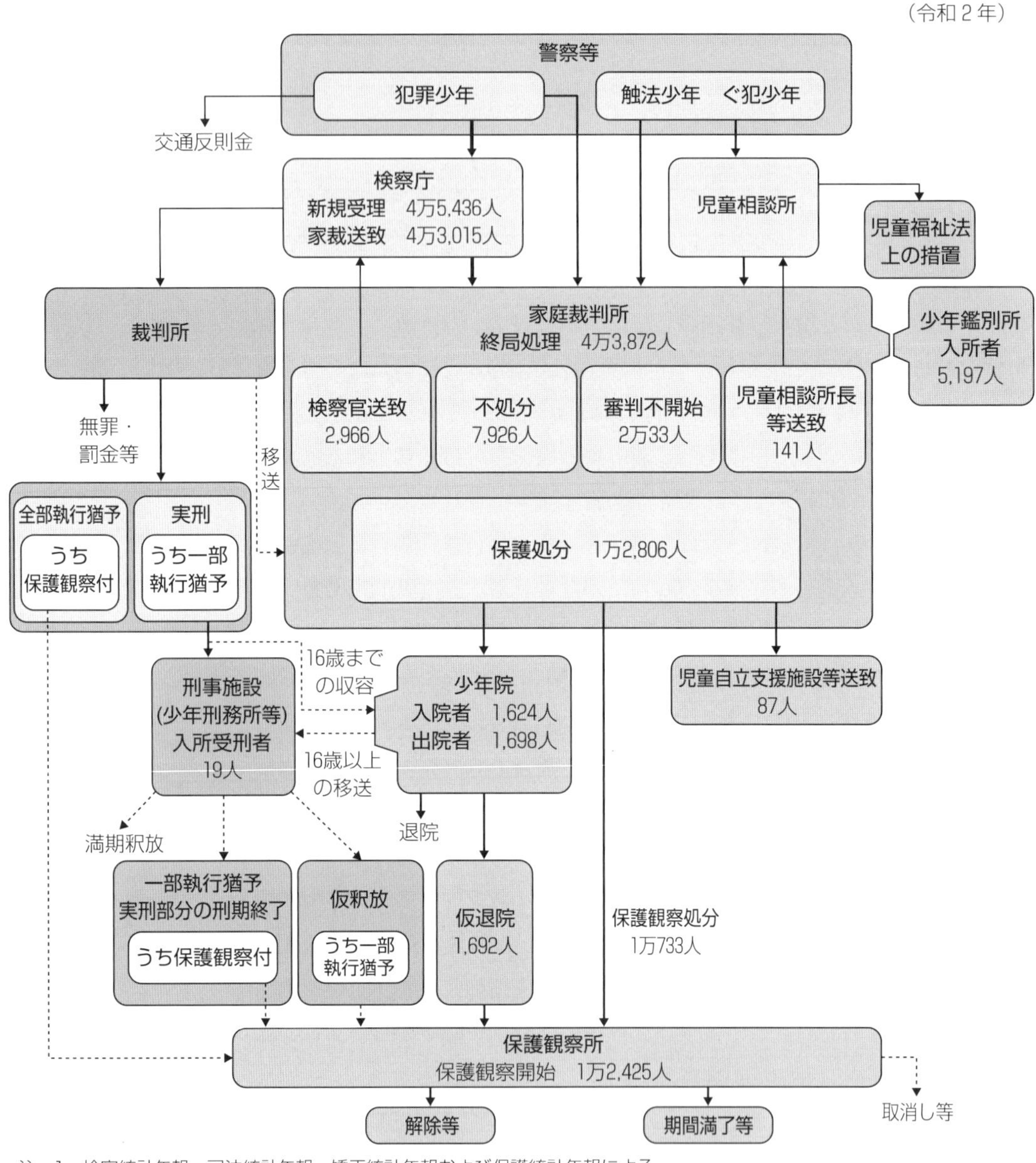

注　1　検察統計年報，司法統計年報，矯正統計年報および保護統計年報による。
　　2「検察庁」の人員は，事件単位の延べ人員である。例えば，1 人が 2 回送致された場合には，2 人として計上している。
　　3「児童相談所長等送致」は，知事・児童相談所長送致である。
　　4「児童自立支援施設等送致」は，児童自立支援施設・児童養護施設送致である。
　　5「出院者」の人員は，出院事由が退院または仮退院の者に限る。
　　6「保護観察開始」の人員は，保護観察処分少年および少年院仮退院者に限る。
出典）法務省法務総合研究所編『犯罪白書（令和 3 年版）』p.117 の 3-2-1-1 図.

B. 非行対応の流れ

少年法による対応は、審判不開始や不処分で終結することが多いが、検察官送致（成人同様の対応が求められる場合で、2022〔令和4〕年4月施行の改正少年法における18歳以上の特定少年など）や児童相談所長・都道府県知事送致や保護処分（①保護観察所の保護観察に付すること、②児童自立支援施設または児童養護施設送致、③**少年院**送致）などが行われることもある。少年法を基にした少年事件の対応は、**図4-2-1**を見てほしい。

児童福祉法に基づいた児童相談所での非行対応は、非行相談に分類されるが、養護相談（虐待相談含む）や障害相談に比べて件数は極めて少ない。また、その内容も助言や訓戒がほとんどであるが、なかには家庭環境や行為を考慮して措置（施設入所）になる場合もある。非行の行為そのものを重視した場合には児童自立支援施設入所となるが、家庭環境を重視した場合には、非行があっても児童養護施設措置になる場合もある。

C. 非行関係施設

[1] 少年院

家庭裁判所の審判を経て入所する機関には国立の**少年院**があり、少年院法により、おおむね12歳以上で心身に障害がない者が入る第1種、犯罪傾向が進んだおおむね16歳以上の者が入る第2種、心身に著しい障害がある者が入る第3種、刑の執行を受ける者が入る第4種、保護観察中に遵守事項を守らず更生改善が難しい者が入る第5種に分類され、全国に47ヵ所（分院6ヵ所含む）設置されている。ここでは、法務教官が生活指導や職業指導などを行っている。入院者は年々減少しているが、近年、家庭環境の複雑化や精神が不安定な者の増加に鑑み、法務教官には、社会福祉士や精神保健福祉士の資格を持つものも採用されている[1]。

[2] 児童自立支援施設

児童福祉施設中、非行対応の中核をなすのは**児童自立支援施設**である。感化院、教護院時代を経て、現在は児童福祉法44条に「不良行為をなし、又はなすおそれのある児童及び家庭環境その他の環境上の理由により生活指導等を要する児童を入所させ、又は保護者の下から通わせて、個々の児童の状況に応じて必要な指導を行い、その自立を支援し、あわせて退所した者について相談その他の援助を行うことを目的とする施設」と規定されている。

改正少年法（2021〔令和3〕年5月公布、2022〔令和4〕年4月施行）のポイント
少年法では、20歳未満の者を引き続き「少年」としながらも、民法の成年年齢が18歳以上の者に改正されたことに合わせ、18歳、19歳の者を「特定少年」として、17歳以下の少年とは異なる対応をするよう改正された。特定少年においては、検察官に送致される重大な事件（原則逆送対象事件）の範囲が拡大され、逆送決定後は、20歳以上の者と原則同様に取り扱われる。また、起訴後された場合には、実名報道の禁止が解除される。

保護観察
保護観察官および保護司の指導監督や補導援護のもと、社会内で非行に手を染めず、正しい生活を一定期間送らせて更生をはかる処分。保護観察をサポートするものとして、BBS会などがある。

法務教官
少年院や少年鑑別所などに勤務する専門職員。幅広い視野と専門的な知識をもって、少年たちの個性や能力を伸ばし、健全な社会人として社会復帰させるために、きめ細かい指導・教育を行う。

2022（令和4）年現在全国で58ヵ所、そのうち2施設が国立、2施設が私立（社会福祉法人）、その他は公立である。児童福祉法施行令36条により、都道府県に設置が義務づけられ、最低1ヵ所はあるが、自治体ごとに差があるものの、児童養護施設に比べ、定員充足率はかなり低く、2020（令和2）年度現在約33%である。2020年10月1日現在の入所者数は1,145人であった(2)。

入所理由としては、当然非行が前提にあるが、子ども自身の心身の状況として、厚生労働省「児童養護施設入所児童等調査の概要」（平成30年2月1日）が指摘するところでは、障害等のある児童が全体の約61.8%おり、なかでも**広汎性発達障害**や**ADHD**、知的障害がある児童が12～30%とかなり入所している実態がある（重複あり）（**表4-2-1**）。また、不安定な生育歴の子どもも多くみられ、被虐待経験があるものは全体の約65%を占める（**表4-2-2**）。なかでも、児童養護施設入所児に多いネグレクトではなく、身体的虐待の割合が高い。学業も44.5%に遅れがあるとされているが、これは子ども自身の知的障害の問題だけでなく、落ち着いて学校に通えなかった家庭環境や学校での関係性の不調を示しているといえよう。

この施設は、以前は、実の夫婦を職員とした家庭的な養育が支援の柱とされてきた。現在は労働条件の関係から、**児童自立支援専門員**や**児童生活支援員**といった職員を基本とした交替勤務制が全国的に多くなっている。しかし、その支援の根幹にあるのは、行為を厳しく処罰することではなく、非行に走らざるを得なかった背景・要因を理解し、その問題を受け止め解決し、安定した生活環境を提供することで、子どもたちが落ち着いて生活していける状況を作り出していくことであることに変わりはない。

児童自立支援施設は、高い塀はないが、学校教育も含めすべて院内で行われる。また、よく「枠のある生活」という言葉も使われるが、これは隔離や厳しい規制という意味ではなく、周囲の刺激から子どもを守り、衝動性を抑えて社会規範が落ち着いて身につけられるようにするためである。また、自閉症スペクトラムの特性のある子どもなどは、変化が得意でないので、規則正しい生活をさせていくことで成長が促されるからである。

留意したいのは、発達障害児が即、非行少年ではないということであるが、言葉より先に手が出てしまう子どもや、友人とのコミュニケーションが上手くいかずにトラブルに発展するという子どもがいることもまた事実である。こういう課題があり育てにくいとされる子どもの場合、家庭の安定は不可欠であるが、そうでない場合は、まず安定して暮らしていける状態を保障していくことが子どもの自立支援の前提となるのである。なお、この施設は1997（平成9）年の児童福祉法改正で、学校教育を実施するこ

国立（厚生労働省所管）児童自立支援施設
国立武蔵野学院（埼玉県さいたま市緑区）：男子
国立きぬ川学院（栃木県さくら市）：女子

広汎性発達障害
2000年に出版された『精神障害の診断と統計マニュアル』（DSM-Ⅳ-TR）では、広汎性発達障害として、自閉性障害、レット障害、小児期崩壊性障害、アスペルガー障害、その他特定不能の広汎性発達障害が挙げられていたが、2013年のDSM-5では、広汎性発達障害という名称は使われなくなり、自閉症スペクトラムとなった。診断内容としては、社会性とコミュニケーションの障害と、同じ行動を繰り返す常同性の両方が必須となった。

ADHD
注意欠陥多動性障害（attention-deficit hyperactivity disorder）のこと。課題の持続が難しく1つの活動に集中できず、気が散りやすい注意の障害と、過度に落ち着きがない多動の障害のことをいう。

夫婦を職員とした家庭的な養育
留岡幸助は、1899（明治32）年に感化院（現在の児童自立支援施設）の家庭学校を東京巣鴨に創立したが、子どもたちの成長には、少年期のよき感化こそ大事として、実の夫婦を職員として雇用し、広大な敷地の施設内に多くの小さな寮舎を建て、そこで、職員家族とともに、預けられた子どもたちが一緒に生活をする家庭的な養育方式をとった。これが小舎夫婦制であり、全国に広がる感化院のモデルとなった。

とが法定化され、それまでの公教育に準じた教育ではなく、正式な学校や分校・分教室が施設内に併設されることになった。

表 4-2-1　心身の状況別児童数

	総数	該当あり	心身の状況（重複回答）							
			身体虚弱	知的障害	てんかん	PTSD	反応性愛着障害	ADHD	LD	自閉症スペクトラム
児童養護施設	27,026	9,914	250	3,682	307	320	1,541	2,309	458	2,381
	100.0%	36.7%	0.9%	13.6%	1.1%	1.2%	5.7%	8.5%	1.7%	8.8%
児童心理治療施設	1,235	1,040	6	155	23	120	361	457	40	587
	100.0%	84.2%	0.5%	12.6%	1.9%	9.7%	29.2%	37.0%	3.2%	47.5%
児童自立支援施設	1,448	895	15	179	12	46	167	435	49	357
	100.0%	61.8%	1.0%	12.4%	0.8%	3.2%	11.5%	30.0%	3.4%	24.7%

出典）厚生労働省ウェブサイト「児童養護施設入所児童等調査の概要（平成 30 年 2 月 1 日）」，表 6-1 を一部修正.

表 4-2-2　被虐待経験の有無および虐待の種類

	総数	虐待経験あり	虐待経験の種類（複数回答）				虐待経験なし	不明
			身体的虐待	性的虐待	ネグレクト	心理的虐待		
児童養護施設	27,026	17,716	7,274	796	11,169	4,753	8,123	1,069
	100.0%	65.6%	41.1%	4.5%	63.0%	26.8%	30.1%	4.0%
児童心理治療施設	1,367	1,068	714	96	516	505	249	46
	100.0%	78.1%	66.9%	9.0%	48.3%	47.3%	18.2%	3.4%
児童自立支援施設	1,448	934	604	55	465	330	436	72
	100.0%	64.5%	64.7%	5.9%	49.8%	35.3%	30.1%	5.0%

出典）厚生労働省ウェブサイト「児童養護施設入所児童等調査の概要（平成 30 年 2 月 1 日）」，表 12 を一部修正.

D. 情緒障害と児童心理治療施設における支援

[1] 情緒障害とは

情緒障害児はemotionally disturbed childの訳である。情緒障害は、以前は広く、心理的、精神的要因により引き起こされる問題行動を指していた。しかし、近年では、文部科学省がウェブサイトで「情緒障害とは、情緒の現れ方が偏っていたり、その現れ方が激しかったりする状態を、自分の意志ではコントロールできないことが継続し、学校生活や社会生活に支障になる状態をいう」と特別支援教育のページで説明したことから、これが情緒障害と受け止められることが一般化してきている。また、同一ウェブサイトで、「情緒障害教育では、発達障害である自閉症などと心因性の選択性かん黙などのある子どもを対象とする」としたことから、かん黙

（心理的理由により言葉が出なくなる状態）などの情緒障害児と発達障害児が混同されるようなことも出てきてしまった。しかし、発達障害は先天的な機能障害から起こるとされており、もちろん環境要因は皆無とは言えないものの、両者は本来は別のものとされている。

子どもの心因性の行動・症状としては、夜尿やかん黙、摂食障害、チック、不眠、引きこもり（不登校）などが挙げられるが、昭和30年代には、家出や嘘つきなど軽度の非行も情緒障害に入るとされた。当時は非行第2の山の時代であり、教護院は満員状態であった。そこで、非行少年予備軍的な子どもへの対応の意味合いもあり、情緒障害児短期治療施設が1961（昭和36）年に新たに児童福祉施設としてつくられた。その後時代とともに、子どもたちに現れる問題も変わり、一時は不登校の子どもで施設が一杯になったこともある。2016（平成28）年の児童福祉法改正により施設名称は、**児童心理治療施設**と変更され、2021（令和3）年3月末現在、全国に53ヵ所設置されており、入所者数は1,321人である(2)。

[2] 児童心理治療施設の現状と支援

児童心理治療施設は、児童福祉法43条の2により「家庭環境、学校における交友関係その他の環境上の理由により社会への適応が困難になった児童を、短期間、入所させ、又は保護者の下から通わせて、社会生活に適応するために必要な心理に関する治療及び生活指導を主として行い、あわせて退所した者について相談その他の援助を行うことを目的とする施設とする」と規定され、また**児童福祉施設の設備及び運営に関する基準**で、職員として、精神科または小児科の診療に相当の経験を有する医師と**心理療法担当職員**を置くことが義務づけられている。このことから、単に生活支援にとどまらず、治療的意味合いの専門的支援が求められている施設であることがわかる。

「児童養護施設入所児童等調査の概要」によれば、本施設の養護問題発生理由は、40％が虐待であり、被虐待経験に関しては、78.1％が「あり」と答えている。虐待内容は、児童自立支援施設と同様、身体的虐待が一番多い。入所児の心身の状況として、84.2％に障害があるとされ、そのうち自閉症スペクトラムは47.5％、ADHDが37.0％、知的障害は12.6％と、いずれも、児童自立支援施設よりも高い割合を示している（**表4-2-1**）。これらのことから、児童心理治療施設に入所している子どもたちは、生命をも脅かされる虐待等の影響を受け、子ども自身が抱える課題が悪化し、深刻化している状況と言えるだろう。

ここでは、まずは、保育士や児童指導員による入所児に対する安全で安心できる生活の保障の確保が行われる。それと並行して、心理療法担当職員や医師による個別の治療プログラムが並行して行われ、子どもの状況をみて、生活のスキルを教えていくなどの自立支援が実施されている。

E. 非行や情緒障害児への支援の課題

児童自立支援施設も児童心理治療施設も、入所児のニーズは複雑化しており、その子どもに合う特別な支援プログラムの展開のためには、まず的確な**アセスメント**能力が求められる。そういう意味で、措置や送致機関との連携による情報共有や、インテークワーカーの力量向上は不可欠である。また、個別プログラムをどう施設という集団の場で展開していくか、さらには、退所後どう地域生活にスムーズに移行させていけるかが、今後はさらに問われていくだろう。

また、児童相談所からの子どもたちの措置は、まずは地域の学校に通うことができる児童養護施設を措置委託先に選択することが一般的で、そこにいて順調に生活ができればよいが、入所児間でのトラブル（特に現在は性的なトラブルなどが増加）が発生した場合に、児童自立支援施設が措置変更先として選択されることもある。一方、児童心理治療施設では、自宅において深刻な児童虐待が繰り返されたにもかかわらず、発見や対応が遅れ、精神的にも重篤な状況になってから、初めて支援につながった子どもたちが措置されてくるケースも多い。生活安定の支援は不可欠であるが、それと同時に、回復を目指した治療的プログラムの充実や親支援、親子関係再構築の方法の検討が、今後なお一層必要となってくるであろう。

注）

ネット検索によるデータ取得日は，いずれも 2022 年 6 月 15 日．

(1) 法務省法務総合研究所編『犯罪白書　令和 3 年版―詐欺事犯者の実態と処遇』日経印刷，2022.

(2) 厚生労働省ウェブサイト・厚生労働省子ども家庭局家庭福祉課「社会的養育の推進に向けて（令和 4 年 3 月 31 日）」.

理解を深めるための参考文献

● **児童自立支援施設運営ハンドブック編集委員会編『児童自立支援施設運営ハンドブック』厚生労働省雇用均等・児童家庭局家庭福祉課，2014.**
児童自立支援施設に入所する子どもたちの特徴や課題を整理し、自立支援の基本的な考え方や実際を具体的に説明している本。インターネットでダウンロードが可能。

● **相澤仁・野田正人編『施設における子どもの非行臨床―児童自立支援事業概論』やさしくわかる社会的養護シリーズ 7，明石書店，2014.**
「非行」がキーワードの本であるが、「子どもの最善の利益」を尊重する支援とは何かを考えさせられる内容となっている。

3. 障害児への支援

療育
肢体不自由児の父といわれる高木憲次が唱えた言葉である。高木は、長期の医療と教育、生活指導を通じて、復活能力を有効活用して自立できるように育成するという考え方を提唱した。

障害者権利条約
障害者の人権および基本的自由の享有を確保し、障害者の固有の尊厳の尊重を促進することを目的として、障害者の権利の実現のための措置等について定めている。なお、日本政府の公定訳では「障害者の権利に関する条約」とされている。

障害者虐待防止法
正式名称は「障害者虐待の防止、障害者の養護者に対する支援等に関する法律」。この法律の目的は、障害者に対する虐待が障害者の尊厳を害するものであり、障害者の自立および社会参加にとって障害者に対する虐待を防止することが極めて重要であることから、障害者虐待の防止、養護者に対する支援等に関する施策を促進し、障害者の権利利益を擁護することである。

障害者差別解消法
正式名称は「障害を理由とする差別の解消の推進に関する法律」。国連の障害者権利条約と関連した国内法制度の整備の一環として、すべての国民が、障害の有無によって分け隔てられることなく、相互に人格と個性を尊重し合いながら共生する社会の実現に向け、障害を理由とする差別の解消を推進することを目的としている。

A. 障害児福祉の展開

[1] 第二次世界大戦後の障害児福祉対策

わが国の障害児に対する保健・福祉対策が体系的・行政的に取り上げられるようになったのは、第二次世界大戦後である。1947（昭和 22）年に制定された児童福祉法において「**療育**」という観点から、精神薄弱児施設および療育施設（肢体不自由児施設、盲ろうあ児施設、虚弱児施設等）や、各種相談・判定を行う児童相談所が規定され、整備された。1970（昭和 45）年以降、それまでの施設中心のサービスから在宅サービスの重要性が指摘されるようになり、1981（昭和 56）年の**国際障害者年**を契機に人権を基盤にした障害児・者福祉対策の拡充が図られ、1982（昭和 57 年）に「障害者対策に関する長期計画」が策定された(1)。

その後、1992（平成 4）年に「障害者対策に関する新長期計画」が発表され、1993（平成 5）年に**障害者基本法**も公布された。1995（平成 7）年には、「**障害者プラン—ノーマライゼーション 7 か年戦略**」が決定され、2002（平成 14）年には、新しい障害者基本計画（2003 年度から 2012 年度）が閣議決定された。同年 12 月に、この新障害者基本計画に基づく前期 5 年間（2003 年度から 2007 年度）に重点的に実施する施策とその達成目的を定めた「**重点施策実施 5 か年計画（新障害者プラン）**」、そして 2007（平成 19）年 12 月には障害者基本計画の後期 5 年間における新たな「重点施策実施 5 か年計画」（「新 5 か年計画」）が決定された。

[2] 障害者権利条約など国際的動向

2006（平成 18）年 12 月に国連総会において**障害者権利条約**が採択され、2008（平成 20）年 5 月に発効したが、わが国は、2007（平成 19）年にこの条約に署名し、2014（平成 26）年 1 月に批准した。また、2011（平成 23）年 6 月には**障害者虐待防止法**が成立し、2012（平成 24）年 10 月から施行された。さらに、2011 年 8 月に障害者基本法も改正された。法律の目的規定や障害者の定義の見直し、差別の禁止に関する規定の新設等がなされ、2012 年 5 月より全面施行されている。2013（平成 25）年 6 月には**障害者差別解消法**が制定され、一部の附則を除き 2016（平成 28）年 4 月から施行されている。

また、2021（令和3）年5月に同法は改正され、事業者に対して社会的障壁の除去の実施について必要かつ合理的な配慮の提供の義務化、国および地方公共団体は互いに連携の強化、障害を理由とする差別を解消するための支援措置の強化が図られた。

[3] 障害児・者の総合的福祉施策

このように、ノーマライゼーションの理念に基づき、「共生社会」の実現を目指した障害児・者の総合的福祉施策の推進が図られている。

一方、社会福祉基礎構造改革の流れの中で、2000（平成12）年に身体障害者福祉法、知的障害者福祉法、児童福祉法等が改正され、身体障害者や知的障害者等の福祉サービスについて、それまでの「措置制度」から「支援費制度」に移行した。障害児については、児童デイサービス、児童居宅介護等事業（ホームヘルプサービス）、児童短期入所事業（ショートステイ）が支援費制度に移行した。そして、2005（平成17）年に障害者自立支援法が成立し、身体障害、知的障害、精神障害の各サービス利用の仕組みの一体化、施設・事業体系の再編成、サービスの確保・提供責任の市町村への一元化、費用負担（サービス利用料）の見直しが行われ、2006（平成18）年4月から段階的に施行された。その後、2010（平成22）年12月に本法律は改正され、障害児については児童福祉法を基本として身近な地域での支援の充実が図られることになった（p.135の**図4-3-2**を参照）。

そして、2013（平成25）年4月から、障害者自立支援法は、**障害者総合支援法**となり、法の目的も「自立した日常生活または社会生活を営むことができるように」から「基本的人権を享有する個人としての尊厳にふさわしい日常生活を営むことができるよう」に変わった。また、障害者として、身体障害者、知的障害者、精神障害者（発達障害者を含む）に、「**難病等**」の患者を追加し、障害者手帳の所持の有無にかかわらず難病患者も障害福祉サービスの対象とした。施行後3年を目途として障害福祉のあり方等について検討が行われ、2016（平成28）年5月に、障害者の望む地域生活の支援、障害児支援のニーズの多様化へのきめ細やかな対応、サービスの質の確保・向上に向けた環境整備等を目的とした「障害者の日常生活及び社会生活を総合的に支援するための法律及び児童福祉法の一部を改正する法律」が成立し、2018（平成30）年4月から施行された。

また、**障害児入所施設における18歳以上の障害者**については、大人としてふさわしい、より適切な支援を行っていくため、障害者施策で対応することとされていたが、経過措置がとられていた。2022（令和4）年6月

障害者総合支援法
正式名称は「障害者の日常生活及び社会生活を総合的に支援するための法律」。

難病等
障害者総合支援法4条には、「治療方法が確定していない疾病その他の特殊の疾病であって、政令に定めるものによる障害の程度が、厚生労働大臣が定める程度である者」とされている。制度開始当初は指定難病を130疾病としていたが、2021（令和3）年11月現在、366疾病となっている[2]。

公布（2024年4月施行）の「児童福祉法等の一部を改正する法律」では、福祉型障害児入所施設の入所児童等が地域生活等へ移行する際の調整の責任主体（都道府県・政令市）を明確化するとともに、22歳までの入所継続が可能となった。

［4］発達障害児への支援

2004（平成16）年には、**自閉症**、**学習障害（LD）**、**注意欠陥多動性障害（ADHD）**等の発達障害児・者の自立と社会参加を目的とする**発達障害者支援法**が成立し、2005（平成17）年4月1日から施行された。自閉症、**アスペルガー症候群**その他の**広汎性発達障害（PDD）**、学習障害（LD）、注意欠陥多動性障害（ADHD）、その他これに類する脳機能の障害であってその症状が通常低年齢において発現するものを対象に、国や地方公共団体が、発達障害の早期発見、就学前の発達支援、学校における発達支援等を行うことが定められた。その後、障害者権利条約の署名・批准や障害者基本法の改正等の国内外の動向を踏まえ、発達障害者の支援の一層の充実を図るため、2016（平成28）年5月に「発達障害者支援法の一部を改正する法律」が成立し、同年6月に公布された。

この法律では、ライフステージを通した切れ目のない支援が規定され、切れ目のない支援のために情報の継続的な共有が実施される必要があるとされた。また、教育に関して、可能な限り発達障害児が発達障害児でない児童とともに教育を受けられるよう配慮することが規定されるとともに、個別の教育支援計画の作成および個別の指導に関する計画の作成の推進が法律に位置づけられた(5)。

さらに、2018（平成30）年度からは、発達障害のある人の家族が互いに支え合う活動の支援を促進するために、地域生活支援事業の発達障害児者及び家族等支援事業として、従来から実施しているペアレントメンターの養成やペアレントトレーニング等の実施に加え、発達障害児者の家族同士の支援を推進するため、同じ悩みをもつ本人同士やその家族に対するピアサポート等の支援が実施されている(6)。

［5］難病を抱えた障害児への支援

慢性疾患を抱え、その治療が長期間にわたる子どもやその家族は身体面、精神面、経済面で困難な状況となることがあるため、小児慢性特定疾病対策がとられている。小児の慢性特定疾病に対する対策としては、1974（昭和49）年から「小児慢性特定疾患治療研究事業」が実施されていたが、2014（平成26）年5月に小児慢性特定疾病に係る新たな公平かつ安定的

自閉症
1943年、米国の精神科医カナーによって提唱されてから、その原因が研究され、多くの論争を引き起こした。以前は親の育て方が原因とされた時代もあったが、現在は、多くの遺伝的な要因が複雑に関与して起こる生まれつきの脳機能障害と考えられている。自閉症は①対人関係の障害、②コミュニケーションの障害、③パターン化した興味や活動の3つの特徴をもつ障害である。

学習障害（LD）
LD（Learning Disabilities）とは、基本的には全般的な知的発達に遅れはないが、聞く、話す、読む、書く、計算するまたは推論する能力のうち特定のものの習得と使用に著しい困難を示すさまざまな状態を指すものである。学習障害は、その原因として、中枢神経系に何らかの機能障害があると推定されるが、視覚障害、聴覚障害、知的障害、情緒障害などの障害や、環境的な要因が直接の原因となるものではない(3)。

注意欠陥多動性障害（ADHD）
ADHD（Attention-Deficit/Hyperactivity Disorder）とは、DSM-5において、注意欠如・多動症もしくは注意欠如・多動性障害とされている。年齢あるいは発達に不釣り合いな注意力、衝動性、多動性を特徴とする行動の障害で、社会的な活動や学業の機能に支障をきたすものである。児童期に現れ、その状態が継続し、中枢神経系に何らかの要因による機能不全があると推定される(4)。

な医療費助成制度の確立等の措置を講ずることを趣旨とした「児童福祉法の一部を改正する法律」が成立し、児童福祉法に「**小児慢性特定疾病医療費の支給**」が規定された。2015（平成27）年1月1日に施行され、児童の健全育成の観点から、将来の展望に不安を抱えている子どもやその家族への支援として、持続可能で公平かつ安定的な医療費助成制度を確立する等の必要な措置が講じられた。2022（令和4）年4月時点で、医療費助成の対象疾病は、788疾病（16疾患群）まで拡大されている(9)。

慢性疾患を抱える子どもについては、幼少期から慢性的な疾病にかかっていることにより、学校生活での教育や社会性の涵養に遅れが見られ、自立を阻害されている場合があることから、医療面での支援のみならず、社会参加に向けた自立支援等、地域による総合的な支援の強化を図る事業についても実施されている。

[6] 医療的ケア児への支援

近年、**医療的ケア児**に対する支援が進められている。これまで、医療的ケア児が在宅生活を継続する場合、障害児に関する制度の中で医療的ケア児の位置づけが明確ではないことなどから、必要な福祉サービスが受けにくく、医療、福祉、教育等の関係機関との連携も十分ではなかったことなど、家族に大きな負担がかかっていた。このため、2016（平成28）年5月に成立した「障害者の日常生活及び社会生活を総合的に支援するための法律及び児童福祉法の一部を改正する法律」により、地方公共団体に対し、医療的ケア児が必要な支援を円滑に受けることができるよう、保健、医療、福祉等の各関連分野の支援を行う機関と連絡調整を行うための体制の整備に関する努力義務規定が設けられた（児童福祉法56条の6第2項）。

2019（平成31）年4月1日からは、地域において医療的ケア児等の受入れが促進されるよう、必要な支援の提供が可能となる体制を整備し、医療的ケア児等とその家族の地域生活支援の向上を図ることを目的として「医療的ケア児等総合支援事業」が実施されている。そして、2021（令和3）年6月に、医療的ケアが必要な子どもや、その家族を支援するため、国や自治体に必要な対応を求める法律である「**医療的ケア児支援法**」が公布された(7)。

B. 障害児の実態

障害者と障害児では定義されている法律が異なる。障害者については、**障害者基本法**2条において障害者とは「身体障害、知的障害、精神障害

アスペルガー症候群
自閉症の1つのタイプで、対人関係の障害があり、限定した常同的な興味、行動および活動をするという特徴がある。幼児期に明らかな知的・認知の発達や言語発達の遅れがなく、成長とともに対人関係の障害がはっきりすることが多い(4)。

広汎性発達障害（PDD）
PDD（Pervasive Developmental Disorders）とは、自閉症、アスペルガー症候群のほか、レット障害、小児期崩壊性障害、特定不能の広汎性発達障害を含む総称である(4)。DSM-5においては、その明瞭な区分ができない連続した症状から、自閉症スペクトラム障害（ASD: Autism Spectrum Disorder）とされている。

小児慢性特定疾病医療費の支給
小児慢性特定疾病にかかっている児童等について、健全育成の観点から、患児家庭の医療費の負担軽減を図るため、その医療費の自己負担分の一部が助成される。対象は小児慢性特定疾患にかかっている18歳未満（引き続き治療が必要とされた場合は20歳未満までの者を含む）の児童で、①慢性に経過する疾患、②生命を長期にわたって脅かす疾患、③症状や治療が長期にわたって生活の質を低下させる疾患、④長期にわたって高額な医療費の負担が続く疾患のすべての要件を満たし、厚生労働大臣が定めるものとされている(8)。

医療的ケア児
医学の進歩を背景として、NICU（新生児特定集中治療室）等に長期入院した後、引き続き人工呼吸器や胃ろう等を使用し、たんの吸引や経管栄

（発達障害を含む。）その他の心身の機能の障害（以下「障害」と総称する。）がある者であって、障害及び社会的障壁により継続的に日常生活又は社会生活に相当な制限を受ける状態にあるものをいう」と規定されている。また、障害児は児童福祉法4条の2において、「身体に障害のある児童、知的障害のある児童、精神に障害のある児童（発達障害者支援法第2条第2項に規定する発達障害児を含む。）又は治療方法が確立していない疾病その他の特殊の疾病であつて障害者の日常生活及び社会生活を総合的に支援するための法律第4条第1項の政令で定めるものによる障害の程度が同項の厚生労働大臣が定める程度である児童」と規定されている。

障害児が福祉サービスを受けやすくするために、身体障害児には**身体障害者手帳**が、知的障害児には**療育手帳**が、精神障害児には**精神障害者保健福祉手帳**が、交付される。また、小児慢性特定疾病の児童に対する医療支援の実施にあたっては、児童の保護者に医療費支給認定の有効期間を記載した医療受給者証が交付される。

［1］身体障害児の実態

身体障害児とは、18歳未満の児童で、一定以上永続する①視覚障害、②聴覚または平衡機能障害、③音声機能、言語機能またはそしゃく機能障害、④肢体不自由、⑤心臓、じん臓または呼吸器の機能障害、⑥ぼうこうまたは直腸の機能障害、⑦小腸の機能障害、⑧ヒト免疫不全ウイルスによる免疫の機能障害、⑨肝臓の機能障害のいずれかである児童を指す。

厚生労働省が発表した「平成28年生活のしづらさなどに関する調査（全国在宅障害児・者実態調査）の結果」[10]によると、2016（平成28）年12月現在で、身体障害者手帳所持者は428万7,000人と推計されている。この内満18歳未満の身体障害者手帳所持者は6万8,000人で、0～9歳が3万1,000人（0.7％）、10～17歳が3万7,000人（0.9％）と推計されている。障害別に見ると、肢体不自由児が3万6,000人と約半数を占めている。次いで内部障害児が1万5,000人、聴覚・言語障害児が5,000人、視覚障害児が5,000人である。このうち重複障害児は2万3,000人である。

［2］知的障害児の実態

知的障害児とは、医学領域における精神遅滞であり、主に同年齢の子どもに比べ、全般的な知的機能の遅れと、適応機能の制限が生じている18歳未満の児童を指す。厚生労働省が発表した「平成28年生活のしづらさなどに関する調査（全国在宅障害児・者等実態調査）の結果」[10]によると、2016（平成28）年12月現在で、療育手帳所持者は96万2,000人と推計さ

養などの医療的ケアが日常的に必要な児童。

医療的ケア児支援法
正式名称は「医療的ケア児及びその家族に対する支援に関する法律」。

身体障害者手帳
身体障害者手帳の交付については、身体障害者福祉法15条に規定されている。身体障害者障害程度等級表に基づいて障害の程度（1級から6級の等級）が決定され、都道府県知事より交付される。

療育手帳
療育手帳は、1973（昭和48）年に出された厚生省事務次官通知「療育手帳制度について」に基づいており、原則として2年ごとに再判定が行われる。18歳未満は児童相談所、18歳以上の場合は、知的障害者更生相談所で障害の程度等の判定を受け、その結果に基づき、都道府県知事から交付される。療育手帳は知的障害児・者に対して、一貫した指導・相談等が行われ、各種の援助措置を受けやすくすることを目的に、都道府県・指定都市が独自に要綱を策定している。障害の程度の判定として、重度の場合は「A」、その他の場合は「B」と表示される。

精神障害者保健福祉手帳
精神障害者保健福祉手帳の交付については、1995（平成7）年に改正された「精神保健福祉法」の45条に規定されている。都道府県知事により交付されるが、2年ごとに再認定を受けなければならない。精神障害者保健福祉手帳の対象には、統合失調症、気分障害、てんかん、発達障害（自閉症、学習障害、注意欠陥多動性障害等）などがあり、等級は1級から3級までである。

れている。この内満18歳未満の療育手帳所持者は21万4,000人で、0～9歳が9万7,000人（10.1％）、10～17歳が11万7,000人（12.7％）と推計されている。重度の知的障害児は、0～9歳が3万人、10～17歳が3万9,000人である。

［3］精神障害児の実態

厚生労働省が発表した「平成28年生活のしづらさなどに関する調査（全国在宅障害児・者等実態調査）の結果」[10]によると、2016（平成28）年12月現在で、精神障害者保健福祉手帳所持者は84万1,000人と推計されている。この内満18歳未満の精神障害者保健福祉手帳所持者は、0～9歳が4,000人（0.5％）、10～17歳が1万人（1.2％）と推計されている。

［4］発達障害児の実態

医師から発達障害と診断された者は、2016（平成28）年12月現在で48万1,000人と推計される。0～9歳の発達障害児は10万3,000人であるが、障害者手帳所持者が5万4,000人（52.4％）、障害者手帳非所持者が4万6,000人（45.6％）となっている。10～17歳の発達障害児は10万7,000人であり、この内、障害者手帳所持者が7万4,000人（69.2％）、障害者手帳非所持者が3万2,000人（29.0％）となっている。障害者手帳の種類はいずれも療育手帳が多く、0～9歳では5万3,000人（51.5％）、10～17歳では6万2,000人（57.9％）である。

図4-3-1は発達障害の種類やその特性を示したものである。

［5］医療的ケア児の実態

全国の医療的ケア児（在宅）は、2005（平成17）年の9,987人から、2020（令和2）年には1万9,238人となっており、約2万人（推計）である[11]。

2015（平成27）年度障害者支援状況等調査研究事業報告書「在宅医療ケアが必要な子どもに関する調査」において、在宅で実施している医療的ケアとしては「服薬管理」が最も多く78.1％、次いで「経管栄養」が72.1％、「吸引」が62.2％であった。

医療的ケアの主な実施者は母親であり、吸引や経管栄養については母親が8割以上実施している。代わりにケアを依頼できる相手としては、「同居の家族」が最も多く68.2％、次いで「訪問看護師」が33.1％、「別居の親族」が15.7％であった。「特にいない」と回答した者は14.7％であった。医療的ケアの主な実施者の代わりにケアを依頼できる相手が特にいない理

図 4-3-1　発達障害の種類について

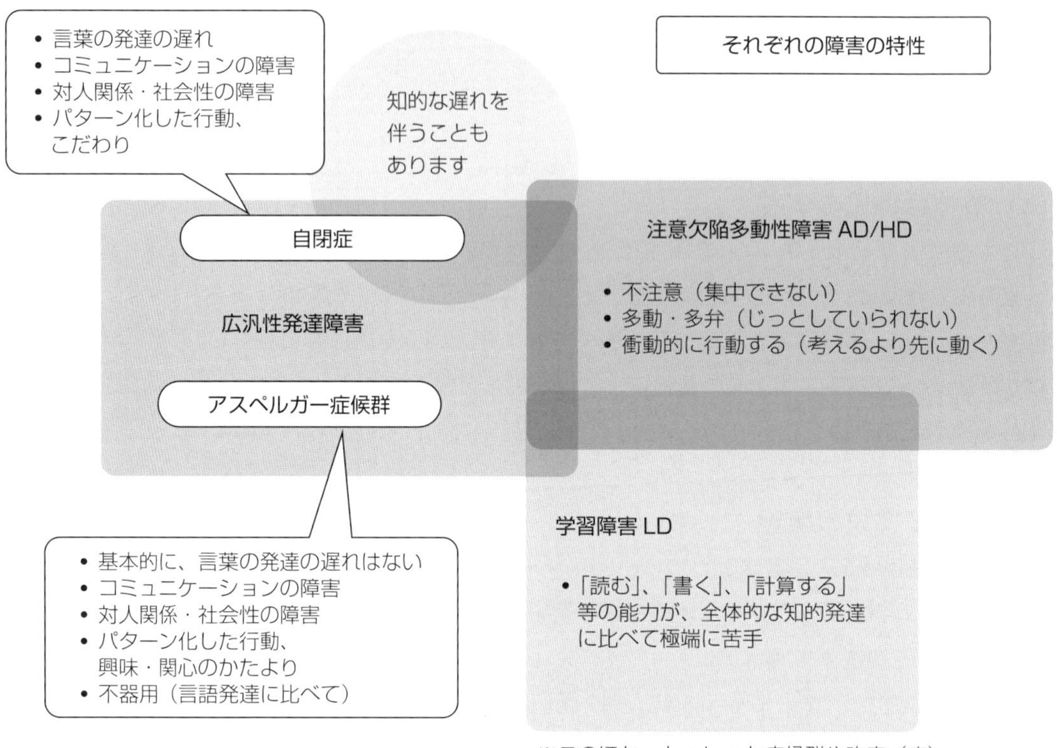

それぞれの障害の特性
• 言葉の発達の遅れ
• コミュニケーションの障害
• 対人関係・社会性の障害
• パターン化した行動、こだわり
知的な遅れを伴うこともあります
自閉症
広汎性発達障害
アスペルガー症候群
• 基本的に、言葉の発達の遅れはない
• コミュニケーションの障害
• 対人関係・社会性の障害
• パターン化した行動、興味・関心のかたより
• 不器用（言語発達に比べて）
注意欠陥多動性障害 AD/HD
• 不注意（集中できない）
• 多動・多弁（じっとしていられない）
• 衝動的に行動する（考えるより先に動く）
学習障害 LD
• 「読む」、「書く」、「計算する」等の能力が、全体的な知的発達に比べて極端に苦手
※このほか、トゥレット症候群や吃音（症）なども発達障害に含まれます。

出典）発達障害情報・支援センターウェブサイト「発達障害とは」.

由としては、「対応が難しく、家族等以外ではケアの実施が難しいと考えられるため」が 35.9%、次いで「地域に依頼できる事業所や医療機関がないため」が 34.4%であった(12)。

［6］小児慢性特定疾患児の実態

小児慢性特定疾患医療登録件数は、厚生労働省の 2020（令和 2）年度「衛生行政報告例」によると、12 万 3,693 人である。疾患群ごとの登録数は、内分泌疾患が 2 万 8,034 人（22.7%）、慢性心疾患 2 万 1,484 人（17.4%）、悪性新生物が 1 万 5,763 人（12.7%）となっている(13)。

C. 障害児の福祉サービスの現状

厚生労働省を中心とした障害児福祉サービスは、大きくは発生予防、早期発見・早期療育、相談・支援、居宅サービス、施設サービス、社会手当等の経済的支援に分かれる。発生予防と早期発見については、母子保健サービスのところで述べるので、ここでは早期療育、相談・支援、居宅サービス、施設サービス、経済的支援について見ていくことにする。

[1] 早期療育

(1) 療育指導

療育指導とは、児童福祉法19条では、保健所長は「身体に障害のある児童」や「疾病により長期にわたり療養を必要とする児童」等の審査を行い、または相談に応じ、必要な療育の指導を行うことと規定されている。具体的には、①整形外科医や病院等の医療機関への受診の指導、②身体障害者手帳交付申請の指導、③育成医療の給付制度の説明と申請指導、④補装具等の交付または修理の申請指導、⑤肢体不自由児施設等への入所が必要な子どもに対する児童相談所での相談・指導を促す等が行われている。

(2) 自立支援医療（育成医療）

育成医療とは、身体障害児を対象に障害の軽減や早期治療を目的として、生活能力を得るために必要な自立支援医療費の支給を行うものである。都道府県知事・指定都市・中核市市長が指定する指定医療機関で育成医療の給付が行われ、利用者は所得に応じて応分の負担をする。2006（平成18）年に児童福祉法から削除され、障害者自立支援法において自立支援医療の1つとして規定された。実施主体は市町村である。

[2] 相談・支援等

(1) 障害児相談支援事業と障害児等療育支援事業

障害児相談支援事業は、2000（平成12）年6月に児童福祉法6条の2に規定された事業であったが、障害者自立支援法の施行に伴い2006（平成18）年10月からは障害者自立支援法に位置づけられ、市町村の必須事業となり、3障害に対応した一般的な相談支援を実施することになった。

しかし、障害者自立支援法等の一部改正により2012（平成24）年4月より、障害児相談支援が児童福祉法に位置づけられ、**障害児支援利用援助**および**継続障害児支援利用援助**を行うこととなった。また、都道府県の広域・専門的相談支援として**障害児等療育支援事業**も実施されている。

(2) 補装具・日常生活用具の給付

補装具とは、障害児（者）の身体機能を補完し、または代替し、かつ、長時間にわたり継続して使用されるものであり、義肢、装具、車いすなどである。補装具の給付については、障害者総合支援法のもと、補装具費（購入費、修理費）の支給となっている。利用者負担は定率負担で、1割を利用者が負担する（ただし、所得に応じ一定の負担上限額が設定される）。支給決定は、障害児の場合、保護者からの申請に基づき、市町村が実施する。また、補装具の他に、重度の障害児の日常生活を容易にするた

障害児支援利用援助
障害児通所支援の申請に係る給付決定前に「障害児支援利用計画案」を作成し、支給決定後、指定障害児通所支援事業者等との連絡調整等を行い、サービス等の「障害児支援利用計画」を作成することをいう。

継続障害児支援利用援助
通所給付決定に係る障害児の保護者が、通所給付決定の有効期間内において、継続して障害児通所支援を適切に利用することができるよう、通所給付決定に係る障害児支援利用計画が適切であるかどうかにつき、厚生労働省令で定める期間ごとに、通所給付決定保護者の障害児通所支援の利用状況を検証し、障害児支援利用計画の見直しを行う。その結果に基づき、事業所等との連絡調整や、必要に応じて給付決定等に係る障害児の保護者に対し、新たな支給決定等に係る申請の勧奨を行う。

障害児等療育支援事業
在宅の重症心身障害児（者）、知的障害児（者）、身体障害児の地域における生活を支えるため、身近な地域で療育指導などが受けられる療育機能の充実を図るとともに、これらを支援する都道府県域の療育機能との重層的な連携を図る。実施主体は、都道府県、指定都市、中核市（社会福祉法人等への委託可）である。事業の具体的内容は、①訪問による療育指導、②外来による専門的な療育相談、指導、③障害児の通う保育所や障害児通園事業等の職員の療育技術の指導、④療育機関に対する支援などである。

めに、日常生活に必要な道具や設備等の給付または貸与する**日常生活用具給付等事業**が1972（昭和47）年から実施されていた。現在、日常生活用具の給付・貸与については、障害者総合支援法の地域生活支援事業に位置づけられており、障害者等の申請に基づき、市町村が給付決定や利用者負担を決定している。また、2018（平成30）年4月の「障害者の日常生活および社会生活を総合的に支援するための法律及び児童福祉法の一部を改正する法律」により、補装具の購入、修理に加え、「**借受け**」という選択肢が新たに加わった[14][15]。

借受け
①身体の成長に伴う短期間での補装具の交換が必要とされる場合、②障害の進行などによる短期間の補装具の利用が想定される場合、③補装具の購入に先立ち、比較検討が必要であると認められる場合は、「借受け」として補装具費支給の対象となる[14][15]。

[3] 居宅サービス

居宅で生活している障害児については、障害者総合支援法に基づき、居宅介護（ホームヘルプ）等や短期入所（ショートステイ）の障害福祉サービスに自立支援給付が行われている。

(1) 居宅介護（ホームヘルプ）

自宅で、入浴、排せつ、食事の介護等を行う。

(2) 同行援護

視覚障害により、移動に著しい困難を有する人が外出するとき、必要な情報提供や介護を行う。

(3) 行動援護

自己判断能力が制限されている人が行動するときに、危険を回避するために必要な支援、外出支援を行う。

(4) 重度障害者等包括支援

介護の必要性がとても高い人に、居宅介護等複数のサービスを包括的に行う。

(5) 短期入所（ショートステイ）

自宅で介護する人が病気の場合などに、短期間、夜間も含め施設で、入浴、排せつ、食事等の介護等を行う。

[4] 施設サービス

2010（平成22）年の児童福祉法の改正により、障害別に分かれていた通所サービスと入所サービスは、障害児通所支援と障害児入所支援となり、2012（平成24）年度から実施されている（**図4-3-2**）。また、児童発達支援センター（障害児通所支援）と障害児入所施設（障害児入所支援）は児童福祉施設として児童福祉法に位置づけられた[7]。障害児通所支援を利用する保護者は、サービス等利用計画を経て、支給決定を受けた後、利用する施設と契約を結ぶ。また、障害児入所支援を利用する場合は、児童相談所に申請を行う。

(1) 障害児通所支援

図 4-3-2 のように、**障害児通所支援**は、2012（平成 24）年の児童福祉法一部改正により、障害種別で分かれていたサービスが一元化され、児童福祉法に市町村が実施する障害児通所支援として位置づけられた。しかし、「児童発達支援」については、肢体不自由児への「治療」に対応するために、「医療型児童発達」を創設した。しかし、そのことにより、障害種別で通所先が分かれ、身近な児童発達支援センターが利用できない状況が残ってしまったことに加え、保育士等の配置が少なく「遊び」を通した発達支援が十分できないなどの課題があった。それらを踏まえ、2022（令和4）年 6 月公布の「児童福祉法等の一部を改正する法律」(2024 年 4 月施行）によって、障害種別にかかわらず身近な地域で必要な発達支援が受けることができるように、「医療型」を廃止し、一元化が行われる。

それらを踏まえ、2022 年 8 月 4 日から開催されている「障害児通所支

障害児通所支援
障害児通所支援とは、在宅で生活する障害児が受けられるサービスであり、児童発達支援、医療型児童発達支援、放課後等デイサービス、居宅訪問型児童発達支援および保育所等訪問支援のことである。また、障害児通所支援事業とは、障害児通所支援を行う事業をいう（児童福祉法 6 条の 2 の 2）。

図 4-3-2　障害児施設　事業の一元化

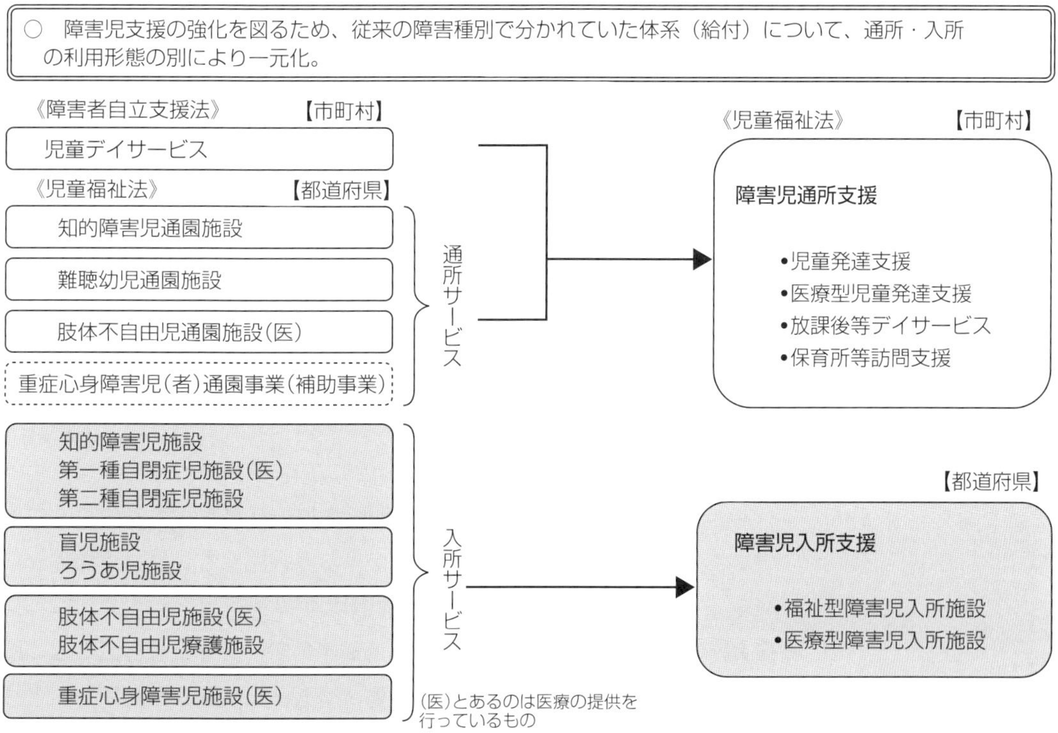

資料）厚生労働省（一部改編）.
注　1)（医）とあるのは医療の提供を行っているものである。
2) 2022 年 6 月公布の「児童福祉法等の一部を改正する法律」(2024 年 4 月施行）により、医療型発達支援は廃止され、児童発達支援に一元化。
出典）厚生労働省統計協会編『国民の福祉と介護の動向（2021/2022)』厚生労働省統計協会，2021，p.144.

援に関する検討会」において、①「児童福祉法等の一部を改正する法律」施行後の、児童発達支援センターの方向性について、②児童発達支援事業・放課後等デイサービスの「**総合支援型（仮称）**」と「**特定プログラム特化型（仮称）**」の方向性等について、③子ども・子育て一般施策への移行等についてなどが検討されている。

①**児童発達支援**：障害児を、**児童発達支援センター**やその他の厚生労働省令で定める施設に通わせ、日常生活における基本的な動作の指導、知識技能の付与、集団生活への適応訓練などの支援を行う。

②**医療型児童発達支援**：上肢、下肢または体幹の機能障害（以下、肢体不自由）のある児童を、医療型児童発達支援センターまたは独立行政法人国立病院機構もしくは独立行政法人国立精神・神経医療研究センターの設置する医療機関であって厚生労働大臣が指定するもの（指定医療機関）に通わせ、児童発達支援や治療を行う。

③**居宅訪問型児童発達支援**：2016（平成28）年5月の「障害者の日常生活及び社会生活を総合的に支援するための法律及び児童福祉法の一部を改正する法律」により創設された。重症心身障害児などの重度の障害児等であって、障害児通所支援を利用するために外出することが著しく困難な児童に発達支援が提供できるように、障害児の居宅を訪問し、日常生活における基本的な動作の指導、知識技能の付与等の支援を実施する。

④**放課後等デイサービス**：学校教育法に規定する学校（幼稚園および大学を除く）または専修学校等に就学している障害児（専修学校等に就学している障害児にあっては、その福祉の増進を図るため、授業の終了後又は休業日における支援の必要があると市町村長〔特別区の区長を含む。以下同じ〕が認める者に限る）につき、授業の終了後または休業日に児童発達支援センターその他の内閣府令で定める施設に通わせ、生活能力の向上のために必要な支援、社会との交流の促進その他の便宜を供与することをいう。

2022（令和4）年6月の「児童福祉法等の一部を改正する法律」において、対象に「専修学校等に就学している障害児」も対象に追加されている。

⑤**保育所等訪問支援**：保育所その他の児童が集団生活を営む施設として厚生労働省令で定めるものに通う障害児につき、当該施設を訪問し、当該施設における障害児以外の児童との集団生活への適応のための専門的な支援その他の便宜を給与することをいう。保育所、幼稚園、小学校やその他児童が集団生活を営む施設として地方自治体が認めている（放課後児童クラブなど）において実施されている。2018（平成30）年4月から、

「総合支援型（仮称）」と「特定プログラム特化型（仮称）」について
「児童発達支援」および「放課後等デイサービス」について、5領域（「健康・生活」「運動・感覚」「認知・行動」「言語・コミュニケーション」「人間関係・社会性」）全体をカバーした上で、特に重点を置くべき支援内容を決めていく「総合支援型」（仮称）を基本型とする。その上で、専門性の高い有効な理学療法、作業療法、言語療法等の発達支援については、「特定プログラム特化型」（仮称）として位置づける方向で検討されている[16]。

児童発達支援センター
児童発達支援センターは、児童福祉法43条において、日常生活における基本的動作の指導、独立自活に必要な知識技能の付与または集団生活への適応のための訓練を行う福祉型児童発達支援センターと、日常生活における基本的動作の指導、独立自活に必要な知識技能の付与または集団生活への適応のための訓練および治療を行う医療型児童発達支援センターに区分されている。2020（令和2）年10月において、福祉型児童発達支援センターは642ヵ所（在所者数3万7,730人）、医療型児童発達支援センターは95ヵ所（在所者数1,951人）。

保育所等訪問支援の支援対象が拡大され、乳児院、児童養護施設に入所している障害児が対象として追加された。

(2) 障害児入所支援

障害児入所支援は、**図4-3-2**のように、2012（平成24）年4月より、それまで障害種別に分けられていた障害児の入所施設が一元化され、児童福祉法に都道府県が実施する**障害児入所支援**として位置づけられた。

また、児童福祉法42条において、障害児入所施設は、**福祉型障害児入所施設**と**医療型障害児入所施設**に区分されており、それぞれ入所する子どもの状況に応じて支援を行うことが目的とされている。

また、**障害児入所施設における18歳以上の障害者**については、大人としてふさわしい、より適切な支援を行っていくため、障害者施策で対応することとされていたが、経過措置がとられていた。入所できる児童の年齢は原則18歳未満で、20歳未満まで入所の延長が可能とされていたが、2022（令和4）年6月公布（2024年4月施行）の「児童福祉法等の一部を改正する法律」では、福祉型障害児入所施設の入所児童等が地域生活等へ移行する際の調整の責任主体（都道府県・政令市）を明確化するとともに、22歳までの入所継続が可能となった。

(3) その他の施設サービス

①**障害児保育**：障害児保育については、厚生労働省が1974（昭和49）年から特別保育事業の1つとして財政補助を行った結果、障害児が一般保育所へ受け入れられるようになった。しかし、2003（平成15）年に一般財源化され、国庫補助が打ち切られた結果、後退を余儀なくされている地域もあった。1998（平成10）年より児童発達支援センターなどと保育所の併行利用が可能となっている。2015（平成27）年4月1日施行の子ども・子育て支援新制度により、すべての子どもを対象とする施策（一般施策）については、①市町村計画における障害児の受入体制の明確化、②優先利用など利用手続きにおける障害児への配慮、③新たな事業類型の創設等により、障害児支援の充実が図られている[18]。また、**保育所等における障害のある子どもに対する支援施策**としては、療育支援加算、障害児保育加算に加え、2017（平成29）年度より保育士等キャリアアップ研修が実施された[19]。そして、2021（令和3）年6月公布の「医療的ケア児及びその家族に対する支援に関する法律」に伴い、保育所等において医療的ケア児の受け入れを可能とするための体制を整備し、医療的ケア児の地域生活支援の向上を図ることを目的に、「医療的ケア児保育支援事業」が実施された。

②**発達障害者支援センター**：発達障害者支援法14条に規定されており、

障害児入所支援
障害児入所支援とは、「障害児入所施設に入所し、又は指定発達支援医療機関に入院する障害児に対して行われる保護、日常生活の指導及び知識技能の付与並びに障害児入所施設に入所し、又は指定発達支援医療機関に入院する障害児のうち知的障害のある児童、肢体不自由のある児童又は重度の知的障害及び重度の肢体不自由が重複している児童（以下「重症心身障害児」という。）に対し行われる治療をいう」と規定されている（児童福祉法7条の2）。

福祉型障害児入所施設
対象児は、身体に障害のある児童、知的障害のある児童または精神に障害のある児童（発達障害を含む）とされており、保護、日常生活の指導および独立自活に必要な知識技能を付与する。2020（令和2）年10月において、事業所数254ヵ所（在所者数6,476人）[20]。

医療型障害児入所施設
対象児は、医療を必要とする知的障害児、肢体不自由児、重症心身障害児とされており、保護、日常生活の指導、独立自活に必要な知識技能の付与および治療を行う。2020（令和2）年10月において、事業所数220ヵ所（在所者数7,883人）[20]。

障害児入所施設における18歳以上の障害者について
2010（平成22）年の児童福祉法の改正（2012年施行）において、18歳以上の障害者については、就労支援施策や自立訓練を通じ、地域移行を促進し、より適切な支援を行っていくため、障害者施策で対応することとされた。一方、現に福祉型障害児入所施設に入所して保健、医療、福祉、教育、労働などの関係機関と連携し、発達障害児・者やその家族の相談に応じて、豊かな地域生活を送れるように、指導・助言などの総合的な支援を行う専門機関である。

[5] 経済的支援

2019（令和元）年10月より、幼児教育・高等教育の無償化に伴い、満3歳になった後の最初の4月から小学校入学までの障害児通所支援・障害児入所支援の利用料が無償化された。幼稚園、保育所等に通いながら、発達支援等のサービスを利用している場合はどちらも無償化の対象となる。

福祉手当は、「特別児童扶養手当等の支給に関する法律」において、「**特別児童扶養手当**」「**障害児福祉手当**」「**特別障害者手当**」が規定されている。これらは、所得制限を設けており、受給者もしくはその配偶者または扶養義務者の前年の所得が一定の額以上であるときは支給されない。

(1) 特別児童扶養手当

特別児童扶養手当の支給状況は、2021（令和3）年度で、受給者数は25万1,445人、支給対象児童数は27万3,365人となっており、障害の種類別に見ると、知的障害児が6割以上を占めている。2021年度における支給される月額は、1級（重度）に該当する障害児1人につき5万2,500円、2級（中度）に該当する障害児1人につき3万4,970円である[21]。

(2) 障害児福祉手当

障害児福祉手当の受給者数は、2020（令和2）年度では6万3,621人となっており、2022（令和4）年4月現在、支給額は1万4,850円となっている[22][23]。

D. 障害児福祉の今後の課題と職員の役割

地域での生活を大切にしながら、障害のある子どもの生活援助としての療育を充実していくために、障害児福祉に携わる職員は、次のような課題に取り組む必要がある[24][25]。

第1の課題は、早期発見・早期療育体制の整備である。早期発見のための仕組みは母子保健を中心にかなり整備されつつあるが、どのようにして早期療育サービスにつなげるかという大きな課題がある。特に当事者が子どもの場合には、その保護者が障害受容ができない場合や、障害受容したとしてもサービスの利用を希望しない場合もある。したがって、障害児福祉に携わる職員は、子ども自身の立場だけではなく、保護者や家族全員の立場を尊重して援助を進めていくという視点が求められる。

いる18歳以上の者が退所させられることがないよう、2018年3月末までの間、経過措置とされていたが、その後も、強度行動障害者等の障害福祉サービスでの支援の提供の場が不足している状況等があることから、経過措置の期限を3年間延長し、2021年3月31日までとしていた[17]。

保育所等における障害のある子どもに対する国の支援施策について
①療育支援加算：主任保育士を主任業務に専任させるための代替保育士の配置等の実施に係る加算（主任保育士専任加算）の対象とされており、かつ障害児を受け入れている施設において、地域住民等の子どもの療育支援に取り組む場合に、主任保育士を補助する者を配置するために必要な経費を負担するもの。②障害児保育加算：障害児を受け入れる特定地域型保育事業所（居宅訪問型保育を行う事業所を除く）において、障害児2人につき、保育士1人を配置するために必要な経費を負担するもの（特定教育・保育施設は加算対象外）。③保育士等キャリアアップ研修：保育現場におけるリーダー的職員の育成に関する「保育士等キャリアアップ研修」の研修分野として「障害児保育」を盛り込み、当該研修を実施するために必要な経費の一部を補助するもの[19]。

障害児保育に関する子どものための教育・保育給付費負担金
①療育支援加算：主任保育士専任加算の対象とされており、かつ障害児を受け入れている施設において、地域住民等の子どもの療育支援に取り組む場合に、主任保育士を補助する者を配置するため

第２の課題は、地域において保護者や家族に対する支援体制を整備することである。障害児の子育ては、子どもを育てるということよりも、専門職の指導による障害の治療・訓練に駆り立てられるということが少なくない。そこでは、ともすると保護者や障害児のきょうだい等の家族のメンバーの自己実現と相反する場合も起こりえる。積極的な子育てを可能にするためには、従来の援助に加え、家族がほっとすることのできるレスパイトサービスを整備することは当然であるが、同じような問題を抱えているもの同士の相互支援、いわゆるセルフヘルプグループの育成・支援のようなインフォーマルなサービスづくりも課題である。障害児福祉に関わる職員は、家族が地域の資源を活用しながら暮らせるよう継続的に支援するコーディネーターやネットワーカーとしての役割が必要である。

第３の課題は、保健、医療、教育、就労、社会・文化活動など、生活関連領域の連携を強化し、総合的な支援システムを構築することである。たとえ、障害があっても、成長・発達する１人の子どもとしての家族生活、社会生活が保障されなければならない。特に学齢期の子どもの生活を支援していくシステムは十分に確立されているとはいえない。放課後、休日、長期学校休業期間等、学校生活以外の生活をどのようにつくっていくかという課題がある。障害児福祉に関わる職員は、**インクルージョン**の視点にたって、子どもやその家族の生活を支援していくことが求められている。

注）

ネット検索によるデータ取得日は，2022 年 5 月 30 日．

(1) 橋本好一「障害児福祉サービス」松原康夫･山縣文治編『児童福祉論（第２版）』ミネルヴァ書房，2003，p.170.

(2) 厚生労働省ウェブサイト「障害者総合支援法の対象疾病（難病等）の見直しについて（令和３年 11 月から）」.

(3) 学習障害及びこれに類似する学習上の困難を有する児童生徒の指導方法に関する調査研究協力者会議「学習障害児に対する指導について（報告）（平成 11 年７月２日）」文部科学省ウェブサイト．

(4) 発達障害情報・支援センターウェブサイト「発達障害者を支える、さまざまな制度、施策」.

(5) 厚生労働省統計協会編『国民の福祉と介護の動向（2021/2022）』厚生労働省統計協会，2021，pp.140–141.

(6) 内閣府ウェブサイト「令和元年版　障害者白書」pp.107–108.

(7) 厚生労働省統計協会編『国民の福祉と介護の動向（2020/2021）』厚生労働省統計協会，2020，pp.144–145.

(8) 第 61 回厚生科学審議会疾病対策部会難病対策委員会・第 37 回社会保障審議会児童部会小児慢性特定疾患児への支援の在り方に関する専門委員会「難病対策及び小児慢性特定疾病対策の現状について（令和元年５月 15 日）」公益財団法人　難病医学研究財団／難病情報センターウェブサイト．

(9) 小児慢性特定疾病情報センターウェブサイト「小児慢性特定疾病の対象疾病リスト（令和４年４月１日版）」.

の必要経費を負担。②障害児保育加算：障害児を受け入れる特定地域型保育事業所において障害児２人につき、保育士１人を配置するための費用を負担等[16]。

医療的ケア児保育支援モデル事業
「多様な保育促進事業の実施について」（四次改正 子発 0401 第５号／令和３年４月１日／各都道府県知事・指定都市市長・中核市市長あて厚生労働省雇用均等・児童家庭局長通知）に基づいて実施されている。医療的ケア児は、保育所等の利用を希望する場合に、受入れが可能となるよう、保育所等の体制を整備し、 医療的ケア児の地域生活支援の向上を図ることを目的とする。都道府県等において保育所等に、保育士等や看護師、准看護師、保健師または助産師を配置し、医療的ケアに従事させることや、保育士等が医療的ケアを行うために必要な研修受講への支援等の取組みを行い、保育所等において医療的ケア児の受入れを可能とする体制を整備し、地域生活支援の向上を図る事業。

特別児童扶養手当
家庭において 20 歳未満の障害児（障害等級１級および２級）の父もしくは母がその障害児を監護するとき、またはその障害児の父母以外の者が養育するとき、その父もしくは母またはその養育者に対して支給される。

障害児福祉手当
在宅で生活する 20 歳未満の重度障害児（障害児のうち、さらに重度の障害の状態にあるため、日常生活において常時の介護を必要とする者）に対して支給される。

特別障害者手当
在宅で生活する20歳以上の精神または身体に著しく重度の障害を有し、日常生活において常時特別の介護を必要とする状態にある者に支給される。

インクルージョン
1980年代以降、アメリカの障害児教育の領域において、注目されてきた考え方。すべての人びとが健康で文化的な生活を送ることができるように、人びとを孤立や排除から救い、社会の構成員として包み込み、コミュニティの力を強化し、支え合うという社会目標であり、より積極的に誰もがともに生きる社会の創造を目指すものである。

(10) 厚生労働省ウェブサイト「平成28年生活のしづらさなどに関する調査（全国在宅障害児・者等実態調査）の結果」.
(11) 厚生労働省ウェブサイト「医療的ケア児について（平成28年3月16日）」.
(12) みずほ情報総研株式会社「在宅医療ケアが必要な子どもに関する調査（平成28（2016）年3月）」厚生労働省ウェブサイト，平成27年度　障害者支援状況等調査研究事業報告書.
(13) 厚生労働省ウェブサイト「衛生行政報告例　小児慢性特定疾病医療受給者証所持者数，対象疾患群・都道府県―指定都市―中核市（再掲）別（令和2年度）」.
(14) 第86回社会保障審議会障害者部会「補装具費支給制度による借受けの導入について（平成29年9月20日）」厚生労働省ウェブサイト.
(15) 第89回社会保障審議会障害者部会「補装具費支給制度における借受け導入に向けた対応状況について（平成30年3月2日）」厚生労働省ウェブサイト.
(16) 厚生労働省ウェブサイト「障害者総合支援法改正法施行後3年の見直しについて　中間整理（令和3年12月16日）」.
(17) 障害福祉サービス等報酬改定検討チーム「障害児入所施設における18歳以上入所者（いわゆる「過齢児」）の移行に係る報酬・基準について≪論点等≫（令和2年11月18日）」厚生労働省ウェブサイト，第21回障害福祉サービス等報酬改定検討チーム資料.
(18) 内閣府ウェブサイト「子ども・子育て支援新制度の施行と障害児支援の充実について」.
(19) 厚生労働省ウェブサイト「保育所等における障害のある子どもに対する支援施策について（事務連絡平成29年8月4日）」.
(20) 厚生労働省ウェブサイト「令和2年社会福祉施設等調査の概況」.
(21)「特別児童扶養手当受給者数・支給対象障害児数，年度別」厚生労働省ウェブサイト『厚生統計要覧（令和2年度）』第3編第2章，第3-21表.
(22)「障害児福祉手当等の受給者数，都道府県×手当の種類別」厚生労働省ウェブサイト『令和2年度　福祉行政報告例』.
(23) 厚生労働省ウェブサイト「障害児福祉手当について」.
(24) 山縣文治『児童福祉論』ミネルヴァ書房，2005，pp.201-203.
(25) 中野敏子「療育サービス」庄司洋子ほか編『家族・児童福祉（改定版）』有斐閣，2002，pp.174-175.

コラム　障害のある子どもの放課後保障

2012（平成24）年から始まった**放課後等デイサービス**（以下、放デイ）は、現在、多くの障害のある学齢児が、放課後・休日の居場所、放課後生活の保障として利用している。

放デイが制度化される前は、障害のある子どもを対象としたサービス事業所は少なかった。**学童保育**（現：**放課後児童クラブ**）において障害児受入れ推進に係る補助事業が開始されたが、特に障害特性への配慮が難しい子どもについては受入れが進んでいなかった。それに伴い、障害のある学齢児の放課後・休日の居場所は非常に限定されてしまい、多くの子どもは主に母親と自宅で過ごしていた。

当時、私はかかわりのあった障害のある学齢児の母親から、「放課後や休みになると、ふとしたときに子どもが悪魔に見えることがある」と苦笑いを浮かべながら、思いを打ち明けられたことがあった。一般的に放課後や休日は、「自由で楽しみな時間」というイメージであると思うが、「居場所の確保」や「活動内容の充実」が難しい現状にあった障害のある子どもや家族にとっては、「窮屈で苦しい時間」なのだと感じた瞬間だった。その後、全国的に障害児の放課後保障への声が高まり、放デイが制度化され、利用者数・事業所数は年々増加したが、適切な運営や支援の質の確保が課題となった。そこで、放デイ事業所の支援の質の向上のために、2017（平成27）年4月の「放課後等デイサービスガイドライン」策定を皮切りに、その後もたびたび**報酬改定等**が行われている。しかし、放デイが実施されてから現在までの約10年の間に、女性の就労率の上昇や発達障害の認知の広がりなど、家庭や社会の変化により求められる役割・機能は変化してきており、放デイは**大きな転換期**を迎えている。児童福祉法も改正となり、放デイの**役割・機能**についても見直しが行われている。

子どもにとって「放課後」とは本来、子どもが主体となって「遊び」を中心にさまざまな経験をすることができる貴重な時間である。子どもにとって「遊び」の経験は、心の成長につながり、圧倒的に長いその後の人生を「主役」として生きるために、必要不可欠なものである。障害の有無にかかわらず、子どもがのびのびとした遊びの中から、自分らしい生活を実現していくためには、子どもやその家族にとって、居心地のよい生活をサポートしてくれるような支援が求められている。これからの放デイには、子どもの発達支援と保護者支援をあわせた子どもの安定した生活基盤を支える子ども・家族支援が期待される。

（泉　宗孝）

放課後等デイサービス
「学校通学中の障害児に対して、放課後や夏休み等の長期休暇中において、生活能力向上のための訓練等を継続的に提供することにより、学校教育と相まって障害児の自立を促進するとともに、放課後等における支援を推進」を目的とした事業。

放課後等デイサービスの報酬体系等の見直し
2021（令和3）年の放課後等デイサービスの報酬体系等の見直しでは、事業所を2区分に分けて報酬設定する方法を改め、より手厚い支援を必要とする子どもに応じて、きめ細かい加算を算定し、また、支援の質を向上させるための従業者要件の見直しが行われた。

大きな転換期
2021年10月に厚生労働省が出した「障害児通所支援の在り方に関する検討会」報告書では、「放課後等デイサービスガイドライン」の見直しが進められるとされている。

改正児童福祉法における放課後等デイサービスの役割・機能
児童福祉法等の一部を改正する法律（2022〔令和4〕年6月15日公布、2024〔令和6〕年4月施行）により、児童福祉法6条の2の2第3項が「……生活能力の向上のために必要な支援」に改正。「訓練」が「支援」に更新された。

4. 保育

A. 戦後の保育の歴史

日本の養育の社会化は、教育の流れから設立された**幼稚園**と、救貧・防貧のための慈善事業の流れから設立された**託児所**に分かれて、発展してきた。

戦後、1947（昭和22）年3月に「教育基本法」および「学校教育法」が公布され、幼稚園は**学校教育法**に学校として位置づけられ、文部省の所管となり、「幼稚園は幼児を保育し、適当な環境を与えて、その心身の発達を助長することを目的とする」（77条）と規定された。一方、1947（昭和22）年12月に、「**児童福祉法**」が制定され、**託児所**は**児童福祉施設**として**保育所**と改称され、**厚生省**の所管となり、国および地方自治体の責任、目的が2条、24条、39条で明記された。1951（昭和26）年の改正において、39条に「保育に欠ける」が追加されて、「保育所は、日日保護者の委託を受けて、**保育に欠ける**その乳児又は幼児を保育することを目的とする施設とする」となった。

「保育に欠ける」事由
以下のいずれかの事由に該当し、かつ、同居親族その他の者が当該児童を保育することができないと認められること。①昼夜労働することを常態としていること（就労）、②妊娠中であるかまたは出産後間がないこと（妊娠、出産）、③疾病にかかり、もしくは負傷し、または精神もしくは身体に障害を有していること（保護者の疾病、障害）、④同居の親族を常時介護していること（同居親族の介護）、⑤震災、風水害、災害その他の災害の復旧にあたっていること（災害復旧）、⑥前各号に類する状態にあること（その他）。

1947（昭和22）年の幼稚園の設置数は1,529園、保育所は1,500所であった。戦後の経済成長と出生数の増加（第1次ベビーブーム）に伴って、保育所、幼稚園ともに入所（園）施設数、児童数も増加していった。

1950年代半ばから1960年代にかけての高度成長期は、重工業（第2次産業）を主とした経済成長期であり、男性の労働力が必要とされたことから、「**性別役割分業の理念**」（男性は仕事、女性は家事・育児）が定着し、「**三歳児神話**」が広がった。当時は結婚退職や出産退職などを前提とする企業も多かったが、人件費節約のために出産後の既婚女性のパートタイマーとしての労働力が必要とされ、既婚女性の就労者数の増加に伴って、3歳以上の保育所の整備が進められた。1960（昭和35）年前後から、高度経済成長下の労働力需要、急速な都市化と核家族化を背景とする女性の労働力化、という状況から、職場に進出した女性たちは、自らの生活上の要求や働く権利意識の成長に基づき、資本の一方的都合や政府施策に抗して、働き続ける権利と条件を要求しはじめた[(1)]。子育てのために仕事を辞めざるを得ない母親や、劣悪な労働条件の下で働く保育所保母たちが中心になって、政府や自治体に保育所整備拡充と職員の待遇改善を求めて「**ポスト**

三歳児神話
子どもが3歳になるまでは母親は子育てに専念すべきであり、そうしないと子どもの成長に悪影響を及ぼすという考え方。

の数ほど保育所を」運動が展開された。また、乳児保育を必要とする父母による**共同保育**（無認可保育所）の取組みが東京から各地に拡がった。このような保育要求に応えて、政府は1960年代後半から1970年代にかけて、保育所の整備と幼稚園の振興策を押し進め、1969（昭和44）年には**乳児保育**を制度化した。

1970年代の第2次ベビーブームが終わると、それまでの数年間下降気味だった平均初婚年齢や第1子出産年齢の再上昇が始まり、婚姻件数、出生数はともに低下傾向となった。1985（昭和60）年に、日本が「**女子に対するあらゆる形態の差別の撤廃に関する条約**」（**女子差別撤廃条約**）に批准し、翌年に男女雇用機会均等法が施行されると、女性の社会進出が増えたことも背景となって、非婚化・晩婚化・晩産化といった傾向はより顕著になっていった。1989（平成元）年には、**合計特殊出生率**がそれまでの最低数値を下回る1.57を記録した。政府は、1994（平成6）年に「今後の子育て支援のための施策の基本方向について」（**エンゼルプラン**）を策定し、1999（平成11）年には、「重点的に推進すべき少子化対策の具体的実施計画について」（**新エンゼルプラン**）を策定して、仕事と子育ての両立支援など子どもを産み育てやすい環境づくりに乗り出し、保育所整備が少子化対策として行われるようになった。

この頃を境にして、保育所の在籍児童数が幼稚園の在籍児童数を上回り、その後、ますます保育所の入所希望者が増える一方、少子化と就労女性の増大に伴って幼稚園の空き教室が目立ち始め、保育ニーズは多様化した。このような状況のもとに1997（平成9）年6月に児童福祉法の改正がなされ、保育制度の見直しが行われた（翌年4月施行）。また、1998（平成10）年6月には、厚生省（現：**厚生労働省**）が『**平成10年版厚生白書**』において「三歳児神話は合理的根拠がない」と発表した(2)。同年10月、児童福祉施設最低基準の一部改正により、乳児保育が一般化され、0歳児3人につき保母1名という現在の配置になった。さらに、1999（平成11）年6月に、児童福祉法の一部が改正され、保母が**保育士**と改称され、国家資格として法定化された（2003〔平成15〕年施行）。

2005（平成17）年に、合計特殊出生率は1.26とさらに低下し、過去最低を記録した。2006（平成18）年、「新しい少子化対策について」が少子化社会対策会議で決定され、幼稚園と保育所の一体化施設である「**認定こども園**」が発足した。2007（平成19）年には、「仕事と生活の調和（ワーク・ライフ・バランス）憲章」が策定された。この間、保育所に入りたくても入れない**待機児童**の数は増大し、政府は待機児童の解消対策に取り組んでいるが、保育需要に対して保育所整備が追いつかない状況である。

乳児保育の制度化
保護者が原則として所得税非課税世帯である低所得層に属している乳児が9人以上在籍する保育所を対象とする、という特別乳児保育対策。1989（平成元）年、乳児保育特別対策の一部改正により、利用者の所得制限が撤廃された。

1997（平成9）年児童福祉法改正による保育制度の見直し
①保育所への入所の仕組みに関する事項（24条関係）：措置制度から選択利用システムを導入、②保育所による情報提供および保育相談に関する事項（48条の4関係）、③保育費用の徴収に関する事項（56条3項関係）：応能負担から応益制を導入。

「三歳児神話は合理的根拠がない」
平成10年版厚生白書の概要(2)には、以下のような内容が述べられている。「三歳児神話には、少なくとも合理的な根拠は認められない。乳幼児期という人生の初期段階は、人間（他者）に対する基本的信頼感を形成する大事な時期であるが、この信頼感は、乳幼児期に母親が常に子どもの側にいなければ形成されないというものではない。両親が親として子育て責任を果たしていく中で、保育所や地域社会などの支えも受けながら、多くの手と愛情の中で子どもを育むことができれば、それは母親が1人で孤立感の中で子育てするよりも子どもの健全発達にとって望ましいともいえる。大切なのは育児者によって注がれる愛情の質。」

2012（平成 24）年 8 月には**子ども・子育て支援法**などが公布され、2015（平成 27）年度より「子ども・子育て支援新制度」が実施されている。2017（平成 29）年 4 月から、子育てにおける負担の軽減や仕事と子育ての両立支援など、安心して子育てができる環境づくりを推進するために、地域の実情に応じた**多様な保育促進事業**が実施されている。2021（令和 3）年度から 2024（令和 6）年度までの 4 年間で、待機児童解消を目指して、14 万人分の保育の受皿を整備する「新子育て安心プラン」が実施されている。

「多様な保育推進事業の実施について」の一部改正について
次の事業を実施。①保育所利用支援事業、②3 歳児受入れ等連携支援事業、③医療的ケア児保育支援事業、④家庭支援推進保育事業、⑤広域保育所等利用事業、⑥待機児童対策協議会推進事業、⑦新たな待機児童対策提案型事業、⑧保育所等における要支援児童等対応推進事業。

B. 保育という場（2021 年現在）

［1］施設型保育

「**子ども・子育て支援新制度**」（2015〔平成 27〕年 4 月施行）において、保育所、認定こども園、幼稚園は、**施設型保育施設**とされ、施設型保育給付の対象施設であることは市町村が確認することとなった。保育所、幼稚園、幼保連携型認定こども園を比較すると次頁の**表 4-4-1** のようになる。

子ども・子育て支援新制度
「子ども・子育て支援新制度」とは、2012（平成 24）年 8 月に成立した「子ども・子育て支援法」、「認定こども園法の一部改正」、「子ども・子育て支援法及び認定こども園法の一部改正法の施行に伴う関係法律の整備等に関する法律」の子ども・子育て関連 3 法に基づく制度のことをいう。

（1）保育所

保育所は、児童福祉法 39 条に基づく**児童福祉施設**であり、**社会福祉法**に基づく**第二種社会福祉事業**でもある。一般に保育所と認められているのは、児童福祉法 35 条に基づいて都道府県の認可を受けている認可保育所のことである。

保育所は、「保護者の委託を受けて、**保育を必要とする**乳児又は幼児を保育することを目的とする施設」（児童福祉法 39 条）である。2015（平成 27）年 4 月に、「子ども・子育て支援新制度」が施行され、それに伴って 2016（平成 28）年に児童福祉法が改正されて、「保育に欠ける」から「保育を必要とする」に改められた。ここでいう「保育を必要とする」子どもとは、就労、妊娠・出産、保護者の就労や疾病などの理由で主に日中保護者による保育ができない状態の子どものことをいう。具体的には以下のいずれかの事由に該当する。①フルタイムのほか、パートタイム、夜間など基本的にすべての就労に対応（一時預かりで対応可能な短時間就労は除く）、②妊娠、出産、③保護者の疾病、障害、④同居または長期入院等している親族の介護・看護・兄弟姉妹の小児慢性疾患に伴う看護など、同居または長期入院・入所している親族の常時の介護、看護、⑤災害復旧、⑥求職活動・起業準備を含む、⑦就学・職業訓練校における職業訓練を含む、⑧虐待や DV のおそれがあること、⑨育児休業取得時に、すでに保育を利用している子どもがいて継続利用が必要であること、⑩その他、上記に類

表 4-4-1　保育所・幼稚園・幼保連携型認定こども園の比較

	保育所（園）	幼稚園	幼保連携型こども園
管轄	厚生労働省	文部科学省	内閣府・厚生労働省・文部科学省
根拠法令	児童福祉法	教育基本法 学校教育法	児童福祉法、教育基本法、学校教育法、認定こども園法
法的種別	児童福祉施設	学校	学校・児童福祉施設
設置主体	制限なし（主に市町村、社会福祉法人）	国、自治体、学校法人	国、自治体、学校法人、社会福祉法人
設備・運営の基準	児童福祉施設の設備及び運営に関する基準	幼稚園設置基準	幼保連携型認定こども園の学級の編成、職員、設備及び運営に関する基準
対象年齢	0～5歳	3～5歳	0～5歳
配置基準、学級編成の基準	0歳児：3対1 1～2歳児：6対1 3歳児：20対1 4～5歳児：30対1	1学級35人以下	学級編成は幼稚園に準ずる 配置基準は保育所に準ずる
職員の配置	保育士、嘱託医、調理員[1]	園長、教頭、幼稚園教諭、学校医、学校歯科医、学校薬剤師	園長、教頭、保育教諭、調理員[1]、学校医、学校歯科医、学校薬剤師
教育・保育、開園時間	保育時間：8時間 開園時間：11時間	教育時間：4時間 開園時間：4時間＋預かり時間	教育時間は幼稚園に準ずる。保育・開園時間は保育所に準ずる
開園日数	約300日（日曜、祝日を除く）	39週以上	教育週数は幼稚園に準ずる。開園日数は保育所に準ずる
教育・保育基準	保育所保育指針	幼稚園教育要領	幼保連携型認定こども園教育・保育要領

注1）保育所、幼保連携型認定こども園では調理員は必置．調理業務の外部委託は可．
注2）保育所、認定こども園の管轄が2023（令和5）年4月1日よりこども家庭庁に移る予定．
出典）厚生労働省・文部科学省・内閣府資料を一部修正．

する状態として市町村が認める場合（子ども・子育て支援法施行規則1条の5）などである。ただし、同居の親族その他の者が当該児童を保育することができる場合、その優先度を調整することが可能である。ここで注意したいことは、「保育を必要とする」子どもは「保護を要する児童」、つまり「**要保護児童**」や「**要支援児童**」とは異なるということである。また、**児童養護施設**などへ入所している子どもは「保育を必要とする」状態とはみなされないので、保育所へ入所することはできない。

「保育所等関連状況取りまとめ（令和3年4月1日）」によると、**認可保育所**は、2021（令和3）年4月1日現在、全国に2万3,896ヵ所あり、200万3,934人の子どもが入所（在籍）している(3)。母親の就労に伴い入所希望は増え続け、入所できない待機児童は、「保育所等関連状況取りまとめ（令和3年4月1日）」によると、2021年4月1日現在、5,634人、そのうち低年齢児（0～2歳）の待機児童が4,935人（87.6%）を占めている[3]。

認可保育所では、**待機児童解消**のために、3歳未満児の受入れ児童数を増やしたり、分園を設置したり、**一時預かり事業**を実施している。そして、保護者の多様なニーズに応えるために、**延長保育事業**を取り入れている保育所は多い。また、**病児保育事業**に取り組む保育所も増えてきている。

一時預かり事業
地域子ども・子育て支援事業として位置づけられる。家庭において保育を受けることが一時的に困難となった乳幼児について、主として昼間において、認定こども園、幼稚園、保育所、地域子育て支援拠点その他の場所において、一時的に預かり、必要な保護を行う事業。実施主体は市区町村（市区町村が認めた者への委託可）。①一般型、②幼稚園型Ⅰ、③幼稚園型Ⅱ、④余裕活用型、⑤居宅訪問型、⑥地域密着Ⅱ型がある[4]。

延長保育事業
地域子ども・子育て支援事業として位置づけられる。保育認定を受けた子どもについて、通常の利用日および利用時間以外の日および時間において、認定こども園、保育所等において保育を実施する事業。実施主体は市区町村（市区町村が認めた者への委託可）。一般型と訪問型（平成27年度創設）がある[4]。

病児保育事業
地域子ども・子育て支援事業として位置づけられる。病児について、病院・保育所等に付設された専用スペース等において、看護師等が一時的に保育等をする事業。実施主体は市町村（特別区も含む）。①病児対応型・病後児対応型、②体調不良時対応型、③非施設型（訪問型）がある[4]。

(2) 幼稚園

幼稚園は、学校教育法1条において「学校」と定められ、22条において「義務教育及びその後の教育の基礎を培うものとして、幼児を保育し、幼児の健やかな成長のために適当な環境を与えて、その心身の発達を助長することを目的とする」とある。つまり、幼稚園は、満3歳から小学校就学の始期に達するまでの幼児を教育する学校である。

「令和3年度学校基本調査」によると、幼稚園は、2021（令和3）年12月22日現在、全国に9,420園あり、100万9,000人の子どもが在園している。少子化と女性就労の増大に伴って幼稚園数は、1980（昭和55）年より徐々に減る傾向にある。「子ども・子育て支援新制度」の施行後も新制度に移行しない幼稚園もあるが、施設型給付を受ける幼稚園や認定こども園に移行している園が増えている。

保護者のニーズに応えるために、預かり保育（一時預かり事業）を実施している園も増えている。

(3) 認定こども園

認定こども園は、2006（平成18）年に制定された「**就学前の子どもに関する教育、保育等の総合的な提供の推進に関する法律**」（**認定こども園法**）に基づいて創設された、幼稚園と保育所の機能と子育て支援機能を一体的に行う「教育・保育施設」である。学校でもあり、児童福祉施設でもある。都道府県等から認定を受けて、施設型保育給付対象施設となる。地域の実情や保護者のニーズに応じて4類型の認定こども園（**表4-4-2**）がある。4類型は、**幼保連携型**、**幼稚園型**、**保育所型**、**地方裁量型**である。

「保育所等関連状況取りまとめ（令和3年4月1日）」によると、幼保連携型認定こども園は、2021（令和3）年4月1日現在、全国に6,093園あり、78万6,429人の子どもが在園（籍）している。幼稚園型認定こども園数は1,246園、在園数16万1,579人、保育所型認定こども園数は1,164園、在園数11万442人、地方裁量型認定こども園数は82園、在園数は5,050人である。保護者の多様なニーズに応えるために、一時預かり事業や延長保育事業に取り組む認定こども園も増えている。保育を必要とする子どもは、保育所同様に市町村に申請して、認定を受ける。保育を必要としない子どもは認定こども園に直接申し込む。したがって、認定こども園を利用

表 4-4-2　認定こども園の 4 類型

	幼保連携型	幼稚園型	保育所型	地方裁量型
法的種別	学校かつ児童福祉施設	学校（幼稚園＋保育所機能）	児童福祉施設（保育所＋幼稚園機能）	幼稚園機能＋保育所機能
設置主体	国、自治体、学校法人、社会福祉法人	国、自治体、学校法人	制限なし	制限なし
職員	保育教諭（幼稚園教諭免許＋保育士）	満 3 歳以上→両免許・資格の併有が望ましいがいずれかでも可 満 3 歳未満→保育士資格が必要	満 3 歳以上→両免許・資格の併有が望ましいがいずれかでも可 満 3 歳未満→保育士資格が必要 ※ただし、2・3 号子どもに対する保育に従事する場合は、保育士資格が必要	満 3 歳以上→両免許・資格の併有が望ましいがいずれかでも可 満 3 歳未満→保育士資格が必要

出典）内閣府ウェブサイト「子ども・子育て支援新制度について（令和 3 年 6 月）」をもとに筆者作成.

する子どもは、幼稚園利用の３～５歳児（**1 号認定**）、保育所利用の３～５歳児（**2 号認定**）、保育所利用の０～２歳児（**3 号認定**）である。子どもたちは一緒に、「認定こども園」で、教育・保育を受けている。保育を必要としない子どもは、幼稚園と同様の４時間程度のみの利用となり、それ以上利用する場合は、預かり保育（一時預かり事業）を利用することになる。

［2］地域型保育事業

都市部では、保育所や認定こども園を新設しても待機児童解消にはつながらないため、「子ども・子育て支援新制度」において、「**地域型保育事業**」が新設された。**表 4-4-3** に示した保育事業を市町村の認可事業（地域型保育事業）として児童福祉法に位置づけた上で、地域型保育給付の対象とし、多様な施設や事業の中から利用者が選択できる仕組みとされた。地域型保育事業は、３歳未満児を対象とした比較的小規模な保育事業である。市町村の認可を受けて、地域型保育給付対象施設となる。地域型保育事業は、**小規模保育事業、家庭的保育事業、居宅訪問型保育事業、事業所内保育事業**の４類型がある。

(1) 小規模保育事業

小規模保育は、０～２歳までの子どもを対象とした６～ 19 人以下の小規模な保育所であり、A 型・B 型・C 型の３類型がある。A 型は保育所の分園、ミニ保育所に近い類型、B 型は A 型と C 型の中間型、C 型は家庭的保育、グループ型小規模保育の類型である。

市町村の研修受講や地域の認可保育所等との連携等が必要とされ、保育所保育指針に準拠した保育内容が求められる。

表 4-4-3　地域型保育事業の種類・事業主体・定員・職員

<table>
<tr><th>類型</th><th>事業主体</th><th>対象年齢、定員</th><th colspan="2">職員数・職員資格</th></tr>
<tr><td rowspan="3">小規模保育事業</td><td rowspan="3">市町村、民間事業者等</td><td rowspan="3">0～2歳児、6人以上19人以下</td><td>A型</td><td>保育所の配置基準＋1名
・保育士（保育所と同様、保健師または看護師等の特例を設ける。）</td></tr>
<tr><td>B型</td><td>保育所の配置基準＋1名
・1/2以上保育士（保育所と同様、保健師または看護師等の特例を設ける。保育士以外には研修実施）</td></tr>
<tr><td>C型</td><td>0～2歳児3：1（補助者を置く場合、5：2）
・家庭的保育者(市町村が行う研修を終了した保育士、保育士と同等以上の知識及び経験を有すると市町村長が認めた者)</td></tr>
<tr><td>家庭的保育事業</td><td>市町村、民間事業者等</td><td>0～2歳児、5人以下</td><td colspan="2">0～2歳児3：1　家庭的保育補助者を置く場合5：2
・家庭的保育者（＋家庭的保育補助者）(市町村が行う研修を終了した保育士、保育士と同等以上の知識および経験を有すると市町村長が認めた者)</td></tr>
<tr><td>居宅訪問型保育事業</td><td>市町村、民間事業者等</td><td>0～2歳児</td><td colspan="2">0～2歳児：1：1
必要な研修を終了し、保育士、保育士と同等以上の知識および経験を有すると市町村が認めた者</td></tr>
<tr><td>事業所内保育事業</td><td>事業主等</td><td>0～5歳児、20人以上19人以下</td><td colspan="2">定員20人以上：保育所の基準と同様
定員19人以下：小規模保育事業A型、B型の基準と同様</td></tr>
</table>

※保育所の配置基準は0歳児3：1、1・2歳児6：1、資格は保育士（保健師または看護師の特例有1名まで）
出典）内閣府ウェブサイト「子ども・子育て支援新制度について（令和3年6月)」.

(2) 家庭的保育事業

家庭的保育は、家庭的保育者の自宅等で、家庭的保育者1人で0～2歳までの3人の子どもを保育することである。家庭的保育補助者が加われば、5人まで保育することができる。

市町村の研修受講や地域の認可保育所等との連携や家庭的保育者同士の交流が求められている。

(3) 居宅訪問型保育事業

居宅訪問型保育は、保育を必要とする乳幼児の自宅で、保育士等が1対1を基本として保育する。対象は、障害や疾病等により集団保育が困難な乳幼児である。障害児を対象に保育する場合は、専門的な支援が受けられる施設との連携が必要とされている。

(4) 事業所内保育事業

定員が20人以上の場合は、保育所と同じ基準であり、19人以下の場合は、小規模保育事業A型、B型の基準が適用される。主として従業員の子どもが対象であるが、保育を必要とする地域の子どもも利用することができる。

［3］認可外保育施設

児童福祉施設の設置及び運営に関する基準を満たさず、都道府県の認可を受けていない**認可外保育施設**がある。認可外保育施設とは、一般的な認可外保育施設、地方自治体独自の認証保育施設、ベビーホテル、認可外の事業所内保育施設等である。2016（平成28）年度には、企業主導型保育事業が創設された。この事業は、事業主拠出金を財源として、従業員の多様な働き方に応じた保育を提供する企業等を支援するとともに、待機児童対策に貢献することを目的としている[5]。厚生労働省「令和元年度　認可外保育施設の現況取りまとめ」[4]によると、2020（令和2）年3月現在、全国に届出対象の認可外保育施設数は1万9,078ヵ所（前年度1万2,027ヵ所）あり、24万3,882人（前年度17万3,160人）の子どもが入所している。認可外保育施設から、認可の施設・事業へ移行した施設は167ヵ所（前年度218ヵ所）であった。

認可外保育施設数の増加
事業所内保育施設については2019（令和元）年7月1日からすべての施設が届出対象となり、対前年度4,808ヵ所、認可外の居宅訪問型保育事業で2,204ヵ所（うち個人：2,125ヵ所）増加したため、全体の届出対象施設数が増加している[4]。

C. 幼児教育・保育の無償化

2019（令和元）年10月1日から消費税率10%の増税に伴って、**幼児教育・保育の無償化**（**表4-4-4**参照）が始まった。幼稚園、保育所、認定こども園などを利用する3歳から5歳児までのすべての子ども、住民税非課税世帯の0歳から2歳児までの子どもの利用料が無料になった。子育て世帯の幼児教育の負担を軽減して、出生率を向上させることがねらいである。

幼稚園、保育所、認定こども園、地域型保育等を利用する3～5歳までのすべての子どもたちの利用料が無料になる。子ども・子育て支援新制度の対象とならない幼稚園については、上限月額25,700円まで無償になる。

表4-4-4　幼児教育・保育の無償化

施設類型	3～5歳児	0～2歳児
幼稚園	無料 ＊子ども・子育て支援新制度の対象とならない幼稚園については利用料が月額25,700円まで無償	—
認可保育所、認定こども園、地域型保育	無料	無料 ＊住民税非課税世帯のみ
（保育の必要性認定のみ） 認可外保育施設 一時預かり事業、病児保育事業、ファミリー・サポート・センター事業	（保育の必要性認定のみ） 利用料月額37,000円まで無償 ＊幼稚園預かり保育は、最大月額11,300円まで無償	（保育の必要性認定のみ） 利用料月額42,000円まで無償 ＊住民税非課税世帯のみ

出典）内閣府ウェブサイト「幼児教育・保育の無償化」より筆者作成.

ただし、子ども・子育て新制度において、施設型保育給付対象施設になっていない幼稚園については、無償化になるための認定や、市町村によっては償還払い手続きが必要な場合がある。

0～2歳は、住民税非課税世帯に限り、利用料は無料である。

認可外保育施設についても補助対象となり、3～5歳児は上限月額3万7,000円まで、0～2歳までは住民税非課税世帯に限り月額4万2,000円まで無償になる。また、一時預かり事業、病児保育事業、**ファミリー・サポート・センター事業**についても補助対象となる。ただし、「保育を必要とする」の認定を受けた者のみが対象となる。幼稚園利用の子どもが、預かり保育を利用する場合、「保育を必要とする」の認定を受ければ、利用実態に応じて、月額1万1,300円までの範囲で無償になる。

D. 保育の基準

保育所保育指針は、保育所が守るべき保育の基準であり、保育士等は、保育所保育指針に則って保育しなければならない。**幼稚園教育要領**は、幼稚園が守るべき幼児教育の基準であり、**幼稚園教諭**は幼稚園教育要領に則って幼児教育をしなければならない。**幼保連携型認定こども園教育・保育要領**は、幼保連携型認定こども園が守るべき幼児教育・保育の基準であり、**保育教諭**等は幼保連携型認定こども園教育・保育要領に則って幼児教育・保育をしなければならない。

上記の保育所保育指針、幼稚園教育要領、幼保連携型認定こども園教育・保育要領は、2017（平成29）年3月に改訂され、整合性が図られ、翌年4月1日より施行されている。新しい各要領・指針には、生きる力の基礎を育むための資質・能力を一体的に育むことが記載され、「**幼児期の終わりまでに育ってほしい姿**」が明確に示されている。乳児・3歳未満児の保育内容については、保育所保育指針、幼保連携型認定こども園教育・保育要領に同じように記載し、充実を図っている。3歳以上の保育内容については、幼稚園教育要領、保育所保育指針、幼保連携型認定こども園教育・保育要領ともに統一し、一層の整合性を図っている。

また、養護（生命の保持と情緒の安定）についても、保育所保育指針、幼保連携型認定こども園教育・保育要領において統一してこれまでと同様に重要視している。また、幼稚園教育要領の「健康」領域「保育内容の取扱い」において、保育所保育指針や幼保連携型認定こども園教育・保育要領の「健康」領域「保育内容の取扱い」と同様の記載がなされ、養護の整合性を図っている。

生きる力の基礎を育むための資質・能力
①豊かな体験を通じて、感じたり、気づいたり、分かったり、できるようになったりする「知識及び技能の基礎」。
②気づいたことや、できるようになったことなどを使い、考えたり、試したり、工夫したり、表現したりする「思考力、判断力、表現力等の基礎」。
③心情、意欲、態度が育つ中で、よりよい生活を営もうとする「学びに向かう力、人間性等」。

幼児期の終わりまでに育ってほしい姿
具体的な姿は次の通りである。
①健康な心と体、②自立心、③協同性、④道徳心・規範意識の芽生え、⑤社会生活との関わり、⑥思考力の芽生え、⑦自然との関わり・生命尊重、⑧数量や図形、標識や文字への関心・感覚、⑨言葉による伝え合い、⑩豊かな感性と表現。

0歳児の保育内容
健やかに伸び伸びと育つ、身近な人と気持ちが通じ合う、身近なものと関わり感性が育つ。

1歳以上3歳未満児の保育内容
心身の健康に関する領域「健康」、人との関わりに関する領域「人間関係」、身近な環境との関わりに関する領域「環境」、言葉の獲得に関する領域「言葉」、感性に関わる領域「表現」。

3歳以上の保育内容
1歳以上3歳未満児の保育内容と同じ、5領域（「健康」・「人間関係」・「環境」・「言葉」・「表現」）である。

E. 今後の課題

現在の保育の場が、待機児童解消対策として多様化したことによって、保育の質を保障できるかどうかが問われている。保育者の研修制度の確立と施設間連携は、緊急の課題である。

幼児教育・保育の無償化については、保育所にも入れず離職をせざるを得ない人たちや認可外保育所に行かざるを得ない人たちなど、すべての子育て中の人たちが対象になるわけではない。また、無償化によって保育所への待機児童は増え、それに伴って保育士不足も課題である。しかし、少子化に加えてコロナ禍による預け控えや出生数減少により、地域によっては、保育所の空き人数が増えてきている。

保育所保育指針、幼稚園教育要領、幼保連携型認定こども園教育・保育要領の整合性が図られ、保育現場では幼保一体化共通カリキュラムの研究に取り組む地域や保育施設が増えてきている。しかし、実践するとなると、保育内容、保育形態、子育て支援、インクルーシブ教育・保育、幼保小連携、地域交流等、課題は多い。子どもの人権を尊重し、質の高い保育施設と家庭と地域が一体となって子育てをする社会の実現を期待したい。

注）

ネット検索によるデータ取得日は，2022 年 6 月 13 日.

(1) 橋本宏子『戦後保育所づくり運動史』ひとなる書房，2006，p184.

(2) 厚生労働省ウェブサイト「平成 10 年版厚生白書の概要」「第 2 章 自立した個人の生き方を尊重し、お互いを支え合える家族」の「Ⅲ. 母親と子」.

(3) 厚生労働省ウェブサイト「保育所等関連状況取りまとめ（令和 3 年 4 月 1 日）」（令和 3 年 8 月 27 日、厚生労働省・子ども家庭局・保育課発表）.

(4) 厚生労働省ウェブサイト「令和元年度　認可外保育施設の現況取りまとめ（令和 3 年 8 月 6 日、子ども家庭局 総務課 少子化総合対策室発表）」.

(5) 内閣府ウェブサイト「子ども・子育て支援新制度について（令和元年 6 月）」.

理解を深めるための参考文献

- **安川悦子・髙月教惠編『子どもの養育の社会化―パラダイム・チェンジのために』御茶の水書房，2014.**

  養育の社会化（保育の社会化）について、社会思想史・保育・養育の社会化・福祉・障害児（乳幼児）保育・異文化保育の視点から論じたものである。養育の社会化（保育の社会化）とはどういうことかを理解することができる。

- **大日向雅美『母性愛神話の罠』日本評論社，2000.**

  「子どもが 3 歳になるまでは母親は子育てに専念すべきであり、そうしないと子どもの成長に悪影響を及ぼすという考え方」がどのようにして作られたかを、理解することができる。

5. 少子社会における子育て支援

A. 少子化対策から子ども・子育て支援へ

[1] 少子化対策のはじまり―1990年から1999年

日本において少子化が問題になり、対策が始まったのは1990年代からである。1990（平成2）年1月に、厚生大臣の諮問機関である「これからの家庭と子育てに関する懇談会」はその報告書において、少子化と子どもを取り巻く環境の「縮小化と希薄化」による「深刻で静かなる危機」が進行していると警告し、子どもが健やかに生まれ育つための環境づくりの基本方向を提示した。おりしも同年6月に1989（平成元）年の合計特殊出生率が1.57と戦後最低になったことが発表され、各界にこれまでにない大きな衝撃を与えることになった。いわゆる**1.57ショック**である。これを契機に少子化対策が進められることになった[(1)]。

1994（平成6）年12月、今後10年間に取り組むべき基本的方向と重点施策を定めた「今後の子育て支援のための施策の基本的方向について」（**エンゼルプラン**）（文部、厚生、労働、建設の4大臣合意）と「**緊急保育対策等5か年事業**」（大蔵、厚生、自治の3大臣合意）が策定された。その後、1999（平成11）年12月には、「少子化対策推進基本方針」が少子化対策推進関係閣僚会議において決定され、この方針に基づいて「重点的に推進すべき少子化対策の具体的実施計画について」（**新エンゼルプラン**）（大蔵、文部、厚生、労働、建設、自治の6大臣合意）が策定された[(2)]。

これまでの少子化対策は仕事と子育ての両立を支援するための保育対策を中心に展開されたが、働く保護者よりも専業で子育てをする保護者に子育て不安や孤立感が強く、子育て負担感が大きいことが明らかになり、地域における子育て支援にも徐々に目が向けられるようになった[(3)]。1990年に保護者の多様な働き方へ対応するためにスタートした一時預かり事業は、1996（平成8）年には保護者の育児疲れの解消等の私的理由でも利用できるようになった。また、1995（平成7）年には地域子育て支援センターが保育所に併設され、地域の子育て家庭に対する子育て支援が始まった。さらに、1997（平成9）年の児童福祉法改正により、保育所は地域住民に対して乳幼児の保育に関して、情報提供、相談・助言を行うことになった[(3)]。

1.57ショック―1990（平成2）年6月
1989（平成元）年の合計特殊出生率が1.57と、「丙午（ひのえうま）」という特殊要因により過去最低であった1966（昭和41）年の合計特殊出生率1.58を下回ったことが判明したときの衝撃を指している[(2)]。

エンゼルプラン：1994（平成6）年12月（1995〔平成7〕年度～1999〔平成11〕年度）
子ども家庭福祉の新しい方向性が示された[(1)]。

緊急保育対策等5か年事業：1994（平成6）年12月
エンゼルプランを実施するため、保育の量的拡大等をはかるために策定され、1999年度を目標年次として整備が進められることになった[(2)]。

新エンゼルプラン：1999（平成11）年12月（2000〔平成12〕年度～2004〔平成16〕年度）
従来のエンゼルプランと緊急保育対策等5か年事業を見直したものある。最終年度に達成すべき目標値の項目には、これまでの保育関係だけでなく、雇用、母子保健、相談、教育等の事業も加えた幅広い内容となった[(2)]。

[2] 子育て支援に関するサービスの法整備―2000年から2009年

2000年代に入っても少子化に歯止めをかけることができず、2002（平成14）年には「**少子化対策プラスワン―少子化対策の一層の充実に関する提案**」が発表された。「子育てと仕事の両立支援」が中心であった従前の対策に加え、「男性を含めた働き方の見直し」「地域における子育て支援」「社会保障における次世代支援」「子供の社会性の向上や自立の促進」の4つの柱に沿った対策を総合的かつ計画的に推進することが提案された[(1)]。

2003（平成15）年は、子育て支援元年といわれるように、子育て支援に関するサービスの法整備がなされた[(1)]。同年7月に、「**次世代育成支援対策推進法**」や「**少子化社会対策基本法**」が制定され、児童福祉法の一部改正により、子育て支援事業が児童福祉法に規定された。2004（平成16）年6月には、少子化社会対策基本法に基づき、「**少子化社会対策大綱**」が閣議決定され、同年12月に、大綱に盛り込まれた施策の効果的な推進を図るため、「少子化社会対策大綱に基づく具体的実施計画について」（**子ども・子育て応援プラン**）が少子化社会対策会議において決定された。

2005（平成17）年には、わが国が1899（明治32）年に人口動態の統計をとり始めて以来、初めて出生数が死亡数を下回り、出生数は106万人、合計特殊出生率は1.26と、いずれも過去最低を記録した。こうした予想以上の少子化の進行に対処するために、2006（平成18）年6月に少子化社会対策会議において「**新しい少子化対策について**」が決定され、すべての子育て家庭を支援する視点のもとに、妊娠・出産から高校・大学生期に至るまでの年齢進行ごとの新しい子育て支援策が掲げられた。2007（平成19）年12月には、**「子どもと家族を応援する日本」重点戦略**において「働き方の見直しによる仕事と生活の調和（ワーク・ライフ・バランス）」とその社会基盤となる「包括的な次世代育成支援の枠組みの構築」を同時並行的に取り組んでいくことが必要不可欠であるという重点戦略が取りまとめられた[(2)]。

次世代育成支援対策推進法：2003（平成15）年7月成立、施行
地方公共団体および事業主が、次世代育成支援のための取組みを促進するために、それぞれ行動計画を策定。2014（平成26）年の法改正により、有効期限がさらに10年間延長されるとともに、新たな認定制度の導入など内容の充実が図られた[(2)]。

少子化社会対策基本法：2003（平成15）年7月制定、9月施行
同法に基づき、内閣府に、内閣総理大臣を会長とし、全閣僚によって構成される少子化社会対策会議が設置された[(2)]。

少子化社会対策大綱：2004（平成16）年6月（2004〔平成16〕年6月～2010〔平成22〕年1月）[(2)]。

子ども・子育て応援プラン：2004（平成16）年12月（2005〔平成17〕年度～2009〔平成21〕年度）[(2)]。

[3] 子ども・子育て支援新制度にむけて―2010年から2014年

2010（平成22）年1月には、少子化社会対策基本法に基づく新たな大綱（**子ども・子育てビジョン**）が閣議決定された。この閣議決定に合わせて、少子化社会対策会議の下に「子ども・子育て新システム検討会議」が発足し、新たな子育て支援の制度について検討が進められた。

2012（平成24）年3月には、「子ども・子育て新システムに関する基本

子ども・子育てビジョン（新たな大綱）：2010（平成22）年1月（2010〔平成22〕年1月～2015〔平成27〕年3月）[(2)]。

図 4-5-1　これまでの少子化対策の取組み

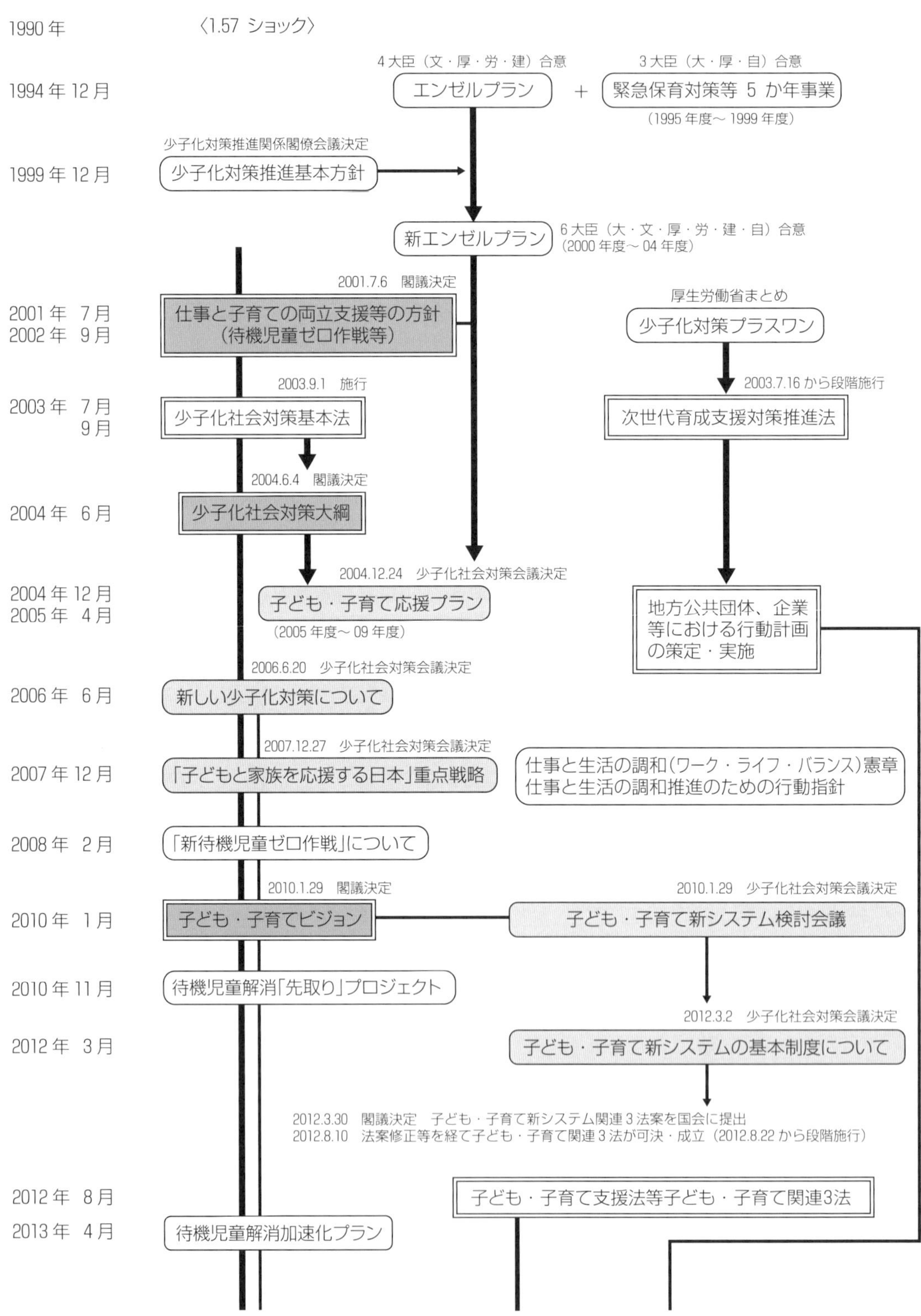

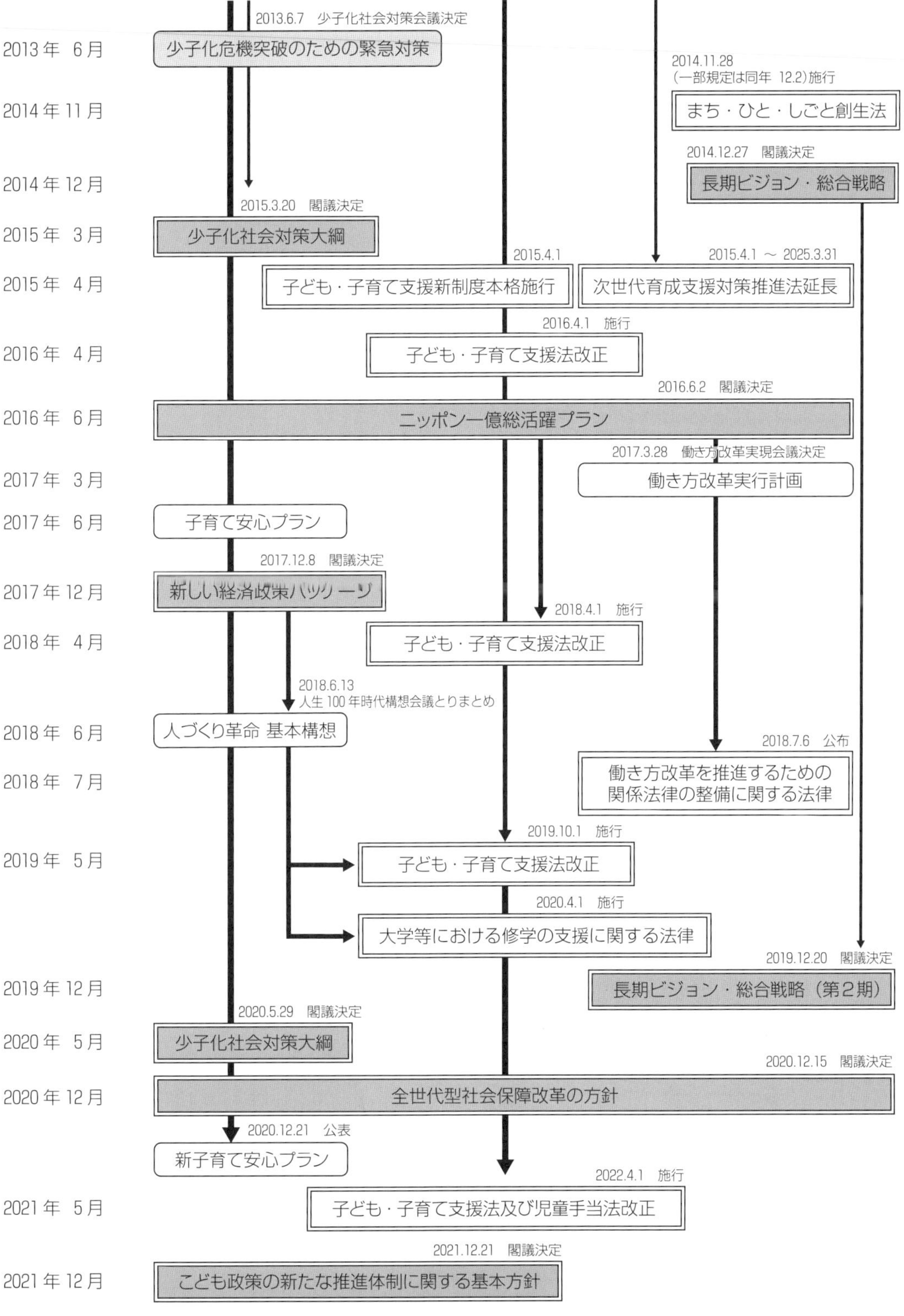
2013.6.7　少子化社会対策会議決定
2013年　6月
少子化危機突破のための緊急対策
2014.11.28
（一部規定は同年 12.2）施行
2014年 11月
まち・ひと・しごと創生法
2014.12.27　閣議決定
2014年 12月
長期ビジョン・総合戦略
2015.3.20　閣議決定
2015年　3月
少子化社会対策大綱
2015.4.1
2015.4.1 ～ 2025.3.31
2015年　4月
子ども・子育て支援新制度本格施行
次世代育成支援対策推進法延長
2016.4.1　施行
2016年　4月
子ども・子育て支援法改正
2016.6.2　閣議決定
2016年　6月
ニッポン一億総活躍プラン
2017.3.28　働き方改革実現会議決定
2017年　3月
働き方改革実行計画
2017年　6月
子育て安心プラン
2017.12.8　閣議決定
2017年 12月
新しい経済政策パッケージ
2018.4.1　施行
2018年　4月
子ども・子育て支援法改正
2018.6.13
人生 100 年時代構想会議とりまとめ
2018年　6月
人づくり革命 基本構想
2018.7.6　公布
2018年　7月
働き方改革を推進するための
関係法律の整備に関する法律
2019.10.1　施行
2019年　5月
子ども・子育て支援法改正
2020.4.1　施行
大学等における修学の支援に関する法律
2019.12.20　閣議決定
2019年 12月
長期ビジョン・総合戦略（第2期）
2020.5.29　閣議決定
2020年　5月
少子化社会対策大綱
2020.12.15　閣議決定
2020年 12月
全世代型社会保障改革の方針
2020.12.21　公表
新子育て安心プラン
2022.4.1　施行
2021年　5月
子ども・子育て支援法及び児童手当法改正
2021.12.21　閣議決定
2021年 12月
こども政策の新たな推進体制に関する基本方針
2022年　2月
2022.2.25　閣議決定　こども家庭庁設置法案等を国会に提出

資料：内閣府資料
出典）内閣府ウェブサイト「令和４年版　少子化社会対策白書」pp.48–49 の第 1–2–5 図.

制度」が少子化社会対策会議において決定された。これに基づき、社会保障・税一体改革関連法案として、子ども・子育て支援法等の3法案が同年通常国会（第180回国会）に提出された。そして、同年8月に、「**子ども・子育て関連3法**」が成立し、質の高い幼児期の学校教育・保育の総合的な提供、保育の量的拡大・確保、そして地域の子ども・子育て支援の充実を図る施策が展開されることになった(2)。

子ども・子育て関連3法：2012（平成24）年8月制定（2015〔平成27〕年4月本施行）
「子ども・子育て支援法」、「就学前の子どもに関する教育、保育等の総合的な提供の推進に関する法律の一部を改正する法律」、「子ども・子育て支援法及び就学前の子どもに関する教育、保育等の総合的な提供の推進に関する法律の一部を改正する法律の施行に伴う関係法律の整備等に関する法律」(10)。

2013（平成25）年6月には、少子化社会対策会議において「**少子化危機突破のための緊急対策**」が決定された。緊急対策では、これまで少子化対策として取り組んできた「子育て支援」および「働き方改革」をより一層強化するとともに、「結婚・妊娠・出産支援」を新たな対策の柱として打ち出すことにより、これらを「3本の矢」として結婚・妊娠・出産・育児の「切れ目ない支援」の総合的な政策の充実・強化を目指すこととされた(2)。

[4] 子ども・子育て支援法の施行―2015年から現在

2015（平成27）年3月には、新たな「**少子化社会対策大綱**―結婚、妊娠、子供・子育てに温かい社会の実現をめざして」が閣議決定された(2)。

少子化社会対策大綱―結婚、妊娠、子供・子育てに温かい社会の実現をめざして：2015（平成27）年3月
新たな大綱は、従来の少子化対策の枠組みを越えて、新たに結婚の支援を加え、子育て支援策の一層の充実、若い年齢での結婚・出産の希望の実現、多子世帯への一層の配慮、男女の働き方改革、地域の実情に即した取組み強化の5つの重点課題を設けている(2)。

同年4月の「子ども・子育て支援新制度」の施行に合わせて、内閣府に、内閣府特命担当大臣（少子化対策）を本部長とし、少子化対策および子ども・子育て支援の企画立案・総合調整ならびに「少子化社会対策大綱」の推進や子ども・子育て支援新制度の施行を行うための新たな組織である「**子ども・子育て本部**」が設置された。また、子ども・子育て支援の提供体制の充実を図るため「子ども・子育て支援法」も改正された。事業所内保育業務を目的とする施設等の設置者に対する助成および援助を行う事業が創設され、一般事業主から徴収する拠出金の率の上限が引き上げられた(2)。

2016（平成28）年6月には「**ニッポン一億総活躍プラン**」が閣議決定された。このプランでは、「**希望出生率1.8**」の実現に向け、若者の雇用安定・待遇改善、多様な保育サービスの充実、働き方改革の推進、希望する教育を受けることを阻む制約の克服等の対応策が掲げられ、2016年度から2025（令和7）年度の10年間のロードマップが示されている(2)。

希望出生率1.8（ニッポン一億総活躍プラン）：2016（平成28）年6月
結婚、子どもの数に関する希望がかなうとした場合に想定される出生率である(5)。
希望出生率＝（有配偶者割合×夫婦の予定の子ども数＋独身者割合×独身者のうち結婚を希望する者の割合×独身者の希望子ども数）×離死別等の影響＝（34％×2.07人＋66％×89％×2.12人）×0.938＝1.83≒1.8

幼児教育・保育の無償化については、2017（平成29）年12月に閣議決定された「新しい経済政策パッケージ」や、2018（平成30）年6月に閣議決定された「経済財政運営と改革の基本方針2018」において、方針が示されてきた。同年12月の「幼児教育・高等教育無償化の制度の具体化に向けた方針」（関係閣僚合意）を受け、2019（平成31）年3月に「子ども・子育て支援法の一部を改正する法律案」が閣議決定され、国会に提出された。そして、2019（令和元）年5月10日に「**子ども・子育て支援法の一部を改正する法律**」（公布同年5月17日、施行同年10月1日）が成立し、同年10月1日から幼児教育・保育の無償化がスタートした。

2020（令和2）年5月29日に、「第4次少子化社会対策大綱策定のための検討会」がまとめた提言を受け、少子化社会対策会議を経て、「希望出生率1.8」の実現を基本目標とする新たな「**少子化社会対策大綱**」が閣議決定された。同年12月には、「全世代型社会保障検討会議」により取りまとめられた「**全世代型社会保障改革の方針**」が閣議決定され、厚生労働省は「**新子育て安心プラン**」を公表した。新プランの財源については、社会全体で子育てを支援していくとの大きな方向性の中で、公費に加えて、経済界に協力を求めることにより安定的な財源を確保することになった。2021（令和3）年5月に「子ども・子育て支援法及び児童手当法の一部を改正する法律」が成立し、児童手当については、高所得の主たる生計維持者を特例給付の対象外とすることになった（施行：2022〔令和4〕年6月1日施行、同年10月分より適用）。同年6月に、出産・育児等による労働者の離職を防ぎ、希望に応じて男女ともに仕事と育児等を両立できるようにするための「育児休業、介護休業等育児又は家族介護を行う労働者の福祉に関する法律及び雇用保険法の一部を改正する法律」も成立した。また、同年12月には、「**こども政策の新たな推進体制に関する基本方針〜こどもまんなか社会を目指すこども家庭庁の創設〜**」が閣議決定された[2]。この基本方針において、「常にこどもの最善の利益を第一に考え、こどもに関する取組・政策を我が国社会の真ん中に据えて（以下「こどもまんなか社会」という。）、こどもの視点で、こどもを取り巻くあらゆる環境を視野に入れ、こどもの権利を保障し、こどもを誰一人取り残さず、健やかな成長を社会全体で後押しする。そうしたこどもまんなか社会を目指すための新たな司令塔として、こども家庭庁を創設する」こととしている[2]。この基本方針に基づき、2022（令和4）年6月に内閣府の外局としてこども家庭庁を設置することなどを内容とする「こども家庭庁設置法」が成立し、2023年4月から施行されることになった。さらに、2022年6月に児童福祉法等の一部を改正する法律が成立し、市区町村における子育て家庭への支援の充実を図るために、訪問による家事支援（**子育て世帯訪問支援事業**）、児童の居場所づくりの支援（**児童育成支援拠点事業**）、親子関係の形成の支援等を行う事業（**親子関係形成支援事業**）が新設され、2024年4月から施行される。

子ども・子育て支援法の一部を改正する法律：2019（令和元）年5月（施行同年10月）
認定こども園、幼稚園、保育所等については、子ども・子育て支援法施行令（平成26年政令第213号）を改正し、利用者負担を無償化する措置を講じ、また、就学前の障害児の発達支援についても、児童福祉法施行令（昭和23年政令第74号）を改正し、利用者負担を無償化する措置を講じることになった[6]。

新たな少子化社会対策大綱（第4次大綱）：2020（令和2）年5月29日閣議決定
第4次大綱は、「希望出生率1.8」を実現するため、「結婚・子育て世代が将来にわたる展望を描ける環境をつくる」「多様化する子育て家庭の様々なニーズに応える」「地域の実情に応じたきめ細かな取組を進める」「結婚、妊娠・出産、子供・子育てに温かい社会をつくる」「科学技術の成果など新たなリソースを積極的に活用する」の5つの基本的な考え方に基づき、社会情勢の変化等を踏まえた、令和の時代にふさわしい当事者目線の少子化対策を進めていくこととしている[2]。

全世代型社会保障改革の方針：2020（令和2）年12月15日に閣議決定
本方針では、長年の課題である少子化対策を大きく前に進めるため、不妊治療への保険適用の早急な実現、待機児童の解消に向けた新たな計画の策定、男性の育児休業の取得促進といった少子化対策がトータルな形で示された[2]。

新子育て安心プラン：2020（令和2）年12月
本プランでは、2021年

度から2024年度末までの4年間で約14万人分の保育の受け皿を整備するほか、①地域の特性に応じた支援、②魅力向上を通じた保育士の確保、③地域のあらゆる子育て資源の活用を柱として、各種取組を推進することにより、できるだけ早く待機児童の解消を目指すとともに、女性（25歳～44歳）の就業率の上昇に対応することとしている[(2)]。

子育て世帯訪問支援事業
内閣府令で定めるところにより、要支援児童の保護者その他の内閣府令で定める者に対し、その居宅において、子育てに関する情報の提供並びに家事及び養育に係る援助その他の必要な支援を行う事業（改正児童福祉法6条の3第19項、2024年4月施行）。

児童育成支援拠点事業
養育環境等に関する課題を抱える児童について、当該児童に生活の場を与えるための場所を開設し、情報の提供、相談及び関係機関との連絡調整を行うとともに、必要に応じて当該児童の保護者に対し、情報の提供、相談及び助言その他の必要な支援を行う事業（改正児童福祉法6条の3第20項、2024年4月施行）。

親子関係形成支援事業
内閣府令で定めるところにより、親子間における適切な関係性の構築を目的として、児童及びその保護者に対し、当該児童の心身の発達の状況等に応じた情報の提供、相談及び助言その他の必要な支援を行う事業（改正児童福祉法6条の3第21項、2024年4月施行）。

B.「子育ち・子育て支援」とは

子育て支援については、研究者の視点による違いからさまざまな定義がなされる[(1)]。柏女[(4)]は、子育て支援とは、「子どもが生まれ、育ち、生活する基盤である親及び家庭、地域における養育の機能に対し、家庭以外の私的、公的、社会的機能が支援的にかかわること」と定義し、子育ち支援と子育て支援を区別し、子育て支援に親育ち支援を含めて捉えている。渡辺[(7)]は、「子育て支援とは、子育て当事者である親の主体性とニーズを尊重しつつ、より豊かな子育てが可能になるように親としての成長を促し、同時に地域の子育て機能を高めていくような社会的支援の総称」として捉え、子育て支援に地域の子育て機能も含めている。また、大豆生田[(8)]は、「子育て支援とは、子育てという営みあるいは養育機能に対し、私的・社会的・公的機能が支援的にかかわることにより、安心して子どもを産み育てる環境をつくるとともに、子どもの健やかな育ちを目的とする営みである」と定義し、子育て支援とは、「親育ち支援」であり、「子育ち支援」であり、子育ての支え合いを生み出す「まち育て支援」であると広く定義している。一方、社会学者の今田[(9)]は「支援とは、何らかの意図を持った他者の行為に対する働きかけであり、その意図を理解しつつ、行為の質を維持・改善する一種のアクションのことをいい、最終的に他者のエンパワーメントをはかることである」と定義している。

以上のことを踏まえて、ここでは、子育ち支援と子育て支援を区別して次のように定義しておく。子育ち支援とは「子どもの主体性とニーズを尊重しつつ、子どもの個性化と社会化を促し、子どものウェルビーイングを保障するような社会的支援の総称であり、最終的には子どものエンパワメントを図ること」である。そして、子育て支援とは「子育てをする親の主体性とニーズを尊重し、親の養育機能を高めるために親としての成長を促し、親のウェルビーイングを保障し、同時に地域の養育機能を高めていくような社会的支援の総称であり、最終的には親、家庭そして地域のエンパワメントを図ること」である。ただし、本節では「子ども・子育て支援法」に基づき、「子育ち・子育て支援」ついては、「子ども・子育て支援」として述べていく。

C. 地域子ども・子育て支援事業

［1］子ども・子育て支援新制度

2015（平成27）年4月に本格施行された「子ども・子育て支援新制度」

では、「保護者が子育てについての第一義的責任を有する」という基本的な認識のもとに、幼児期の学校教育・保育、地域の子ども・子育て支援、仕事・子育て両立支援事業の円滑な実施の確保その他子ども・子育て支援のための施策が、総合的に推進されている（**図 4-5-2**）。

市町村は、子育て家庭等を対象とする事業として、**市町村子ども・子育て支援計画**を策定して、①認定こども園、幼稚園、保育所を通じた共通の給付（「**施設型給付**」）および小規模保育等への給付（「**地域型保育給付**」）、②**認定こども園**制度の改善、③地域の実情に応じた子ども・子育て支援の充実に取り組んでいる。子ども・子育て支援法に規定された保育関連事業（①～③）は、本章4節で取り上げたので、ここでは地域子ども・子育て支援事業について述べる。

市町村子ども・子育て支援計画
内閣総理大臣は、教育・保育および地域子ども・子育て支援事業の提供体制を整備し、子ども・子育て支援給付ならびに地域子ども・子育て事業および仕事・子育て両立支援事業の円滑な実施の確保その他子ども・子育て支援のための施策を総合的に推進するための基本的な指針（基本指針）を定めることになっている（子ども・子育て支援法60条）。市町村のこの基本指針に即して、5年を1期とする教育・保育および地域子ども・子育て支援事業の提供体制の確保その他子ども・子育て支援法に基づく業務の円滑な実施に関する計画を定めることになっている（子ども・子育て支援法61条）。

［2］地域子ども・子育て支援事業

市町村が実施する地域子ども・子育て支援については、**表 4-5-1** に示すように13の事業が定められている。この13事業のうち、保育関係事業は本章4節、放課後児童健全育成事業は本章6節、乳児家庭全戸訪問事業・養育支援訪問事業・妊婦健康診査は本章7節、子育て短期支援事業は本章

図 4-5-2　子ども・子育て支援新制度の概要

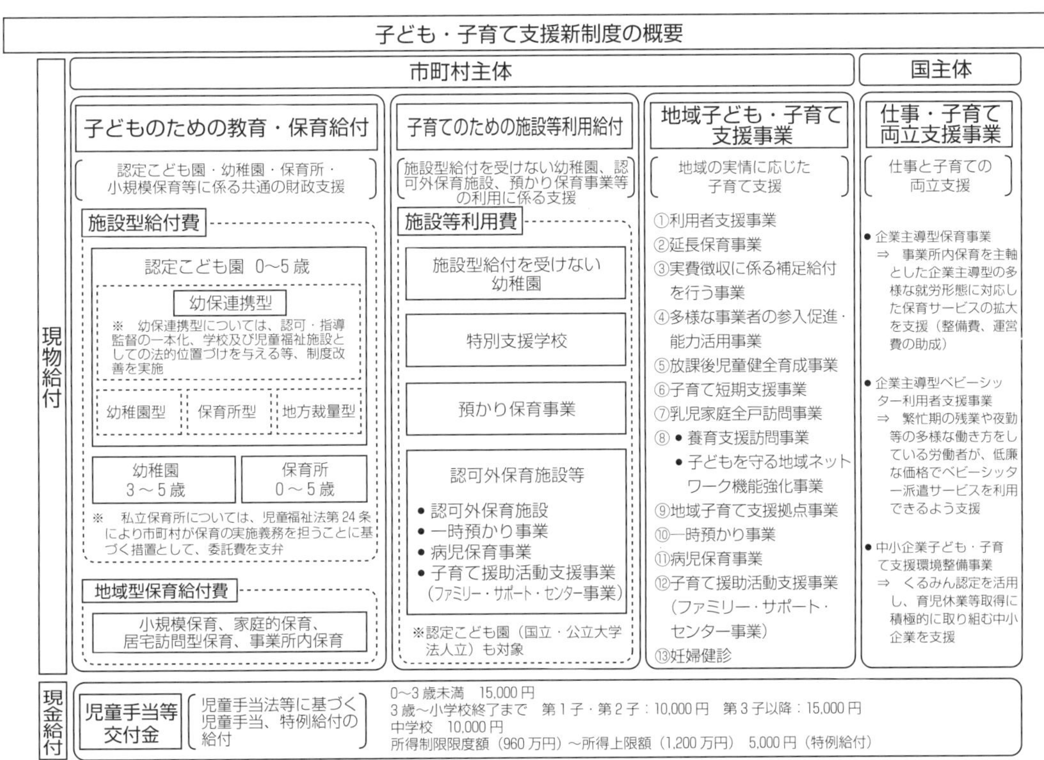
子ども・子育て支援新制度の概要
市町村主体
国主体
現物給付
子どものための教育・保育給付
認定こども園・幼稚園・保育所・小規模保育等に係る共通の財政支援
施設型給付費
認定こども園 0～5歳
幼保連携型
※ 幼保連携型については、認可・指導監督の一本化、学校及び児童福祉施設としての法的位置づけを与える等、制度改善を実施
幼稚園型
保育所型
地方裁量型
幼稚園 3～5歳
保育所 0～5歳
※ 私立保育所については、児童福祉法第24条により市町村が保育の実施義務を担うことに基づく措置として、委託費を支弁
地域型保育給付費
小規模保育、家庭的保育、居宅訪問型保育、事業所内保育
子育てのための施設等利用給付
施設型給付を受けない幼稚園、認可外保育施設、預かり保育事業等の利用に係る支援
施設等利用費
施設型給付を受けない幼稚園
特別支援学校
預かり保育事業
認可外保育施設等
● 認可外保育施設
● 一時預かり事業
● 病児保育事業
● 子育て援助活動支援事業（ファミリー・サポート・センター事業）
※認定こども園（国立・公立大学法人立）も対象
地域子ども・子育て支援事業
地域の実情に応じた子育て支援
①利用者支援事業
②延長保育事業
③実費徴収に係る補足給付を行う事業
④多様な事業者の参入促進・能力活用事業
⑤放課後児童健全育成事業
⑥子育て短期支援事業
⑦乳児家庭全戸訪問事業
⑧ ● 養育支援訪問事業
● 子どもを守る地域ネットワーク機能強化事業
⑨地域子育て支援拠点事業
⑩一時預かり事業
⑪病児保育事業
⑫子育て援助活動支援事業（ファミリー・サポート・センター事業）
⑬妊婦健診
仕事・子育て両立支援事業
仕事と子育ての両立支援
● 企業主導型保育事業
⇒ 事業所内保育を主軸とした企業主導型の多様な就労形態に対応した保育サービスの拡大を支援（整備費、運営費の助成）
● 企業主導型ベビーシッター利用者支援事業
⇒ 繁忙期の残業や夜勤等の多様な働き方をしている労働者が、低廉な価格でベビーシッター派遣サービスを利用できるよう支援
● 中小企業子ども・子育て支援環境整備事業
⇒ くるみん認定を活用し、育児休業等取得に積極的に取り組む中小企業を支援
現金給付
児童手当等交付金
児童手当法等に基づく児童手当、特例給付の給付
0～3歳未満　15,000円
3歳～小学校終了まで　第1子・第2子：10,000円　第3子以降：15,000円
中学校　10,000円
所得制限限度額（960万円）～所得上限額（1,200万円）　5,000円（特例給付）

出典）内閣府 子ども・子育て本部ウェブサイト「子ども・子育て支援新制度について（令和4年7月）」p.6.

表 4-5-1　地域子ども・子育て支援事業

事業名		根拠法	内　容
1	利用者支援事業	子ども・子育て支援法 第 59 条第 1 号	子ども及びその保護者の身近な場所で、教育・保育・保健その他の子育て支援の情報的提供及び必要に応じ相談・助言等を行うとともに、関係機関との連絡調整等を実施する事業
2	地域子育て支援拠点事業	児童福祉法 第 6 条の 3 第 6 項	乳幼児及びその保護者が相互の交流を行う場所を提供し、子育てについての相談、情報の提供、助言その他の援助を行う事業
3	妊婦健康診査	母子保健法 第 13 条第 1 項	妊婦の健康の保持及び増進を図るため、妊婦に対する健康診査として、①健康状態の把握、②検査計測、③保健指導を実施するとともに、妊娠期間中の適時に必要な医学的検査を実施する事業
4	乳児家庭全戸訪問事業	児童福祉法 第 6 条の 3 第 4 項	生後 4 か月までの乳児のいる全ての家庭を訪問し、子育て支援に関する情報提供や養育環境等の把握、育児に関する不安や悩みの相談を行う事業
5	・養育支援訪問事業	児童福祉法 第 6 条の 3 第 5 項	養育支援が特に必要な家庭に対して、保健師や助産師、保育士がその居宅を訪問し、養育に関する相談に応じ、指導や助言等により養育能力を向上させるための支援を行う当該家庭の適切な養育の実施を確保する事業
	・子どもを守る地域ネットワーク機能強化事業	児童福祉法 第 25 条の 2	要保護児童対策地域協議会（子どもを守る地域ネットワーク）の機能強化を図るため、要保護児童対策調整機関職員やネットワーク構成員（関係機関）の専門性強化と、ネットワーク機関間の連携強化を図る取組を行う実施する事業
6	子育て短期支援事業	児童福祉法 第 6 条の 3 第 3 項	保護者の疾病等の理由により家庭における養育を受けることが一時的に困難となった児童について、児童養護施設等において入所させ、必要な養育・保護を行う事業（短期入所生活援助事業〔ショートステイ事業〕及び夜間養護等事業〔トワイライトステイ事業〕）
7	子育て援助活動支援事業（ファミリー・サポート・センター事業）	児童福祉法 第 6 条の 3 第 14 項	乳幼児や小学生等の児童を有する子育て中の保護者を会員として、児童の預かり等の援助を受けることを希望する者と当該援助を行うことを希望する者との相互援助活動に関する連携、調整を行う事業
8	一時預かり事業	児童福祉法 第 6 条の 3 第 7 項	家庭において保育を受けることが一時的に困難となった乳幼児について、主として昼間において、認定こども園、幼稚園、保育所、地域子育て支援拠点その他の場所において、一時的に預かり、必要な保護を行う事業
9	延長保育事業	子ども・子育て支援法 第 59 条第 2 号	保育認定を受けた子どもについて、通常の利用日及び利用時間以外の日及び時間において、認定こども園、保育所等において保育を実施する事業
10	病児保育事業	児童福祉法 第 6 条の 3 第 13 項	病児について、病院・保育所等に付設された専用スペース等において、看護師等が一時的に保育等を実施する事業
11	放課後児童クラブ（放課後児童健全育成事業）	児童福祉法 第 6 条の 3 第 2 項	保護者が労働等により昼間家庭にいない小学校に就学している児童に対し、授業の終了後に小学校の余裕教室、児童館等を利用して適切な遊び及び生活の場を与えて、その健全な育成を図る事業
12	実費徴収に係る補足給付を行う事業	子ども・子育て支援法 第 59 条第 3 号	保護者の世帯所得の状況等を勘案して、特定教育・保育施設等に対して保護者が支払うべき日用品、文房具その他の教育・保育に必要な物品の購入に要する費用又は行事への参加に要する費用等、特定子ども・子育て支援に対して保護者が支払うべき食事の提供（副食の提供に限る）にかかる費用を助成する事業
13	多様な事業者の参入促進・能力活用事業	子ども・子育て支援法 第 59 条第 4 号	特定教育・保育施設等への民間事業者の参入の促進に関する調査研究その他多様な事業者の能力を活用した特定教育・保育施設等の設置又は運営を促進する事業

出典）内閣府 子ども・子育て本部ウェブサイト「子ども・子育て支援新制度について（令和 4 年 7 月）」pp.116-159 より筆者作成.

8節で取り上げる。ここでは、利用者支援事業、地域子育て支援拠点事業、子育て援助活動支援事業について述べていくことにする。

なお、市町村子ども・子育て支援計画に従って実施される地域子ども・子育て支援事業に対する子ども・子育て支援交付金の費用負担割合は、国・都道府県・市町村それぞれ1/3（ただし、妊産婦健診については、従前の通り市町村10/10）となっている[10]。なお、2021（令和3）年度より利用者支援事業の国庫負担割合は2/3に引き上げられた。

(1) 利用者支援事業

利用者支援事業は、「子ども・子育て支援新制度」施行にあわせて創設された。本事業の目的は、「一人一人の子どもが健やかに成長することができる地域社会の実現に寄与するため、子ども及びその保護者等、または妊娠している方がその選択に基づき、教育・保育・保健その他の子育て支援を円滑に利用できるよう、必要な支援を行うこと」（利用者支援事業実施要綱[11]）を目的とする。

本事業には、「基本型」、「特定型（いわゆる保育コンシェルジュ）」と「母子保健型」の3つの類型があり、「利用者支援」と「地域連携」の2つの機能がある（**表4-5-2**）。「基本型」は、主に地域子育て支援拠点事業などで「利用者支援」と「地域連携」を実施する。「特定型」は、主に市区町村の窓口で「利用者支援」のみを実施する。「母子保健型」は、主に市町村保健センター等で保健師等の専門職がすべての妊産婦等を対象に「利用者支援」と「地域連携」をともに実施する。2021（令和3）年度においては、基本型981ヵ所、特定型379ヵ所、母子保健型1,675ヵ所の合計3,035ヵ所で実施されている[10]。

(2) 地域子育て支援拠点事業

地域子育て支援拠点事業の目的は、「少子化や核家族化の進行、地域社会の変化など、子どもや子育てをめぐる環境が大きく変化する中で、家庭や地域における子育て機能の低下や子育て中の親の孤独感や不安感の増大等に対応するため、地域において子育て親子の交流等を促進する子育て支援拠点の設置を推進することにより、地域の子育て支援機能の充実を図り、子育ての不安感等を緩和し、子どもの健やかな育ちを支援すること」である（地域子育て支援拠点事業実施要綱[12]）。

常設の地域の子育て拠点を設け、地域の子育て支援機能の充実を図る取組みを実施する「一般型」と、児童館等の児童福祉施設等多様な子育て支援に関する施設に親子が集う場を設け、子育て支援のための取組みを実施する「連携型」がある（**表4-5-3**）。2021（令和3）年度実施箇所数は、7,856ヵ所（国庫補助対象分）である[10]。

(3) 子育て援助活動支援事業（ファミリー・サポート・センター事業）

本事業の目的は、「乳幼児や小学生等の児童を有する子育て中の労働者や主婦等を会員として、児童の預かりの援助を受けたい者と当該援助を行いたい者との相互援助活動に関する連絡、調整を行うことにより、地域における育児の相互援助活動を推進するとともに、病児・病後児の預かり、早朝・夜間等の緊急時の預かりや、ひとり親家庭等の支援など多様なニーズへの対応を図ること」である（子育て援助活動支援事業〔ファミリー・サポート・センター事業〕実施要綱(13)）。

具体的な活動例としては、①保育施設等までの送迎を行う、②保育施設

表 4-5-2　利用者支援事業の概要

<table>
<tr><td colspan="2">事業目的</td><td colspan="2">子育て家庭や妊産婦が、教育・保育施設や地域子ども・子育て支援事業、保健・医療・福祉等の関係機関を円滑に利用できるように、身近な場所での相談や情報提供、助言等必要な支援を行うとともに、関係機関との連絡調整、連携・協働の体制づくり等を行う</td></tr>
<tr><td colspan="2">実施主体</td><td colspan="2">○市区町村とする。ただし、市区町村が認めた者への委託等を行うことができる
○地域子育て支援拠点事業と一体的に運営することで、市区町村における子育て家庭支援の機能強化を推進</td></tr>
<tr><td rowspan="6">事業類型</td><td rowspan="2">基本型</td><td>【利用者支援】
地域子育て支援拠点等の身近な場所で、
○子育て家庭等から日常的に相談を受け、個別のニーズ等を把握
○子育て支援に関する情報の収集・提供
○子育て支援事業や保育所等の利用に当たっての助言・支援
→当事者の目線に立った、寄り添い型の支援</td><td>【地域連携】
○より効果的に利用者が必要とする支援につながるよう、地域の関係機関との連絡調整、連携・協働の体制づくり
○地域に展開する子育て支援資源の育成
○地域で必要な社会資源の開発等
→地域における、子育て支援のネットワークに基づく支援</td></tr>
<tr><td colspan="2">《職員配置》専任職員（利用者支援専門員）を１名以上配置
※子ども・子育て支援に関する事業（地域子育て支援拠点事業など）の一定の実務経験を有する者で、子育て基本研修及び専門研修（地域子育て支援コース）の「利用者支援事業（基本型）」の研修を修了した者等</td></tr>
<tr><td rowspan="2">特定型（保育コンシェルジュ）</td><td colspan="2">○主として市区町村の窓口で、子育て家庭等から保育サービスに関する相談に応じ、地域における保育所や各種の保育サービスに関する情報提供や利用に向けての支援などを行う</td></tr>
<tr><td colspan="2">《職員配置》専任職員（利用者支援専門員）を１名以上配置
※子育て支援員基本研修及び専門研修（地域子育て支援コース）の「利用者支援事業（特定型）」の研修を修了している者が望ましい</td></tr>
<tr><td rowspan="2">母子保健型</td><td colspan="2">○主として市町村保健センター等で、保健師等の専門職が、妊娠期から子育て期にわたるまでの母子保健や育児に関する妊産婦等からの様々な相談に応じ、その状況を継続的に把握し、支援を必要とする者が利用できる母子保健サービス等の情報提供を行うとともに、関係機関と協力して支援プランの策定などを行う</td></tr>
<tr><td colspan="2">《職員配置》母子保健に関する専門知識を有する保健師、助産師等を１名以上配置</td></tr>
</table>

出典）内閣府 子ども・子育て本部ウェブサイト「子ども・子育て新制度について（令和４年７月）」p.118 を一部修正.

表 4-5-3　地域子育て支援拠点事業の概要

	一般型	連携型
機能	常設の地域の子育て拠点を設け、地域の子育て支援機能の充実を図る取組を実施	児童館等の児童福祉施設等多様な子育て支援に関する施設に親子が集う場を設け、子育て支援のための取組を実施
実施主体	市町村（特別区を含む。） （社会福祉法人、ＮＰＯ法人、民間事業者等への委託等も可）	
基本事業	①子育て親子の交流の場の提供と交流の促進　②子育て等に関する相談・援助の実施 ③地域の子育て関連情報の提供　④子育て及び子育て支援に関する講習等の実施	
実施形態	①～④の事業を子育て親子が集い、うち解けた雰囲気の中で語り合い、相互に交流を図る常設の場を設けて実施	①～④の事業を児童館等の児童福祉施設等で従事する職員等のバックアップを受けて効率的かつ効果的に実施
従事者	子育て支援に関して意欲があり、子育てに関する知識・経験を有する者（２名以上）	子育て支援に関して意欲があり、子育てに関する知識・経験を有する者（１名以上）に児童福祉施設等の職員が協力して実施
実施場所	公共施設空きスペース、商店街空き店舗、民家、マンション・アパート の一室、保育所、幼稚園、認定こども園等を活用	児童館等の児童福祉施設等
開設日数等	週３・４日、週５日、週６～７日／１日５時間以上	週３～４日、週５～７日／１日３時間以上

出典）内閣府 子ども・子育て本部ウェブサイト「子ども・子育て新制度について（令和４年７月）」p.144 の表を一部修正.

の開始前や終了後又は学校の放課後、子どもを預かる、③保護者の病気や急用等の場合に子どもを預かる、④冠婚葬祭や他の子どもの学校行事の際、子どもを預かる、⑤買い物等外出の際、子どもを預かる、⑥病児・病後児の預かり、早朝・夜間等の緊急預かり対応などが挙げられる[(10)]。

2021（令和 3）年度実施市町村は 971 市町村であり、同年度末現在で、本事業の会員数は、援助を受けたい会員が 62 万人、援助を行いたい会員が 14 万人（その両方を希望する会員は 4 万人）である[(10)]。なお、本事業の利用料についても無償化の対象になっている。

子育て援助活動支援事業の利用料の無償化
保育の必要性の認定が必要である。認可保育所や認定こども園を利用できていない者であって、保育の必要性がある場合は、認可保育所の利用者との公平性の観点から、認可保育所における保育料の全国平均額（3 歳から 5 歳までの場合、月額 3.7 万円）まで認可外保育施設等の利用と併せて、無償でこれらのサービスを利用することができる[(14)]。

[3] 地域子ども・子育て支援事業の課題

子ども・子育て支援新制度においては、教育・保育施設を利用する子どもの家庭だけでなく、すべての子育て家庭を対象に地域のニーズに応じた多様な子育て支援を充実させていくことが求められている[(15)]。0 ～ 2 歳児の乳幼児については、保育所に通っているのは約 3 割で多くは自宅で過ごしている[(16)]。このような子育て家庭を支援する地域子ども・子育て支援事業は重要な役割を担っており、今後とも、この事業の量的拡大を図っていくとともに、地域の実情や多様で複雑なニーズをもつ子育て家庭を支援

子育て支援員
子ども・子育て支援新制度において実施される多様な保育や子育て支援分野に関しての必要な知識や技能等を修得するために、全国共通の研修制度が創設された。「子育て支援員」とは国で定めた「基本研修」および「専門研修」を修了し、「子育て支援員研修修了証書」の交付を受けることにより、地域子ども・子育て支援事業等に従事する上で必要な知識や技術等を修得したと認められた者である(10)。

する担い手となる人材の育成・確保が重要な課題となってくる。2015（平成27）年度より、多様な保育や子育て支援分野に関しての必要な知識・原理・技術・倫理を修得するための全国共通の研修制度が創設され、「**子育て支援員**」が養成されている(17)。今後は、保育士不足の解消のためだけではなく、親子のエンパワメントを図るための子育て支援プログラム開発を行い、子育て支援員の専門性を高める研修の充実を図っていく必要がある。

地域において実施されている子育て支援は、子育てサークルや団体など子育て当事者や子育て経験者によって支えられている側面も大きいので、専門性と当事者性の両方を活かし、どのように連携していくかということも課題となってくる(18)。地域において日ごろから顔の見える関係性を築き、地域子ども・子育てネットワークを創り出し、多様性を尊重した包摂的・継続的な個別支援と地域支援に取り組んでいくことが求められている。

注)

ネット検索によるデータ取得日は，2022年8月28日.

(1) 八重樫牧子『児童館の子育ち・子育て支援—児童館施策の動向と実践評価』相川書房，2012.
(2) 内閣府ウェブサイト「令和4年版　少子化社会対策白書（全体版)」.
(3) 尾木まり「少子化と地域子育て支援」新保幸男・小林理編『子ども家庭福祉』新・基本保育シリーズ3，中央法規出版，2019，pp.69-82.
(4) 柏女霊峰『子ども家庭福祉・保育のあたらしい世界—理念・仕組み・援助への理解』生活書院，2006，p.28.
(5) 厚生労働省ウェブサイト「平成28年版　少子化対策社会白書」.
(6) 厚生労働省ウェブサイト「幼児教育・保育の無償化に係る子ども・子育て支援法の一部を改正する法律の審議の報告」.
(7) 渡辺顕一郎『拠点型地域子育て支援における従事者に対する研修プログラムの開発』子ども未来財団，pp.6-7，2007.
(8) 大豆生田啓友『支え合い、育ち合いの子育て支援—保育所・幼稚園・ひろば型支援施設における子育て支援実践論』関東学院大学出版会，2006，pp.40-44.
(9) 今田高俊「支援型の社会システムへ」支援基礎論研究会編『支援学—管理社会をこえて』東方出版，2000，pp.11-14.
(10) 内閣府 子ども・子育て本部ウェブサイト「子ども・子育て支援新制度について（令和4年7月)」.
(11) 内閣府子ども・子育て本部統括官，文部科学省初等中等教育局長，厚生労働省雇用均等・児童家庭局長通知「利用者支援事業の実施について」.
(12) 厚生労働省雇用均等・児童家庭局長通知「地域子育て支援の実施について」.
(13) 厚生労働省雇用均等・児童家庭局長通知「子育て援助活動支援事業（ファミリー・サポート・センター事業）の実施について」.
(14) 内閣府ウェブサイト「幼児教育・保育の無償化に関する自治体向けFAQ【2019年7月31日版】」p.7.
(15) 厚生労働省ウェブサイト「平成30年版　厚生労働白書」.
(16) 厚生労働省ウェブサイト「平成26年度　全国児童家庭調査結果の概要」p.15.
(17) 厚生労働省雇用均等・児童家庭局長通知「子育て支援員研修事業の実施について」.

(18) 小野セレスタ摩耶「子育て支援」木村容子・有村大士編『子ども家庭福祉（第2版）』新・基礎からの社会福祉⑦，ミネルヴァ書房，2018，pp.80–181.

理解を深めるための参考文献

- **内閣府ウェブサイト「令和4年版　少子化社会対策白書（全体版）」.**
  少子化対策の現状や、少子化対策の具体的実施状況についてデータを踏まえて、解説がされている。特に、人口構造の推移や、子どもの出生数・出生率の推移など少子化をめぐる現状や、これまでの少子化対策の展開について理解を深めることができる。
- **子育てひろば全国連絡協議会編／渡辺顕一郎・橋本真紀編『詳解　地域子育て支援拠点ガイドラインの手引―子ども家庭福祉の制度・実践をふまえて（第3版）』中央法規出版，2018.**
  子ども家庭福祉制度や実践の概説と、子育て支援における基本的視点を理解することができる。また、地域子育て支援拠点事業を実践していくうえでのガイドラインとその解説がされている。
- **子育て支援者コンピテンシー研究会編『育つ・つながる子育て支援―具体的な技術・態度を身につける32のリスト』チャイルド本社，2009.**
  「地域で子育て支援をする人たちが、利用者の人たちが楽しく子育てができるようにお手伝いをするとき身につけておくべきこと」すなわち子育て支援コンピテンシーについてわかりやすくイラストも使いながら解説がされている。子育て支援者の役割について理解を深めることができる。

6. 児童健全育成

A. 児童健全育成の展開

戦後の児童健全育成の展開については、児童健全育成の中心的施設である児童館施策・サービスを中心に見ていく(1)。

[1] 創設期—児童館の理念の啓発・普及

1947（昭和22）年に成立した児童福祉法1条において「すべて国民は、児童が心身ともに健やかに生まれ、且つ、育成されるよう努めなければならない」とすべての「児童の健全育成」が児童福祉の理念として規定された。児童福祉法が制定された当初は、このような高い理念にもかかわらず、社会的に深刻な問題の対応に追われた。1945（昭和20）年～1960（昭和35）年の戦後混乱期には社会的養護問題、非行問題への対応が喫緊の課題であった。家庭環境に恵まれない子どもへの対応は、児童福祉施設への入所というかたちで行われたが、これらは、いわゆる児童健全育成対策とは区別された。当時の児童健全育成施策は、非行防止対策として進められた。

[2] 発展期—児童館の整備・拡充

1961（昭和36）年～1970（昭和45）年の高度経済成長期には、「人づくり政策」が重視され、高度経済成長に対応する新しい人材の確保を目指すための児童健全育成施策が行われた。1963（昭和38）年に児童館の設置運営に対して国庫補助が行われることになり、以後、児童館の増加につながった。心身障害児問題への対応もこの時期から開始された。

[3] 再編期—児童館施策の見直しと補助金の抑制

1970年代～80年代の低経済成長期になると、急激な都市化や高度産業化の進行によって情緒障害問題、心理的自立の問題等の、子どもや家庭の病理現象が生じた。これらの問題に対応するために、非行対策から一般児童を対象とした幅広い児童健全育成施策が展開されることになった。この頃から家族や地域社会の養育機能の低下による問題が顕在化し、この対策として児童健全育成事業が検討され始めた。放課後児童クラブの受け皿として、都市を中心に児童館も増設された。

ただし、「臨調・行政」路線で打ち出された社会保障費の抑制は、児童館施策にも影響を与え、児童館の補助金についても見直しがなされ、補助金対象は、児童館活動事業費に限定されることになった。

児童館の補助金の見直し
1986（昭和61）年に人件費の国庫補助が廃止、一般財源化され、1997（平成9）年には県立を除く公設公営児童館の事業費が廃止、一般財源化された。さらに、2012（平成24）年には、民間児童館の事業費も廃止、一般財源化され、児童館施策は全般的に地方の裁量に委ねられることとなった。

[4] 転換期―児童館体系の見直しと児童福祉法改正

1990（平成2）年の1.57ショックを契機に、母親の社会進出に伴う社会的保育や少子化への対応が課題となってきた。1991（平成3）年には「放課後児童対策」が実施されることになり、児童館に児童クラブ室を設置することが望ましいとされ、児童クラブ（現在の放課後児童クラブと同様の活動）を実施する児童館が増加した。

1997（平成9）年には、児童福祉法の大幅な改正がなされ、「放課後児童対策」が改められて、「放課後児童健全育成事業」として法制化され、第二種社会福祉事業に位置づけられた。

[5] 展開期―地域の子育ち・子育て支援の拠点としての児童館

2003（平成15）年には「**次世代育成支援対策推進法**」が成立し、国・地方公共団体・企業等国民全体で次代を担う子どもたちの育成に取り組む体制が推進されることになった。2007（平成19）年には、**地域子育て支援拠点事業**（児童館型）が創設され、地域子育て支援拠点事業を実施する児童館もみられるようになった。

地域子育て支援拠点事業
地域子育て支援センター事業とつどいの広場事業そして児童館の活用を図り、それぞれ「センター型」「ひろば型」「児童館型」の地域子育て支援拠点事業が創設された。2013（平成25）年に本事業は、「センター型」と「ひろば型」は「一般型」に、「児童館型」は「連携型」とされ、さらに「地域機能強化型」を加えて再編された。2014（平成26）年にはこの「地域機能強化型」の機能は、利用者支援事業（基本型）に発展的に移行している。

さらに、2012（平成24）年3月には、「子ども・子育て新システムの基本制度について」が少子化社会対策会議において決定され、同年8月に「**子ども・子育て関連3法**」が成立し、2015（平成27）年度より実施されている。放課後児童健全育成事業は、子ども・子育て支援法において地域子ども・子育て支援事業の1つとして位置づけられ、市町村子ども・子育て支援事業計画に量的整備等の基盤整備が規定されている。

子ども・子育て支援新制度において、①地域子育て支援拠点事業、②利用者支援事業、③乳幼児触れ合い体験の推進については、児童館も活用していくことが期待されている[(2)]。児童館では学齢期の子どもが来館する前の時間については、比較的、施設が弾力的に使用できるという利点があることから、2007（平成19）年に**地域子育て支援拠点事業**（児童館型）が創設され、2013年（平成25年）には地域子育て支援拠点事業（連携型）に再編された。2015（平成27）年4月からスタートした**利用者支援事業**の実施場所は「子ども及び保護者の身近な場所」とされていることから、児童館を活用することができる。また、乳幼児触れ合い体験の推進については、少子化社会対策大綱やニッポン一億総活躍プラン、そして次世代育成支援対策推進法に基づく行動計画策定指針にも盛り込まれており、改正**児童館ガイドライン**にも示されている(2)。

2016（平成28）年度から、子どもの貧困対策の1つとして、ひとり親家庭の子どもの生活の向上を図るために「**子どもの生活・学習支援事業（居場所づくり）**」が実施されているが、この事業についても児童館を活用して実施することが可能である。

子どもの生活・学習支援事業（居場所づくり）
放課後児童クラブ等の終了後に、ひとり親家庭の子どもに対し、悩み相談を行いつつ、基本的な生活習慣の習得支援・学習支援、食事の提供等を行い、ひとり親家庭の子どもの生活向上を図る自治体を支援するものである。自治体から委託を受けたNPO法人等が、地域の実情に応じて、地域の学生や教員OB等のボランティア等の支援員を活用し、児童館・公民館や民家等において実施する。

このように、現在、子ども家庭福祉サービスとしての児童健全育成では、要保護児童や要支援児童を含むすべての子どもと家庭を対象とした総合的な子ども・子育て支援が展開されている。

B. 児童健全育成とは

[1] 児童健全育成とは

2016（平成28）年5月に「**児童福祉法等の一部を改正する法律**」が成立し、同年6月に公布され、児童福祉法制定以来、初めて児童福祉法の理念の改正が行われた。この改正により児童福祉法1条は「全て児童は、児童の権利に関する条約の精神にのつとり、適切に養育されること、その生活を保障されること、愛され、保護されること、その心身の健やかな成長及び発達並びにその自立が図られることその他の福祉を等しく保障される権利を有する」と明記され、児童福祉法の理念が明確になった。すべての子どもが心身ともに健やかに生まれ、育つことは、児童福祉法の理念であるが、「児童の健全育成」（児童健全育成）という言葉は、この児童福祉法の理念を表す行政用語として用いられている。

児童福祉法等の一部を改正する法律
すべての児童が健全に育成されるよう、児童虐待について発生予防から自立支援まで一連の対策の更なる強化を図るため、児童福祉法の理念を明確化するとともに、母子健康支援センター（子育て包括支援センター）の全国的展開、市町村および児童相談所の体制の強化、里親委託の推進等の措置が講じられた。

「健全育成」という言葉は、子ども家庭福祉以外の分野でも使われている。たとえば、子ども・若者育成支援施策の目的として「子ども・若者の健全な育成」が使われている。2009（平成21）年に成立した「**子ども・若者育成支援推進法**」の2条1項には、基本理念の1つとして「一人一人の子ども・若者が、健やかに成長し、社会とのかかわりを自覚しつつ、自立した個人としての自己を確立し、他者とともに次代の社会を担うことができるようになることを目指すこと」とある。

子ども・若者育成支援推進法
2009（平成21）年の第171国会において可決、成立し、2010（平成22）年4月1日より施行。国の本部組織、子ども・若者育成支援施策の推進を図るための大綱、地域における計画、ワンストップ窓口といった枠組みの整備、そして社会生活を円滑に営むうえで困難を有する子どもや若者を支援するための地域ネットワーク整備を主な内容とする。

[2] 児童健全育成の範囲

子ども家庭福祉の分野では、「健全育成」という言葉は、広義と狭義の2通りの意味で使われている。広義の児童健全育成施策は、すべての子ども家庭福祉分野における施策、いわゆる「要保護児童」を対象とする施策も含むものである。これに対して、狭義の児童健全育成施策とは、「広く一般の家庭にある児童を対象として、児童の可能性を伸ばし、身体的、精神的、社会的に健全な人間形成に資するため、生活環境条件の整備、児童とその家庭に対する相談援助等を行う」ものである[3]。児童健全育成施策という場合には、一般的には狭義の児童健全育成を指す場合が多い。この節においても、この狭義の意味での児童健全育成について述べていきたい。

国が実施している児童健全育成施策は、次の3つの領域に分けられる[3]。①児童が家庭において保護者の温かい愛情と保護の下に育成されるため、家庭を支援するサービス（相談援助事業、児童手当等）、②児童の生活の大半を占める遊びの環境づくりと地域における児童の育成に関する相互協力の活動への援助（児童厚生施設の設置・運営、放課後児童健全育成事業、地域組織活動等）、③豊かで楽しい遊びを体験させるための活動への直接的な援助（児童福祉文化財普及事業、児童の居場所づくり事業等）である。

なお、都道府県、指定都市、中核市、市町村においては、これらの事業を中心にその他の独自の事業も展開されている。また、①の家庭づくりを支援するサービスについては、他のところで触れるので、ここでは②と③の児童健全育成施策、すなわち、地域における児童健全育成活動（サービス）について、特に児童館と放課後児童クラブを中心に述べていきたい。

小型児童館
小地域を対象として、児童に健全な遊びを与え、その健康を増進し、情操を豊かにするとともに、母親クラブ、子ども会等の地域組織活動の育成助長を図る等児童の健全育成に関する総合的な機能を有するもの。

児童センター
小型児童館の機能に加え、遊び（運動を主とする）を通して体力増進を図ることを目的とした指導機能を有し、必要に応じて年長児童に対する育成機能を有するもの。

大型児童館
A型児童館は、児童センターの機能に加えて、都道府県内の小型児童館、児童センター等の指導および連絡調整等の役割を果たす中枢的機能を有する。B型児童館は、児童センターの機能に加え、自然の中で児童を宿泊させ、野外活動が行える機能を有するもの。C型児童館は、広域を対象とし、多様な児童のニーズに総合的に対応できる体制にあるもの。

C. 地域における児童健全育成活動（サービス）

地域における児童健全育成活動は、児童厚生施設等の公的機関、社会福祉協議会、児童委員・主任児童委員等の公的ボランティア、地域子ども会や母親クラブ等の地域組織、企業、NPO団体、ボランティア等、公的・私的な組織や個人によって行われている。具体的には以下のような活動が展開されている。

［1］児童厚生施設の設置運営

児童厚生施設については、児童福祉法40条において「**児童遊園**、**児童館**等児童に健全な遊びを与えて、その健康を増進し、又は情操をゆたかにすることを目的とする施設とする」と定められている。他の児童福祉施設が何らかの意味において保護を必要とする児童を入所させることを目的としているのに対し、積極的に一般児童の健全な育成と福祉（ウェルビーイング）の向上を図ろうとするものである。

(1) 児童館

児童館は、屋内型の児童厚生施設であり、**小型児童館**、**児童センター**（大型児童センターを含む）、**大型児童館**（A型、B型C型）、その他の児童館（「こどもの国」）の6つに大別することができる。設備、運営については、児童福祉施設の設備及び運営に関する基準や厚生省事務次官通知による児童館設置運営要綱等に定められている。民間児童厚生施設の運営、活動については国庫補助が実施されていたが、2012（平成24）年度から一般財源化された。2020（令和2）年10月1日現在で、小型児童館2,533ヵ所、児童センター1,733ヵ所、大型児童館19ヵ所、その他の児童館113ヵ所、合計4,398ヵ所設置されている。

児童館には**「児童の遊びを指導する者」**が置かれ、**図4-6-1**に示すように、子育ち支援機能（遊びを通した支援機能、子どもの生活の安定を図るための支援機能、問題の早期発見・支援機能）、子育て支援機能、地域活動促進機能、そして子育ち・子育て支援体制づくり機能を果たすために、プレーワーク、ケアワーク、ジェネラリスト・ソーシャルワークの実践が求められている(1)。

地域における子どもたちの遊び環境の充実と健全育成の推進を目的に2011（平成23）年3月に「児童館ガイドライン」が策定されたが、地域の子ども・子育て支援に資する児童福祉施設としての児童館の更なる機能

図4-6-1　児童館の機能とソーシャルワーク

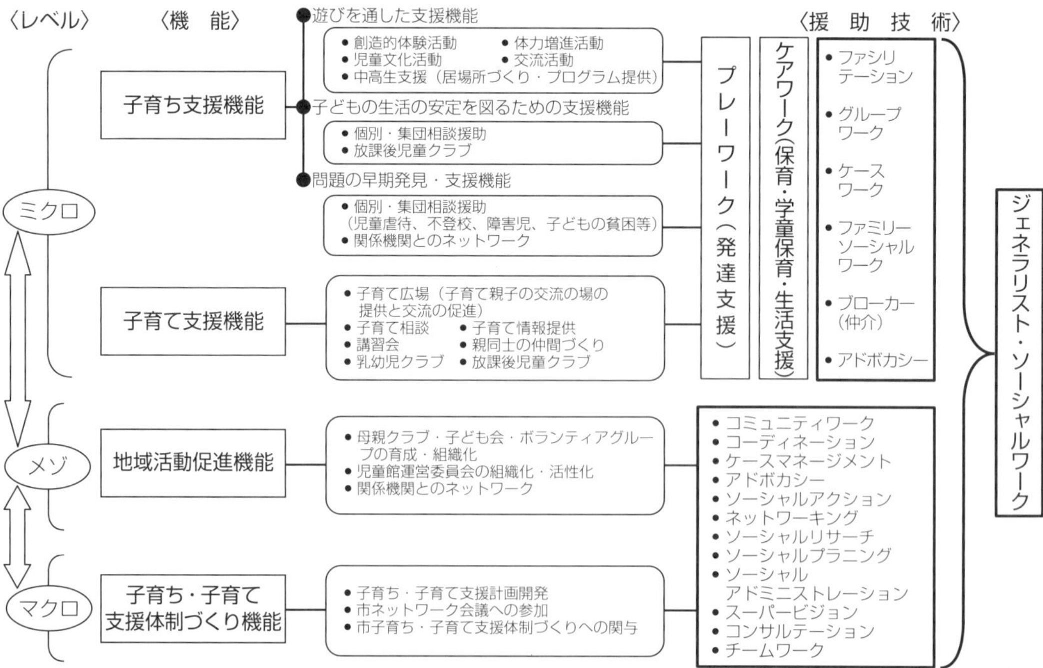

注）高城義太郎『子どもの遊び場（児童館等）に関する調査研究』全国児童館連合会（現．児童健全育成推進財団），1998，p.140の図を大幅に修正、加筆した。
出典）八重樫牧子『児童館の子育ち・子育て支援―児童館施策の動向と実践評価』相川書房，2012．（2019年10月8日、一部修正）

拡充を目指し、見直しが行われ、2018（平成30）年10月に改正「**児童館ガイドライン**」が出された。具体的な活動内容として、①遊びによる子どもの育成、②子どもの居場所の提供、③子どもが意見を述べる場の提供、④配慮を必要とする子どもへの対応、⑤子育て支援の実施、⑥地域の健全育成の環境づくり、⑦ボランティア等の育成と活動支援、⑧放課後児童クラブの実施と連携、が提示されている[(2)]。

(2) 児童遊園

児童遊園は屋外型の児童厚生施設であり、都市公園法施行令に規定された「**街区公園**」と相互に補完的役割を有するものであり、主として幼児および小学校低学年児童を対象としている。標準的規模は330 m^2 以上で、広場、ブランコ等の遊具設備と便所、水飲み場等を設けることとされている。2020（令和2）年10月1日現在、設置数は2,173ヵ所である。

[2] 放課後児童健全育成事業

放課後児童健全育成事業とは、児童福祉法6条の3第2項の規定に基づき、保護者が労働等により昼間家庭にいない小学校に就学している児童に対し、授業の終了後等に小学校の余裕教室や児童館等を利用して適切な遊びおよび生活の場を与えて、その健全な育成を図るものである。

1997（平成9）年の児童福祉法の改正により、従前の「放課後児童対策事業」を改めて法制化され、第二種社会福祉事業に位置づけられた。2012（平成24）年の子ども・子育て支援新制度の創設に伴い、放課後児童健全育成事業は子ども・子育て支援法59条5号に規定する地域子ども・子育て支援事業の1つとして位置づけられ、市町村子ども・子育て支援事業計画に量的整備等の基盤整備が規定されている。2012（平成24）年8月の児童福祉法の一部改正により、2014（平成26）年4月に「**放課後児童健全育成事業の設備及び運営に関する基準**」（平成26年厚生労働省令第63号。以下「設備運営基準」）が公布された。この設備運営基準を踏まえ、市町村が条例を定めることになった。

設置運営基準には、児童の集団の規模は、おおむね40人以下までとされ、2名以上の放課後児童支援員（うち、1人を除き、補助員の代替可）を配置することになっている。放課後児童支援員は、保育士、社会福祉士等（「児童の遊びを指導する者」の職員の資格を基本とする）であって、都道府県知事が行う研修を修了した者とされた。「設備運営基準」の規定に基づき、放課後児童支援員の研修カリキュラムが定められ、2015（平成27）年度から**放課後児童支援員認定資格研修**が開始されている。

2007年（平成19年）に作成された「放課後児童クラブガイドライン」

児童館ガイドライン改正のポイント
①子どもの意見の尊重、子どもの最善の利益の優先、②児童館の施設特性（拠点性、多機能性、地域性）、③子どもの理解を深めるための発達段階に応じた留意点、④配慮を必要とする子ども（いじめ、保護者の不適切な養育が疑われる場合など）に対する児童館職員の適切な対応、⑤乳幼児支援や中・高校生世代と乳幼児の触れ合い体験の取組の実施などの内容、⑥大型児童館の機能・役割[(2)]。

街区公園
1993（平成5）年6月の都市公園法の一部改正により、児童公園の名称が廃止され、街区内に居住する者の利用を目的とする「街区公園」（敷地面積0.25 ha、誘致距離250 m）と改められた。

放課後児童健全育成事業の設備及び運営に関する基準
「平成30年の地方からの提案等に関する対応方針」（2018〔平成30〕年12月25日閣議決定）において、放課後児童健全育成事業に従事する者およびその員数に係る「従うべき基準」については、現行の基準の内容を「参酌すべき基準」とすることになった。ただし、施行後3年後を目途として、検討を加え、必要な措置を講ずることになった[(2)]。

放課後児童支援員認定資格研修
厚生労働省雇用均等・児童家庭局通知「職員の資質向上・人材確保等研修事業の実施について」（平成27年5月21日付雇児発0521第19号）に基づく事業である。研修カリキュラムは、6分野、16科目、24時間（1

科目90分）で構成されている。実施主体は都道府県（都道府県が認定資格研修を実施する上で適当と認める市区町村、民間団体等に一部委託可）である。ただし、「平成29年の地方からの提案等に関する対応方針」（2017〔平成29〕年12月26日閣議決定）により、2019（平成31）年度より、指定都市も実施主体に加えられた(2)。

放課後児童クラブ運営指針
厚生労働省雇用均等・児童家庭局長通知「『放課後児童クラブ運営指針』の策定について」（雇児発0331第34号）の別紙。第1章から第7章までの構成で、放課後児童クラブにおける育成支援の内容や運営に関する留意すべき事項などを網羅的に記載し、運営していく上での基本的な事項をまとめている。放課後児童クラブは、この運営指針を踏まえ、それぞれの実態に応じて創意工夫を図り、質の向上と機能の充実に努めていくこととされている(4)。

新・放課後子ども総合プラン
目標（2019〔令和3〕～2023年）
①放課後児童クラブについて、2021年度末までに約25万人分を整備し、待機児童解消を目指し、その後も女性就業率の上昇を踏まえ2023年度末までに計約30万人分の受け皿を整備（約122万人→約152万人）。②すべての小学校区で、両事業を一体的にまたは連携して実施し、うち小学校内で一体型として1万ヵ所以上で実施することを目指す。③両事業を新たに整備等する場合には、学校施設を徹底的に活用することとし、新たに開設する放課後児童ク

の見直しがされ、2015（平成27）年3月に、国として運営および設備等を定めた「**放課後児童クラブ運営指針**」が策定され、公布された。**放課後児童支援員等の育成支援内容**が具体的に明記されている(4)。

次代を担う人材を育成し、加えて共働き家庭が直面する「小1の壁」を打破する観点から、厚生労働省と文部科学省の連携のもと、2014（平成26）年7月に「**放課後子ども総合プラン**」が策定された。その後、2018（平成30）年9月に、引き続き共働き家庭等の「小1の壁」・「待機児童」を解消するとともに、全ての児童が放課後を安全・安心に過ごし、多様な体験・活動を行うことができるよう、放課後児童クラブと放課後子供教室の両事業の計画的な整備等を推進するため、向こう5年間を対象とする「**新・放課後子ども総合プラン**」が策定された(2)。

放課後児童クラブの設置数の増加は著しく、登録児童数も大幅に増加している。2021（令和3）年5月現在の放課後児童健全育成事業（放課後児童クラブ）の登録児童は1,348,275人（クラブ数26,925ヵ所）である。利用できなかった児童数（待機児童数）は、13,416人となっている(2)。

[3] 地域組織活動

地域における児童を健全に育成することを目的として、さまざまな児童育成組織活動が展開されている。地域子ども会等の児童の集団活動を育成するものや、**母親クラブ**、親の会等親による育成活動、住民が主体になって運営する**冒険遊び場**（プレーパーク）、**VYS**など青年ボランティア組織がある。健全育成のためには、これらの地域住民の積極的な参加による組織的活動が必要である。

(1) 母親クラブ(5)

母親クラブは、子どもたちの健全育成を願い、児童館等を拠点として地域ぐるみでボランティア活動を行う組織である。全国組織「みらい子育てネット」（全国地域活動連絡協議会）や都道府県ごとの連絡協議会のもとにネットワーク化されている。①親子や世代間の交流・文化活動、②児童養育に関する研修活動、③児童事故防止のための活動、④児童福祉の向上に寄与する活動、⑤日曜等児童館利用活動を行っている。みらい子育てネットの「平成30年度事業報告書」によると全国各地の1,116のクラブに合計43,145人が参加している。1973（昭和48）年から、児童館と連携をもち、児童の事故防止活動、家庭養育等に関する知識や技術についての研修活動を行う母親クラブに対して助成が行われていたが、2012（平成24）年に一般財源化された。

(2) 冒険遊び場[6]

冒険遊び場は、住民（NPO等）が主体となり、自治体と連携して設置し、運営している子どもの遊び場である。1970年代の半ば、遊び場が急激に減少し、変化する中で危機感を感じた世田谷区の大村虔一・璋子夫婦が、地域住民に呼びかけ、ボランティア団体「あそぼう会」を立ち上げ、地域住民による空き地を借用しての冒険遊び場を始めたのが、日本における冒険遊び場の始まりといわれている。1979（昭和54）年に行政（世田谷区）と市民による協働運営で、世田谷区の国際児童記念事業として、日本初の常設の冒険遊び場「羽根木プレーパーク」が誕生した。その後、冒険遊び場づくり活動は全国各地に広がり、NPO法人日本冒険遊び場づくり協会の調査によると、全国に2020（令和2）年度現在で458団体（「第8回冒険遊び場づくり活動団体活動実態調査」時点）が活動を行っている。「自分の責任で自由に遊ぶ」をモットーに、子どもの自由な遊びを保障するための子どもの遊びの環境づくりが行われている。

［4］児童文化の普及

社会保障審議会および都道府県児童福祉審議会は児童福祉法8条9項の規定により、児童の福祉の向上を図るために、芸能、出版物等の推薦を行い、またはそれらの製作者や興行者に対して必要な勧告を行う権限が与えられている。社会保障審議会において推薦された児童文化財の中から、優れた映画、児童劇を児童館において上映、上演し児童の健全育成を図るために、「児童劇巡回事業」や「子ども映画祭」が、財団法人児童健全育成推進財団に委託され、実施されている。

D. 児童健全育成の今後の課題

「遊びプログラム等に関する専門委員会」の検討を踏まえ、改正された「児童館ガイドライン」[2]や、「放課後児童対策に関する専門委員会」の中間報告「総合的な放課後児童対策にむけて」[2]から、今後の児童健全育成活動を展開していくための課題を挙げておきたい。

第1の課題は、児童健全育成の理念として、児童の権利に関する条約と改正児童福祉法の理念を踏まえ、子どもの最善の利益を保障しなければならないことである。子どもの意見を尊重し、子どもが自らの権利を行使できるようにすることが課題となってくる。

第2の課題は、子どもの発達の特徴や過程を理解し、子どもの「生きる力」（社会性、共感性、創造性等）を育成することである。また、子ども

ラブの約80％を小学校内で実施することを目指す。④子どもの主体性を尊重し、子どもの健全な育成を図る放課後児童クラブの役割を徹底し、子どもの自主性、社会性等のより一層の向上を図る[2]。

VYS
Voluntary Youth Social Workerの頭文字をとったもので、和名を「有志青年社会事業家」という。

冒険遊び場
冒険遊び場づくりで大切にされていることは、①子どもの生活圏にあること、②いつでも遊べること、③だれでも遊べること、④自然素材が豊かな野外環境であること、⑤つくりかえることができる手づくりの要素があることである。また、冒険遊び場の運営については、①住民によって運営すること、②住民と行政のパートナーシップを築くこと、③専門職のプレーリーダーがいることが重要である[6]。

の社会力（地域社会を構成する一員として、人と人がつながり、多様性を尊重することができること）を育成することも重要である。

第３の課題は、子どもや子育て家庭が抱える可能性のある課題の発生予防と早期対応である。そのためには、専門機関との連携が重要である。さらに、児童健全育成を目指す活動が連携・協働し、地域ネットワークを形成することが必要である。

第４の課題は、地域における子育て家庭を支援することである。親子が安心して過ごすことができ、子育て家庭が交流できる居場所を提供することが重要である。

第５の課題は、現代の子どもの感性に合致し、情操を高める多様な遊びの活動を積極的に展開できる体験学習的なプログラムの開発である。そのための専門職員の資質の向上のための研修・資格制度を検討することも課題となってくる。

注）

ネット検索によるデータの取得日は，いずれも2022年8月28日．

(1) 八重樫牧子『児童館の子育ち・子育て支援―児童館施策の動向と実践評価』相川書房，2012，pp.24-27.

(2) 厚生労働省子ども家庭局「2　子育て支援課・健全育成推進室・施設調整等業務室」厚生労働省ウェブサイト，令和3年度全国児童福祉主管課長会議　説明資料1，2022，pp.129-149，pp.168-173.

(3) 児童手当制度研究会監修『児童健全育成ハンドブック　平成19年度版』中央法規出版，2007，pp.10.

(4) 放課後児童支援員認定資格研修教材編集委員会編『放課後児童支援員都道府県認定資格研修教材―認定資格研修のポイントと講義概要』中央法規出版，2015.

(5) 児童健全育成推進財団ウェブサイト「母親クラブとは？」.

(6) NPO法人日本冒険遊び場づくり協会ウェブサイト「子どもにとって『遊び』とは」.

理解を深めるための参考文献

● **八重樫牧子『児童館の子育ち・子育て支援―児童館施策の動向と実践評価』相川書房，2012.**

戦後日本の児童館施策の動向を踏まえ、地域子育て支援拠点事業の１つと位置づけられている児童館の調査・研究を試み、児童館の子育ち・子育て支援の課題を明確にし、その実践の有効性を実証的に検証している。児童館の実践に関する研究方法を学ぶことができる。

● **放課後児童支援員認定資格研修教材編集委員会『放課後児童支援員都道府県認定資格研修教材―認定資格研修のポイントと講義概要』中央法規出版，2015.**

2015（平成27）年３月に策定された「放課後児童クラブ運営指針」について、解説がされている。放課後児童クラブの支援者の役割や育成支援の内容が理解できる。

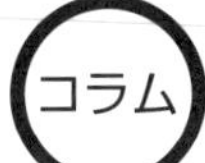

コラム　「こどもの里」の実践から見えてくるもの

「こどもの里」（無認可児童館）は、日雇労働者や野宿生活者の街として知られる大阪市西成区の釜ヶ崎の中心部にある。2016（平成28）年6月に、「こどもの里」を舞台にしたドキュメンタリー映画『さとにきたらええやん』（監督：重江良樹）も上映された。「こどもの里」では40年間にわたって荘保共子館長が中心となり、貧困、障害、虐待、外国籍などで生きづらさを抱えた子どもとその家族の多様なニーズに応えてきた。「こどもの里」は、どんな状況にあっても親子関係を断ち切らず地域で暮らしていけるように居場所や生活の場を提供し、地域子育てネットワークをつくり、支援者や行政と連携・協働して子どもや家族を丸ごと支えている。「こどもの里」は、子ども家庭福祉サービスを包括的に総合的に実施している無認可児童館であるといえる（**表1**）。

現在、地域で実施されているさまざまな子ども・子育て支援事業を活用し、連携・協働すれば、中学校区に1ヵ所「こどもの里」のような多機能型の「包摂的地域子ども支援センター」[1]を設置できる。このような居場所を拠点にした子ども・子育て支援ネットワークを創り出し、多様性を尊重した包摂的・継続的な個別支援と地域支援に取り組んでいくことが、今、求められている。（八重樫牧子）

表1　多機能型の子育ち・子育て支援施設としての「こどもの里」

児童館の機能		こどもの里のサービス	子ども家庭福祉サービス（3つのPと3つのS）	公衆衛生
マクロレベル	子育ち・子育て支援体制づくり機能	要保護児童対策地域協議会との連繋	普及サービス	
		署名運動		
メゾレベル	地域活動促進機能	ホームページ，報告書作成配布		
		ネットワーク活動		
ミクロレベル	子育ち支援機能 子育て支援機能	遊びの場，体験学習（子ども夜まわりなど）	増進サービス・予防サービス	第1次予防
		生活相談，つどいの広場	支援サービス	
		学童保育	補完サービス	第2次予防
		緊急一時宿泊事業	補完サービス・代替サービス	
		ファミリーホーム（生活の場）	代替サービス	第3次予防
		自立援助ホーム		

出典）八重樫牧子「子どもの貧困と『子育ち』支援—釜ヶ崎の『こどもの里』（無認可児童館）の歴史と実践支える理念」安川悦子・髙月教惠編『子どもの養育の社会化—パラダイム·チェンジのために』御茶の水書房，2014，p.89の表1を一部修正．

注）(1) 荘保共子「子どもの居場所『こどもの里』の取組—包摂的地域子ども支援センターを目指して」『子どもの虐待とネグレクト』18 (3)，2016，pp.327–330.

7. 母子保健

A. 母子保健の展開

[1] 戦前の母子保健

1937（昭和 12）年に保健所法が制定され、保健所の事業として妊産婦や乳幼児の衛生に関する事項が位置づけられた。1942（昭和 17）年には、母子手帳の原型となる妊産婦手帳規定が制定された。この手帳制度は、世界最初の妊婦登録制度として、妊産婦、乳幼児の死亡率の激減や母子保健サービスの拡充など、現在までの母子保健行政の基礎となった(1)。

[2] 母子保健施策の創設—1947 年から 1964 年

戦後、1947（昭和 22）年に、厚生省に児童局（現在の子ども家庭局）が設置され、局内に母子保健衛生課（現在の母子保健課）が置かれ、母子保健行政を所管することになった。同年 12 月に公布された児童福祉法に母子衛生事業も位置づけられ、妊産婦手帳は「母子手帳」と改名され、生まれる児童の保健指導の記録として用いられることになった。1948（昭和 23）年に妊産婦・乳幼児の保健指導療育指導、以後、1954（昭和 29）年に育成医療、1958（昭和 33）年に未熟児対策、1964（昭和 36）年に新生児訪問指導や 3 歳児健康診査などさまざまな保健福祉施策が実施され、わが国の母子保健水準は著しく向上した(1)。

[3] 母子保健法の制定—1965 年から 1983 年

しかし、乳児死亡率、周産期死亡、妊産婦死亡など母子の健康に関する改善点が多く取り残されており、広く母性と乳幼児の保健を対象とした母子保健の単独法の必要性が高まった。そこで、1965（昭和 40）年に、母子保健法が制定され、妊産婦になる前段階の女性の健康管理を含めた母子の一貫した総合的な母子保健施策が推進された。母子保健法の施行後は、1968（昭和 43）年に母子保健推進員制度や先天性代謝異常に対する医療援助、1974（昭和 49 年）に小児慢性特定疾患治療研究事業、1977（昭和 52）年に 1 歳 6 か月児健康診査や先天性代謝異常のマススクリーニング、そして 1980（昭和 55）年には先天性代謝異常症に対する特殊ミルク共同安全開発事業などが進められた(1)。

母子を取り巻く社会環境の急激な変化の中で、母子保健施策の推進の方向性が検討され、1983（昭和58）年に中央児童福祉審議会から今後の母子保健のあり方についての意見具申が出された。これを受け、1984（昭和59）年に神経芽細胞腫マススクリーニングや周産期医療対策整備事業、1987（昭和62）年にB型肝炎母子感染防止事業、1989（平成元）年に思春期クリニック事業、1990（平成2）年に思春期教室などの事業が進められた[(1)]。

［4］母子保健法改正（市町村一元化）—1994年から2014年

住民により身近な母子保健サービスの提供を目指して、1994（平成6）年7月に母子保健法が改正され、1997（平成9）年4月から、3歳児健康診査などの基本的な母子保健サービスが市町村により提供されることになった[(1)]。

乳幼児死亡率や妊産婦死亡率の低下にみられるように、日本の母子保健は前進し続けてきたが、一方で、少子高齢化、女性の社会進出、生殖補助医療、出生前診断等、母子保健に係る変化が進んでいる。2004（平成16）年度から特定不妊治療費助成事業が実施され、2005（平成17）年度には児童福祉法に小児慢性特定疾患治療研究事業が位置づけられ、妊婦健康診査の検査項目や公費負担の拡充がなされている。2015（平成27）年には小児慢性特定疾病児童等自立支援事業が開始されている[(1)]。

一方、2001（平成13）年からは2014（平成26）年を第1次期間とした「**健やか親子21**」が実施された。2013（平成25）年度に最終評価報告書が示された。

健やか親子21
21世紀の母子保健の主要な取組みを提示するビジョンであり、関係者、関係機関・団体が一体となって、その達成に向けて取り組む国民運動として「健康日本21」の一翼を担うものである。

［5］子育て世代包括支援センターの設置・推進—2015年から

地域のつながりの希薄化により、妊産婦・母親の孤立感や負担感が高まっている中、児童虐待の発生予防のためにも、妊娠期から子育て期までの支援については、関係機関が連携し、切れ目のない支援を実施することが重要になっている。そこで、2014（平成26）年に閣議決定された「まち・ひと・しごと創生総合戦略」を受け、2015（平成27）年度から、妊娠期から子育て期までのさまざまなニーズに対して、総合的相談支援を提供するワンストップ拠点（**子育て世代包括支援センター**）が本格的に実施され、整備が進められている。2016（平成28）年6月に公布された「児童福祉法等の一部を改正する法律」により、児童虐待の発生予防のために、市町村は、母子保健に関し、支援に必要な実情の把握等を行う「子育て世代包括支援センター」（法律上の名称は「母子保健包括支援センター」）を設置するように努めなければならないことになった（母子保健法22条、平成29年4月1日施行）。さらに、母子保健法5条2項に、国および地方公共団体は、母子保健施策を講ずるにあたっては、当該施策が乳幼児の虐待の予防および早期発見に資するものであることに留意することが規定された（公布日施行）。また、2015（平成27）年度から「**健やか親子21（第2次）**」が始まっている[(1)]。

成育基本法
正式名称は「成育過程にある者及びその保護者並びに妊産婦に対し必要な成育医療等を切れ目なく提供するための施策の総合的な推進に関する法律」。

「**成育基本法**」（平成30年法律第104号）は2018（平成30）年12月14日に公布され、2019（令和元）年12月1日に施行された。2021（令和3）年2月9日には、成育基本法に基づき、「成育医療等の提供に関する施策の総合的な推進に関する基本的な方針」（以下「**成育医療等基本方針**」）が閣議決定された。成育基本法において、都道府県は、医療計画その他政令で定める計画を作成するにあたっては、成育過程にある者等に対する成育医療等の提供が確保されるよう適切な配慮をするよう努めるものとされている[(2)]。

B. 母子保健サービスの現状

妊産婦と生まれてくる子どもの健康を守るためには、疾病その他の問題をもつ妊産婦を早期発見し、治療する必要がある。そこで、妊産婦の保健意識を高め、医療機関を受診しやすくする体制をつくることが重要になってくる。また、子どもに対しても、疾病や障害を早期に発見し、早期治療・療育を行うことが必要である。そこで、母子保健行政は、1947（昭和22）年に公布された児童福祉法、1948（昭和23）年の予防接種法、1965（昭和40）年の母子保健法に基づいて行われている。また、**図4-7-1**に示

図4-7-1　母子保健事業の推進体制

	市町村（市町村保健センター） ○基本的母子保健サービス		都道府県等（保健所） ○専門的母子保健サービス
健康診査等	・妊産婦、乳幼児（1歳6か月児、3歳児）の健康診査		・先天性代謝異常等検査
保健指導等	・母子健康手帳の交付 ・両親学級、産後ケア等の妊産婦への支援	←技術的援助	・不妊専門相談、女性の健康教育等
訪問指導	・妊産婦、新生児訪問指導、未熟児訪問指導		
療養援護等	・未熟児養育医療		

出典）厚生労働省ウェブサイト「令和3年版厚生労働白書　資料編」p.193.

すように、母子保健法に基づく母子保健サービスは、地域保健法に規定された「**保健所**」や「**市町村保健センター**」によって実施されている(3)。

母子保健対策は、思春期から妊娠、出産、新生児期、乳幼児期を通じて一貫した体系のもとに総合的に実施することを目指しており、**図4-7-2** に示すようなサービスが体系的に実施されている(3)。これらの中でも主な母子保健施策について述べていく。

［1］健康診査等

健康診査は、疾病や異常の早期発見（二次予防）の機会として重要であるが、リスクの早期発見による疾病などの発生予防（一次予防）のための

図 4-7-2　母子保健対策の体系

(2021〔令和 3〕年 4 月現在)

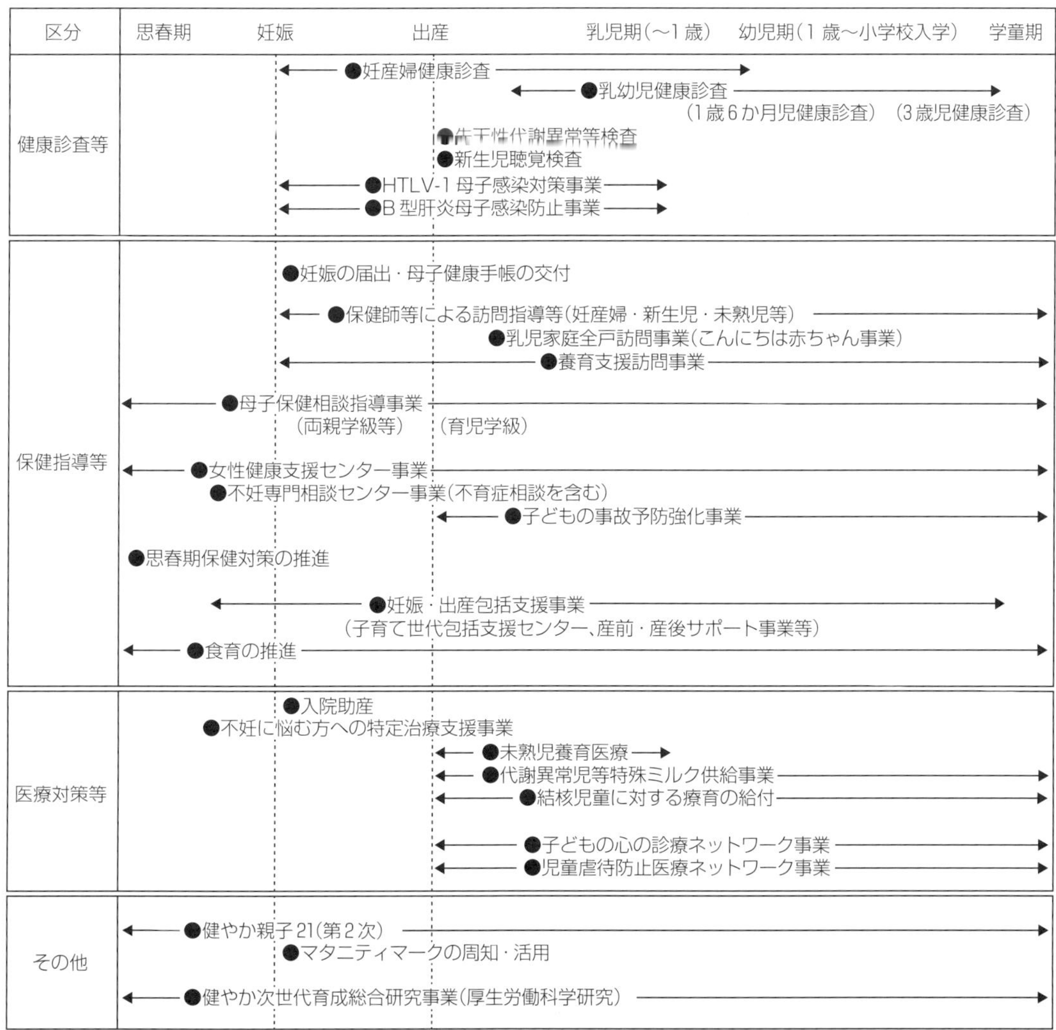

出典）厚生労働省ウェブサイト「令和 3 年版厚生労働白書　資料編」p.192.

保健所
地域保健法 5 条～ 17 条に規定されている。都道府県、指定都市、中核市、その他政令で定める市、特別区に設置。専門的な業務、調査研究、情報管理、許認可などを行う「行政機関」。

市町村保健センター
地域保健法 18 条～ 20 条に規定されている。市町村に任意設置。住民に対し健康相談、保健指導、

健康診査など各種サービスを行う「拠点施設」。

保健指導に結びつける機会としても重要である。妊娠した女性および乳幼児については、市町村が定めた方法で健康診査を受けることができ、必要に応じて精密検査を受けることができる[(1)]。

（1）妊産婦健康診査

①妊婦健康診査

妊娠週数に応じ問診、診察、検査、計測等を行い、妊娠経過を観察し、合併症やその他の異常の発見に努め、必要な指導や治療を行う。流早産や妊娠中毒、未熟児出産等を予防するためには、ハイリスク妊娠を可能な限り早期に把握し、妊婦の健康管理の支援を推進することが必要である。診査は、一般の病院、**市町村保健センター**、母子健康センター等で行われる。妊娠23週までは4週間に1回、妊娠24～35週は2週間に1回、妊娠36週以降は1週間に1回受診することが望ましい[(4)]。

2010（平成22）年10月から、HTLV-I抗体検査について、妊婦健康診査の標準的な検査項目に追加された。2011（平成23）年度からは、性器クラミジア検査も追加された[(1)]。

2013（平成25）年度以降、実施に必要な回数（14回程度）につき地方財源を確保し、地方財政措置を講じることにより、恒常的な仕組みへ移行した。すべての市町村で14回以上の公費負担（平成25年4月現在）を行っている。なお、里帰り先での妊婦健診の費用負担についても、すべての市区町で実施している。また、妊婦健康診査が、子ども・子育て支援法の地域子ども・子育て支援事業の1つに位置づけられたことに伴い、「妊婦に対する健康診査の望ましい基準」（平成27年厚生労働省告示第226号）が定められ、妊婦健康診査における望ましい検査項目や内容等が定められた。診査結果や指導事項は母子健康手帳に記載される。2021（令和3）年度に、多胎児を妊娠している妊婦を対象に、単胎の場合よりも追加で受診する妊婦健康診査に係る費用について、一定額を助成する「**多胎妊娠の妊婦健康診査支援事業**」が創設された[(2)]。

多胎妊娠の妊婦健康審査支援事業：2020（令和3）年度創設
多胎児を妊娠した妊婦は、単胎妊娠の場合よりも頻回の妊婦健康検査受診が推奨され、受診に伴う経済的負担が大きくなることから、通常14回程度の妊婦健康診査よりも追加で受診する健康診査にかかる費用を補助することで、多胎妊婦の負担軽減を図ることを目的とする。実施主体は市町村[(3)]。

②産婦健康診査

産後うつの予防や新生児の虐待予防等を図る観点から、産後2週間、産後1ヵ月など出産後間もない時期に産婦健康診査を行うことの重要性が指摘されている。このため、2017（平成29）年度から、市町村が実施する産婦健康診査2回分の費用を助成する産婦健康診査事業を実施することにより、産後の初期段階における母子に対する支援を強化し、妊娠期から子育て期にわたる切れ目のない支援体制が整備されることになった[(1)]。

（2）乳幼児健康診査（1歳6か月健診・3歳児健診）

乳幼児の身体測定、全身状態の観察、一般的な問診や診察を行いながら、各種の疾病、発達の遅れ、視聴覚異常等を発見し、適切な事後指導を行う。異常を発見するだけでなく、育児支援として、経過観察を行いつつ、不安の起こらないようにサポートし、問題のある親への助言・相談、親同士の交流の機会の確保、家庭環境や親子関係等を考慮しながら、児童の健康レベルを向上させることが目的である。市町村や保健センターでの集団健診と、一般病院での個別健診がある。母子保健法12条に基づき**1歳6か月健診**と**3歳児健診**があり、全国的に実施されている(5)。

[2] 保健指導等

(1) 妊娠の届出と母子健康手帳の交付

妊娠した者は妊娠を届出ることになっており（母子保健法15条）、市町村は届出をした者に対して母子健康手帳を交付する（母子保健法16条1項）。妊娠、出産および育児に関する一貫した健康記録であるとともに、乳幼児の保護者に対する育児に関する指導書でもある。母子健康手帳の内容には、妊産婦・乳幼児の健康診査、保健指導に関する記録など必ず記載しなければならない必要記載事項（省令事項）と、妊産婦の健康管理、乳幼児の養育に当たり必要な情報等、自治体独自の制度等を記載する任意記載事項（通知事項）がある(1)。

(2) 妊産婦と乳幼児の保健指導・訪問指導

妊娠、出産、育児に関する保健指導は、主に市町村で行われている（母子保健法10条）。妊産婦、新生児、未熟児に対しては、必要に応じて医師や助産師、保健師がその家庭を訪問して保健指導を行っている（母子保健法11条、17条、19条）(1)。

妊産婦保健指導：保健衛生面についての指導だけではなく、その家庭環境や生活環境から見て、妊産婦の健康の保持、増進に関する日常生活全般にわたる指導、助言が妊産婦とその家族に対して行われる。

新生児訪問指導：新生児は外界に対する抵抗力が弱く、そのため特に栄養、環境、疾病予防に留意する必要があることから、育児上必要があると認めるときに、医師、保健師、助産師等による家庭訪問指導が行われる。

未熟児訪問指導：**未熟児**は生理的にも種々の未熟性があり、疾病にもかかりやすい状態にあるため、成長・発達や養育環境の確認を行うために、低体重児の届出等に基づき、支援が必要な家庭に対して、保健師、助産師などによる家庭訪問指導が行われる。

未熟児
母子保健法6条6号において「『未熟児』とは、身体の発育が未熟のまま出生した乳児であって、正常児が出生時に有する諸機能を得るに至るまでのものをいう」と規定されている。

(3) 乳児家庭全戸訪問事業

生後4ヵ月までの乳児のいるすべての家庭を訪問し、子育て支援に関する情報提供や養育環境等の把握を行うなど、乳児のいる家庭と地域社会をつなぐ最初の機会とすることにより、乳児家庭の孤立化を防ぐことを目的とする事業である。児童福祉法6条の3第4項に規定されている。子ども・子育て支援法の地域子ども・子育て支援事業の1つとして位置づけられている。事業の内容は、次の通りである(6)。

①生後4ヵ月までの乳児のいるすべての家庭を訪問し、次の支援を行う。

㋐育児等に関するさまざまな不安や悩みを聞き、相談に応じるほか、子育て支援に関する情報提供等を行う。㋑親子の心身の状況や養育環境等の把握および助言を行い、支援が必要な家庭に対し適切なサービス提供につなげる。

②訪問スタッフには、保健師、助産師、看護師の他、保育士、児童委員、子育て経験者等を幅広く登用する。

③訪問結果により支援が必要と判断された家庭について、適宜、関係者によるケース会議を行い、養育支援訪問事業をはじめとした適切なサービスの提供につなげる。

(4) 養育支援訪問事業

乳児家庭全戸訪問事業等により把握した保護者の養育を支援することが特に必要と認められる児童、もしくは保護者に監護させることが不適当であると認められる児童およびその保護者、または出産後の養育について出産前において支援を行うことが特に必要と認められる妊婦に対し、その養育が適切に行われるよう、当該居宅において、養育に関する相談、指導、助言その他必要な支援を行うことを目的とする事業である。児童福祉法6条の3第5項に規定されている。子ども・子育て支援法の地域子ども・子育て支援事業の1つとして位置づけられている。養育支援が特に必要であると判断される家庭に対して、保健師・助産師・保育士等が居宅を訪問し、養育に関する指導、助言等を行う(6)。

(5) 妊娠・出産包括支援事業

地域のつながりの希薄化等により、地域において妊産婦やその家族を支える力が弱くなっている。より身近な場で妊産婦等を支える仕組みが必要であることから、結婚から妊娠・出産を経て子育て期にわたるまでの切れ目のない支援の強化を図っていくことが重要である。

この事業のうち「**産前・産後サポート事業**」および「**産後ケア事業**」は予算化され、実施されている。2017（平成29）年8月に、産前・産後サポート事業および産後ケア事業についてのガイドラインが策定された(2)。

(6) 子育て世代包括支援センター

妊娠期から子育て期にわたる切れ目のない支援を提供することを目的とするものである。保健師等を配置して、妊産婦等からの相談に応じ、健診

産前・産後サポート事業
妊産婦等が抱える妊娠・出産や子育てに関する悩み等について、助産師等の専門家または子育て経験者やシニア世代等の相談しやすい「話し相手」等による相談支援を行い、家庭や地域での妊産婦の孤立感を解消することを目的とする事業。実施主体は市町村、対象者は身近に相談できる者がいないなど、支援を受けることが適当と判断される妊産婦およびその家族である。「アウトリーチ（パートナー）型」や「デイサービス（参加）型」がある(2)。

産後ケア事業
2019（令和元）年の改正母子保健法において、各市区町村に対し、設置に関する努力義務が規定され、2021（令和3）年4月1日から施行されている。また、少子化社会対策大綱（2020〔令和2〕年5月29日閣議決定）において、2024（令和6）年度末までの全国展開を目指すこととされている。
退院直後の母子に対して心身のケアや育児サポート等を行い、産後も安心して子育てができる支援体制を確保する。実施主体は市町村、対象者は家族から十分な家事および育児などの援助が受けられない褥婦および産婦、ならびにその新生児および乳児であって、次の①または②に該当する者。①産後に心身の不調または育児不安等がある者、②その他特に支援が必要と認められる者である。「宿泊型」「デイサービス型」「アウトリーチ型」がある。事業内容に応じて助産師、保健婦または看護師等の担当者を配置する(2)。

等の「母子保健サービス」と地域子育て支援拠点事業等の「子育て支援サービス」を一体的に提供できるよう、必要な情報提供や関係機関との調整、支援プランの策定などを行う機関である。母子保健法の改正により、子育て世代包括支援センター（法律上は「母子健康包括支援センター」）が法定化された。2021（令和3）年4月1日現在、1,603市区町村2,451ヵ所で実施されている[2]。子育て世代包括支援センターは、「少子化社会対策大綱」（平成27年3月20日閣議決定）や「まち・ひと・しごと創生総合戦略（2015年改訂版）」（平成27年12月24日）において、おおむね2020（令和2）年度末までに、地域の実情を踏まえながら、全国展開を目指すこととされている。2017（平成29）年8月に厚生労働省は、「子育て世代包括支援センター業務ガイドライン」[7]を発表した。また、「平成28年度子育て世代包括支援センター事例集」や「令和元年度子育て世代包括支援センター事例集」についても公表している[8]。2022（令和4）年6月に成立した「児童福祉法等の一部を改正する法律」により、2024年4月から、市区町村において、この子育て世代包括支援センター（母子保健）と子ども家庭総合支援拠点（児童福祉）の設立の意義や機能は維持した上で組織を見直し、すべての妊産婦、子育て世帯、子どもへ一体的に相談支援を行う機能を有する機関（こども家庭センター）の設置に努めることになっている[9]。

(7) 不妊症・不育症への支援

①不妊治療の保険適用

2022（令和4）年2月9日の中央社会保険医療協議会において、人工受精等の「一般不妊治療」、体外受精・顕微授精等の「生殖補助医療」について、同年4月から新たに保険適用されることとなった。生殖補助医療の保険適用に伴い、特定不妊治療助成事業は役割を終えるが、2022年度からの保険適用への移行期の治療計画に支障が生じないよう、年度をまたぐ1回の治療については、経過措置として助成金の対象となる[2]。

②不育症検査費用助成事業

すでに保険適用されている検査の保険診療としての実施を促すとともに、研究段階にある新たな不育症の検査の保険適用を推進するため、先進医療として実施される不育症検査に要する費用への助成を行うための補助が、2021（令和3）年度から実施されている[2]。

③不妊症・不育症への相談支援等

不妊症・不育症患者への支援として、経済的支援のみならず、相談支援等の拡充を図るために、**不妊専門相談センター事業**（2022〔令和4〕年度より「性と健康の相談センター事業」の一部として実施されている）、**不**

子育て世代包括支援センター（母子健康包括支援センター）
母子健康法22条に規定されている。

不育症検査費用助成事業
現在、研究段階にある不育症検査のうち、保険適用を見据え先進医療として実施されるものを対象に、不育症検査に要する費用の一部を助成することにより、不育症の方の経済的負担の軽減を図ることを目的に、2021（令和3）年度に創設された。対象者は2回以上の流産、死産の既往がある者、対象となる検査は先進医療として実施されている不育症検査である（実施主体：都道府県、指定都市、中核市／補助率：国1/2、都道府県等1/2）[4]。

不妊専門相談センター事業
不妊症や不育症について悩む夫婦等を対象に、夫婦等の健康状況に的確に応じた相談指導や、治療と仕事の両立に関する相談対応、治療に関する情報提供等を行う（補助率：国1/2、都道府県等1/2）。2022年度より「性と健康の相談センター事業」の一部として実施されている[2]。

不妊症・不育症支援ネットワーク事業
不妊専門相談センターと自治体（担当部局、児童相談所等）および医療関係団体、当事者団体等で構成される協議会を設置し、流産・死産に対するグリーフケアを含む相談支援、不妊症・不育症に悩む方へ寄り添った支援を行うピアサポート活動や、不妊専門相談センターを拠点としたカウンセラーの配置等を推進し、不妊症・不育症患者への支援の充実を図る（補助率：国1/2、都道府県等妊症・不育症支援ネットワーク事業、**不妊症・不育症ピアサポーター育成研修等事業**、**不妊症・不育症に関する広報・啓発促進事業**が実施されている[(2)]。

(8) 性と健康の相談センター事業

従来「**生涯を通じた女性の健康支援事業**」として、思春期の健康相談、生涯を通じた女性の健康の保持増進、不妊症や不育症、若年妊娠等、妊娠・出産を取り巻くさまざまな悩みなどへのサポート等が実施されてきたが、2022（令和4）年度より、「**性と健康の相談センター事業**」として、プレコンセプションケア（女性やカップルを対象として、将来の妊娠のための健康管理を促す取組み）を含め、男女問わず性や生殖に関する健康支援を総合的に推進し、ライフステージに応じた切れ目のない健康支援が実施されている。また、2021（令和3）年度子ども・子育て支援推進調査研究事業の「プレコンセプションケア体制整備に向けた相談・研修ガイドライン作成に向けた調査研究」において、自治体におけるプレコンセプションケアの実態調査が実施され、当該センター事業の体制整備に活用できる手引書が作成されている。また、若者に対するプレコンセプションケアの取組みの一環として、若者向けの性や妊娠に係る正しい知識の普及啓発および健康支援のためのポータルサイトが公開されている[(2)]。

(9) 妊産婦や乳幼児に関する栄養・食生活

①妊娠前からはじめる妊産婦のための食生活指針

2006（平成18）年に策定された「妊産婦のための食生活指針」が、2021（令和3）年3月に改訂された。妊娠、出産、授乳等にあたっては、妊娠前からの健康なからだづくりや適切な食習慣の形成が重要であることから、改定後の指針の対象には妊娠前の女性も含むこととし、名称は「妊娠前からはじめる妊産婦のための食生活指針」とされた[(2)]。

②授乳・離乳の支援

厚生労働省は、妊産婦や子どもに関わる産科施設、小児科施設、保健所・市町村保健センターなどの保健医療従事者が授乳や離乳の支援に関する基本的事項を共有することで妊産婦への適切な支援を進めていくことができるよう、「授乳・離乳の支援ガイド」を作成している（2019〔平成31〕年3月改定）。また、授乳や離乳についてわかりやすく記載したリーフレットも作成され、厚生労働省ウェブサイトに掲載されている[(2)]。

③災害時の授乳支援

厚生労働省は、各都道府県等に対し、災害時における授乳中の女性への支援等に関して、断水等によりライフラインが断絶された場合においても水等を使用せずに授乳できる乳児用液体ミルクを母子の状況等に応じて活

1/2)[(2)]。

不妊症・不育症ピアサポーター育成研修等事業
不妊治療や流産の経験者を対象としたピアサポーターの育成研修や、医療従事者に対する研修を、国において実施する。〈研修内容〉①不妊症・不育症に関する治療、②不妊症・不育症に悩む方との接し方、③仕事と治療の両立、④特別養子縁組や里親制度など[(2)]。

不妊症・不育症に関する広報・啓発促進事業
不妊症・不育症に対する社会の理解を深めることや、治療を受けやすい環境整備に係る社会機運の醸成のため、国において普及啓発事業を実施する。〈実施内容の例〉①全国フォーラムの開催、②不妊症・不育症等に関する広報の実施、③不妊治療を続け、子どもを持ちたいと願う家庭の選択肢としての里親制度等の普及啓発など[(2)]。

生涯を通じた女性の健康支援事業
「母子保健医療対策総合支援事業実施要綱」によると、都道府県等は、地域の実情に応じて以下の事業の一部または全部を実施することとされている。①健康教育事業、②女性健康支援センター事業、③不妊専門相談センター事業、④HTLV-1母子感染対策事業[(2)]。

性と健康の相談センター事業：2022（令和4）年度創設
従来の「女性健康支援センター事業」や「不妊専門相談センター事業」を組み替えたもので、2022（令和4）年度に創設された。成育基本方針に基づき、安心・安全で健やかな妊娠・出産、産後の健康管理を支援するため、プレコンセプション

用すること、平時からの対策として育児用ミルク等の授乳用品などの母子に必要となる物資の備蓄を進めることを通知している（2019〔令和元〕年10月25日付けの「災害時における授乳の支援並びに母子に必要となる備蓄及び活用について」）[(2)]。

④「第4次食育推進基本計画」

2021（令和3）年3月31日に開催された食育推進会議において、食育基本法（平成17年法律第63号）16条1項の規定に基づき、「第4次食育推進基本計画」が決定された。自治体による母子保健および児童福祉分野における食育の推進や、都道府県による管内市町村に対する情報提供や技術的な支援等の適切な支援が挙げられている[(2)]。

なお、2022（令和4）年6月に成立した「児童福祉法等の一部を改正する法律」により、2024年4月から、都道府県等（都道府県、市、福祉事務所設置町村）事業として、妊婦に対する寄り添いや心理的ケア、出産支援、産後の生活支援など支援を必要とする妊婦に対する包括的な支援事業（**妊産婦等生活援助事業**）が実施されることになっている[(9)]。

［3］医療対策等

(1) 低出生体重児の届出（母子保健法18条）

未熟児は、正常な新生児に比べて生理的に未熟であり、疾病にもかかりやすく、その死亡率は高いばかりでなく、心身の障害を残すことがあることから、生後すみやかに適切な処置を講ずることが必要である。しかし、未熟児であるかどうかの判断は明確でないので、体重によってそれを推定し、出生体重が2,500 g未満の乳児（**低出生体重児**）が出生したときには、その保護者は、速やかにその旨をその乳児の現在地の市町村に届け出なければならないとされている[(1)]。

(2) 養育医療（未熟児養育医療）（母子保健法20条）

出生時の体重が極めて少ない（2,000 g以下）場合や体温が34度以下の場合、呼吸器系や消化器系などに異常がある場合、あるいは異常に強い黄疸がある場合等で、医師が入院養育を必要と認めたものについては、その養育に必要な医療費に対する費用が一部公費で負担される[(1)]。2013（平成25）年度からは事務の実施権限が都道府県、政令市および特別区から市区町村に移譲された。

(3) 新生児マススクリーニング（先天性代謝異常等検査）

フェニールケトン尿症ほかの先天性代謝異常や先天性甲状腺機能低下症（クレチン症）などは、早期に発見し、早期に治療を行うことによって知的障害など心身障害の発生の予防をすることが可能である。このため、先

ケア（女性やカップルを対象として、将来の妊娠のための健康管理を促す取組み）の実施など、需要に的確に対応した切れ目のない支援を行う事を目的としている。対象者は、思春期、妊娠、出産等の各ライフステージに応じた相談を希望する者（不妊相談、予期せぬ妊娠、メンタルヘルスケア、性感染症の対応を含む）である。（実施主体：都道府県・指定都市・中核市、補助率：国1/2、都道府県・指定都市・中核市1/2）[(2)]。

妊産婦等生活援助事業
家庭生活に支障が生じている特定妊婦その他これに類する者およびその者の監護すべき児童を、生活すべき住居に入居させ、または当該事業に係る事業所その他の場所に通わせ、食事の提供その他日常生活を営むのに必要な便宜の供与、児童の養育に係る相談および助言、母子生活支援施設その他の関係機関との連絡調整、特別養子縁組に係る情報の提供その他の必要な支援を行う事業（児童福祉法6条の3第18項、2024年4月施行）。

低出生体重児
世界保健機構（WHO）は出生体重2,500 g未満を未熟児と呼んでいたが、現在は低出生体重児と呼んでいる。出生体重から出生児を分類すると以下のようになる[(10)]。4,000 g以上：高出生体重児、2,500 g以上4,000 g未満：正出生体重児、2,500 g未満：低出生体重児、1,500 g未満：極低出生体重児、1,000 g未満：超低出生体重児。

養育医療（未熟児養育医療）
未熟児は医学的なケアを必要とする場合が多く、養育のための医療を必要

とする未熟児を病院に入院させ必要な医療を給付したり、それが不可能な場合には、必要な医療を受けるための費用を支弁する事業である。指定養育医療機関に入院した出生体重2,000g以下、あるいは周産期に重症な合併症をもった乳児の医療等が主な対象となる[11]。

天性代謝異常の早期発見・早期治療のため、各都道府県・指定都市で実施している新生児マススクリーニング検査について、タンデムマス法を用いた検査の普及が図られている。また、2017（平成29）年7月に厚労省研究班の成果を受け、新生児マススクリーニング（タンデムマス法）の対象疾患にカルニチンパルミトイルトランスフェラーゼ2欠損症（CPT2欠損症）が追加された[1]。

(4) 新生児スクリーニング（新生児聴覚検査）

都道府県における新生児聴覚検査結果の集約や医療機関・市町村との情報共有、難聴と診断された子をもつ親への相談支援、産科医療機関等における検査状況等の把握、産科医療機関等の聴覚検査機器（自動ABR）の購入に対する補助が実施されている。市区町村は、検査の実施、公費による負担への取組みを実施している。また、都道府県等は、関係者からなる協議会を設置するなど**新生児聴覚検査体制整備事業**を活用し、管内市町村における新生児聴覚検査の実施体制の整備への支援を行っている[2]。

新生児聴覚検査体制整備事業：2017（平成29）年創設
聴覚障害は早期に発見され適切な支援が行われた場合には、聴覚障害による音声言語発達等への影響が最小限に抑えられる。このため、聴覚障害の早期発見・早期療育が図られるよう、新生児聴覚検査に係る協議会の設置を行うとともに研修会の実施、普及啓発等により、都道府県における推進体制を整備することを目的とする。（実施主体：都道府県、補助率：国1/2、都道府県1/2、実施自治体数：43自治体）[2]。

(5) 子どもの心の診療ネットワーク事業

厚生労働省は、2008（平成20）年度に「子どもの心の診療拠点病院機構推進事業」を創設し、都道府県を実施主体として、3年間のモデル事業を実施した。その目的は、さまざまな子どもの心の問題、児童虐待や発達障害等に対応するため、都道府県における拠点病院を中核とし、地域の医療機関ならびに児童相談所、保健所、市町村保健センター、要保護児童対策協議会、発達障害支援センター、児童福祉施設および教育機関等と連携した支援体制の構築を図ることであった[1]。

2011（平成23）年度から、名称を「子どもの心の診療ネットワーク事業」として、事業の本格実施を開始し、2020（令和2）年度は21都道府県で本事業を実施している。本事業の実施を通じて、子どもの心の診療に従事する医師のスキルアップ、関係機関への診療支援や困難事例への対応、災害時の子どもの心の問題への対応等の充実を図っている[2]。

[4]「健やか親子21」の推進[2]

「**健やか親子21**」は、21世紀の母子保健の取組みの方向性と目標を示し、関係機関・団体が一体となって推進する国民運動であり、2001（平成13）年から取組みを開始した。「健やか親子21（第1次）」が2014（平成26）年に終了することに伴い、2013（平成25）年度には最終評価を行い、2014年度には「健やか親子21（第2次）」(2015〔平成27〕年度～2024〔令和6〕年度）の方針が取りまとめられた[2]。

C. 母子保健の課題

2015（平成27）年度から始まった「健やか親子21（第2次）」では、10年後に目指す姿を、①日本全国どこで生まれても、一定の質の母子保健サービスが受けられ、かつ生命が守られるという地域での健康格差が解消され、②疾病や障害、経済状態等の個人や家庭環境の違い、多様性を認識した母子保健サービスが展開される、「すべての子どもが健やかに育つ社会」としている。このような社会を実現するために、図4-7-3のような3つの基盤課題と2つの重点課題が設定された(12)。

(1) 基盤課題A―切れ目ない妊産婦・乳幼児への保健対策

妊娠・出産・育児期における母子保健対策の充実に取り組むとともに、各事業間や関連機関間の有機的な連携体制の強化や、情報の利活用、母子保健事業の評価・分析体制の構築を図ることにより、切れ目ない支援体制の構築を目指す。

(2) 基盤課題B―学童期・思春期から成人期に向けた保健対策

児童生徒自らが、心身の健康に関心をもち、より良い将来を生きるため、健康の維持・向上に取り組めるよう、多分野の協働による健康教育の推進と次世代の健康を支える社会の実現を目指す。

(3) 基盤課題C―子どもの健やかな成長を見守り育む地域づくり

社会全体で子どもの健やかな成長を見守り、子育て世代の親を孤立させないよう支えていく地域づくりを目指す。具体的には、国や地方公共団体による子育て支援施策の拡充に限らず、地域にあるさまざまな資源（NPOや民間団体、母子愛育会や母子保健推進員等）との連携や役割分担の明確化が挙げられる。

(4) 重点課題①―育てにくさを感じる親に寄り添う支援

親子が発信するさまざまな育てにくさのサインを受け止め、丁寧に向き合い、子育てに寄り添う支援の充実を図ることを重点課題の1つとする。

育てにくさとは、子育てに関わる者が感じる育児上の困難感で、その背景として、子どもの要因、親の要因、親子関係に関する要因、支援状況を含めた環境に関する要因などさまざまな要素を含む。育てにくさの概念は広く、一部には発達障害等が原因となっている場合などもある。

(5) 重点課題②―妊娠期からの児童虐待防止対策

児童虐待を防止するための対策として、①発生予防には、妊娠届出時など妊娠期から関わることが重要であること、②早期発見・早期対応には、新生児訪問等の母子保健事業と関係機関の連携強化が必要であることから重点課題の1つとする。

図 4-7-3 「健やか親子 21」とは

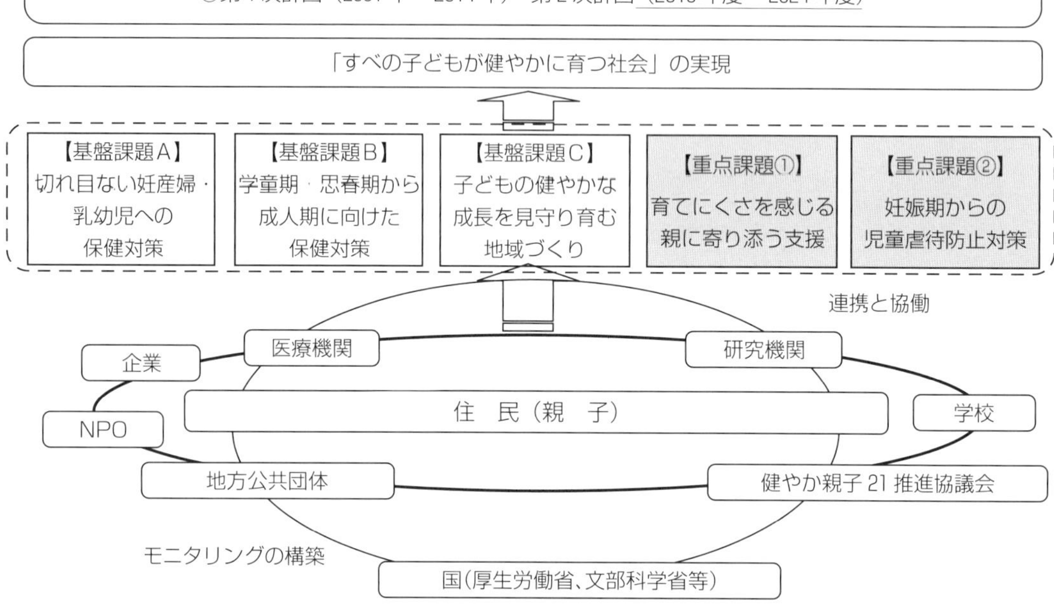

○関係者が一体となって推進する母子保健の国民運動計画
○21 世紀の母子保健の取組の方向性と目標や指標を示したもの
○第 1 次計画（2001 年～ 2014 年）・第 2 次計画（2015 年度～ 2024 年度）
「すべの子どもが健やかに育つ社会」の実現
【基盤課題A】切れ目ない妊産婦・乳幼児への保健対策
【基盤課題B】学童期・思春期から成人期に向けた保健対策
【基盤課題C】子どもの健やかな成長を見守り育む地域づくり
【重点課題①】育てにくさを感じる親に寄り添う支援
【重点課題②】妊娠期からの児童虐待防止対策
連携と協働
医療機関
研究機関
企業
住　民（親　子）
学校
NPO
地方公共団体
健やか親子 21 推進協議会
モニタリングの構築
国(厚生労働省、文部科学省等)

出典）厚生労働省子ども家庭局「6　母子保健課」厚生労働省ウェブサイト，令和 3 年度全国児童福祉主管課長会議資料　説明資料 2，2021，p.254.

注）

ネット検索によるデータ取得日は，2022 年 8 月 28 日．

(1) 厚生労働省統計協会編『国民衛生の動向 2021/2022』厚生労働省統計協会，2021，pp.107–116.

(2) 厚生労働省子ども家庭局「6　母子保健課」厚生労働省ウェブサイト，令和 3 年度全国児童福祉主管課長会議資料　説明資料 2，2022，p.180–278.

(3) 厚生労働省ウェブサイト「令和 3 年版厚生労働白書　資料編」pp.192–193.

(4) 加藤忠明「妊産婦健康診査」山縣文治・柏女霊峰編『社会福祉用語辞典（第 9 版）』ミネルヴァ書房，2013，p.298.

(5) 加藤忠明「乳幼児健康健診」山縣文治・柏女霊峰編『社会福祉用語辞典（第 9 版）』ミネルヴァ書房，2013，pp.296–297.

(6) 厚生労働省ウェブサイト「子ども・子育て支援」.

(7) 厚生労働省ウェブサイト「子育て世代包括支援センター業務ガイドライン（平成 29 年 8 月）」.

(8) 厚生労働省ウェブサイト「子育て世代包括支援センター事例集」.

(9) 厚生労働省ウェブサイト「児童福祉法等の一部を改正する法律（令和 4 年法律第 66 号）の概要」p.2，p.4.

(10) 佐藤拓代「低出生体重児保健指導マニュアル～小さく生まれた赤ちゃんの地域支援～（平成 24 年 12 月）」厚生労働省ウェブサイト．

(11) 加藤忠明「未熟児養育医療」山縣文治・柏女霊峰編『社会福祉用語辞典（第 9 版）』ミネルヴァ書房，2013，p.362.

(12) 厚生労働省・健やか親子21推進協議会「健やか親子21（第2次）」厚生労働省ウェブサイト.

理解を深めるための参考文献

● **厚生労働省統計協会編『国民衛生の動向（2021/2022）』厚生労働省統計協会，2021.**

日本における最新の衛生の状況や保健医療行政の動向を、最新の統計データや多様な関係資料に基づき、わかりやすく説明がされている。母子保健行政の歩みや、最新の母子保健施策を理解し、今後の施策の課題を理解することができる。

8. ひとり親家庭への支援

A. ひとり親家庭支援施策の展開

戦後日本におけるひとり親家庭に対する施策は、1952（昭和27）年に母子福祉資金の貸付等に関する法律が制定されたことから始まる。1959（昭和34）年には、国民年金法が制定され、死別母子世帯に対し、母子（福祉）年金が支給されるようになり、それを受けて、生別母子世帯等に対する児童扶養手当が創設された。1964（昭和39）年には、母子福祉の原理を示した基本として母子福祉法が制定され、1981（昭和56）年には、**母子及び寡婦福祉法**に改称され、母子家庭の母であった寡婦が加えられた[(1)]。

その後、離婚の急増など母子家庭をめぐる諸状況に対応するために、就業による自立の促進を主眼に置いて母子家庭対策を見直すことになり、2002（平成14）年11月に、母子及び寡婦福祉法等が大幅に改正された。この法改正によって、対象規定が「母子家庭」から「母子家庭等」に改正され、父子家庭が支援対象に加えられた。また、子育てや生活支援策、就業支援策、養育費の確保策、経済的支援策が総合的、計画的に展開されることになった。この改正により、国は、**母子家庭及び寡婦の生活の安定と向上のための措置に関する基本的な方針（基本方針）**を定め、これを受けて都道府県、市等において、自立促進計画が策定されている[(1)]。

さらに、子育てと生計の維持を1人で担わなければならない母子家庭の母等は、就業面で一層不利な状況に置かれており、こうした状況に対処するために、2012（平成24）年9月には、「母子家庭の母及び父子家庭の父の就業の支援に関する特別措置法」が成立し、2013（平成25）年3月から施行された。情報通信技術等に関する職業能力の開発・向上、在宅就業などの多様な機会の確保支援策の充実、民間事業者に対する協力要請等が定められている。また、2014（平成26）年4月にひとり親家庭支援施策を強化するために、母子及び寡婦福祉法、児童扶養手当法等の改正事項も盛り込んだ「次代の社会を担う子どもの健全な育成を図るための次世代育成支援対策推進法等の一部を改正する法律」が成立し、同年10月から施行された。「母子及び寡婦福祉法」が「**母子父子寡婦福祉法**」に改称され、貸付金等の支援策の対象を父子世帯にも拡大することになった[(1)]。

近年、経済的に厳しい状況に置かれたひとり親家庭や多子世帯が増加傾

母子家庭及び寡婦の生活の安定と向上のための措置に関する基本的な方針
2003（平成15）年6月19日、厚生労働省告示102。母子及び寡婦福祉法11条に基づき、定められた。現在は、2015（平成27）年から2019（平成31）年までの5年間を対象期間としている。

母子家庭の母及び父子家庭の父の就業の支援に関する特別措置法
この法律は、子育てと就業との両立が困難であること、就業に必要な知識および技能を習得する機会を必ずしも十分に有してこなかったこと等の母子家庭の母が置かれている特別の事情や、子育てと就業との両立が困難であること等の父子家庭の父が置かれている特別の事情に鑑み、母子家庭の母および父子家庭の父の就業の支援に関する特別の措置を講じ、母子家庭および父子家庭の福祉を図ることを目的とする。

母子父子寡婦福祉法
正式名称は「母子及び父子並びに寡婦福祉法」。「母子及び寡婦福祉法」の改正により、ひとり親が就業し、仕事と子育てを両立しながら経済的に自立するとともに、子どもが心身ともに健やかに成長できるよう、また、「子どもの貧困」対策にも資するように、ひとり親家庭への支援施策が強化された。

向にあり、自立支援の充実が課題となってきている。また、児童虐待の相談対応件数は増加し続けており、複雑・困難なケースも増加している。そこで、2015（平成27）年8月に「すべての子どもの安心と希望の実現に向けた副大臣等会議」は、ひとり親家庭・多子世帯等自立支援策及び児童虐待防止対策の「施策の方向性」を取りまとめ、「子どもの貧困対策会議」（会長：内閣総理大臣）へ報告した。その後、同年12月に、財源確保も含めた政策パッケージとして、「すべての子どもの安心と希望の実現プロジェクト」が、「子ども貧困対策会議」において決定され、翌年2月の同副大臣等会議において、「**すくすくサポート・プロジェクト**」（「すくサポ」）という愛称となった(2)。

同プロジェクトは、「**ひとり親家庭・多子世帯等自立応援プロジェクト**」および「児童虐待防止対策強化プロジェクト」からなり、関係府省庁において、ひとり親家庭・多子世帯等の自立を応援するとともに、児童虐待防止対策の強化が図られている。このプロジェクトに基づき、2016（平成28）年5月に「児童扶養手当法の一部を改正する法律」が成立・公布され、第2子、第3子以降加算額が最大倍増されることになった。

ひとり親家庭の支援については、「**子供の貧困対策に関する大綱**」（2019〔令和元〕年11月29日閣議決定）および「**母子家庭等及び寡婦の生活の安定と向上のための措置に関する基本方針**」（2020〔令和2〕年3月23日厚生労働省告示第78号）等に基づき、就業による自立に向けた就業支援を基本としつつ、子育て・生活支援、養育費確保支援、経済的支援など総合的な支援施策が進められている(2)。

B. ひとり親家庭の現状

2020（令和2）年の国勢調査によると、母子のみにより構成される母子世帯数は約65万世帯、父子のみによって構成される父子世帯は約7万世帯である。ひとり親家庭の現状と生活状況については、**表4-8-1**に示す通りである。母子または父子以外の同居者がいる世帯を含めた全体の母子世帯数は123.2万世帯、父子世帯数は18.7万世帯であった。母子世帯になった理由は、離婚が79.5%と最も多く、次いで未婚の母8.7%、死別8.0%となっている。父子世帯になった理由は、離婚が75.6%と最も多く、次いで死別が19.0%となっている(2)。

母子家庭の81.8%、父子家庭の85.4%が就労をしており、就労母子家庭のうち、「正規の職員・従業員」は44.2%、「パート・アルバイト等」は43.8%である。就労父子家庭のうち、「正規の職員・従業員」は68.2%、

すくすくサポート・プロジェクト
詳しくは、p.211の側注「すべての子どもの安心と希望の実現プロジェクト」を参照のこと。

ひとり親家庭・多子世帯等自立応援プロジェクト
就業による自立に向けた支援を基本としつつ、子育て・生活支援、学習支援などの総合的な支援の充実を図るものである。具体的には、①ひとり親家庭が孤立せず支援につながる仕組みを整えつつ、②生活を応援、③学びを応援、④仕事を応援、⑤住まいを応援するともに、ひとり親家庭を⑥社会全体で応援する仕組みを構築する。主な内容としては、自治体の窓口のワンストップ化の推進、子どもの居場所づくりや学習支援の充実、親の資格取得の支援の充実、児童扶養手当の機能の充実などである(2)。

母子家庭等及び寡婦の生活の安定と向上のための措置に関する基本方針（令和2年3月23日厚生労働省告示第78号）
方針のねらいは、母子父子寡婦福祉法に基づき、特別措置法等の趣旨、母子家庭および父子家庭ならびに寡婦の実態等を踏まえつつ、母子家庭等施策の展開のあり方について、国民一般に広く示すとともに、都道府県、市（特別区を含む。）および福祉事務所を設置する町村において自立促進計画を策定する際の指針を示すこと等により、母子家庭等施策が総合的かつ計画的に展開され、個々の母子家庭等に対して効果的に機能することを目指すものである。方針の対象期間は、2020（令和2）年度から2024（令和6）年度までの5年間である。①母子家庭および父子家庭ならびに寡婦の

表 4-8-1　母子家庭とひとり親家庭の現状

	母子世帯	父子世帯
1. 世帯数（推計値）	123.2 万世帯（123.8 万世帯）	18.7 万世帯（22.3 万世帯）
2. ひとり親世帯になった理由	離婚　79.5%（80.8%）	離婚　75.6%（74.3%）
	死別　8.0%（7.5%）	死別　19.0%（16.8%）
3. ひとり親世帯になった時の年齢	33..8 歳（33.0 歳）	39.3 歳（38.5 歳）
4. ひとり親になった時の末子の年齢	4.4 歳（4.7 歳）	6.5 歳（6.2 歳）
5. 平均世帯人数	3.29 人（3.42 人）	3.65 人（3.77 人）
6. 子ども以外の同居人のいる世帯	38.7%（38.8%）	55.6%（60.6%）
内親と同居の割合	27.7%（28.5%）	44.2%（50.3%）
7. 就労状況	81.8%（80.6%）	85.4%（91.3%）
就業者のうち　正規の職員・従業員	44.2%（39.4%）	68.2%（67.2%）
うち　自営業	3.4%（2.6%）	18.2%（15.6%）
うち　パート・アルバイト等	43.8%（47.4%）	6.4%（8.0%）
8. 平均年間収入（母又は父自身の収入）	243 万円（223 万円）	420 万円（380 万円）
9. 平均年間就労収入（母又は父自身の就労収入）	200 万円（181 万円）	398 万円（360 万円）
10. 平均年間収入（同居親族を含む世帯全員の収入）	348 万円（291 万円）	573 万円（455 万円）
11. 養育費		
取り決めをしている割合	42.9%（37.7%）	20.8%（17.5%）
現在受け取っている割合	24.3%（19.7%）	3.2%（4.1%）
受け取っている養育費平均月額	43,707 円（43,482 円）	32,550 円（32,238 円）
12. 面会交流の取り決めをしている割合	24.1%（23.4%）	27.3%（16.3%）
13. 面会交流を行っている割合	29.8%（27.7%）	45.5%（37.4%）
14. 子どもについての悩みの内容	①教育・進学：58.7%（56.1%） ②しつけ：13.1%（16.6%）	①教育・進学：46.3%（51.8%） ②しつけ：13.6%（16.5%）
15. 困っていること	①家計：50.4%（45.8%） ②仕事：13.6%（19.1%） ③自分の健康：13.0%（9.5%）	①家計：38.2%（36.5%） ②家事：16.1%（12.1%） ③仕事：15.4%（17.4%）
15. 相談相手有の割合	80.0%（80.4%）	55.7%（56.3%）
16. 子どもの最終進学目標	大学・大学院：46.1%（38.5%）	大学・大学院：41.4%（35.5%）

※（　）内の値は，前回（平成 23 年度）調査結果を表している．
※「平均年間収入」及び「平均年間就労収入」は，平成 27 年（平成 22 年）の 1 年間の収入．
※集計結果の構成割合については，原則として，「不詳」となる回答（無記入や誤記入等）がある場合は，分母となる総数に不詳数を含めて算出した値（比率）を表している．
出典）厚生労働省雇用均等・児童家庭局家庭福祉課「ひとり親家庭等の支援について」，p.3 の表と，厚生労働省ウェブサイト「平成 28 年度全国ひとり親世帯等調査結果報告」より筆者作成．

家庭生活および職業生活の動向に関する事項、②母子家庭および父子家庭ならびに寡婦の生活の安定と向上のため講じようとする施策の基本となるべき事項、③都道府県等が策定する自立促進計画の指針となるべき基本的

「パート・アルバイト等」は 6.4％である。母子家庭の母自身の平均年収は 243 万円（うち就労収入は 200 万円）、父子家庭の父自身の平均年収は 420 万円（うち就労収入は 398 万円）である。生活保護を受給している母子世帯および父子世帯はともに約 1 割である(2)。

養育費の取り決めをしている離婚母子家庭は 42.9％、離婚父子家庭は 20.8％であり、養育費を現在も受給しているのは、それぞれ 24.3％と 3.2

%である。また、面会交流の取り決めをしているのは、それぞれ24.1%と27.3%であり、面会交流を現在も行っているのは、それぞれ29.8%と42.5%である[3]。

な事項が提示されている[2]。

C. ひとり親家庭の福祉サービスの現状

ひとり親家庭は親が1人だというだけで、社会的差別を受けやすく、また養育上の問題、家事、教育、しつけの悩み、経済的問題などさまざまな生活問題が生じやすい。特に母子家庭の貧困の問題は深刻である。子どもの相対的貧困率は、1990年代半ば頃からおおむね上昇傾向にあり、2015（平成27）年には13.9%となっている。子どもがいる現役世帯の相対的貧困率は12.9%であり、そのうち、大人が1人の世帯の相対的貧困率が50.8%と、大人が2人以上いる世帯の10.7%に比べて非常に高い水準となっている[4]。したがって、家族が大切な子育て期を安心して乗り切ることのできるような社会的支援を提供していくことが重要になってくる。また、離婚、夫婦の別居体験、両親の葛藤を体験するなど、親だけではなく、子どもも、心理的外傷体験を受けている場合があり、心理的な支援が必要になってくることもある。

そこで、ひとり親家庭の自立促進、生活の安定と向上を図るために、母子父子寡婦福祉法、児童福祉法、児童扶養手当法等に基づいて、**図4-8-1**に示すように、子育てと生活支援策、就業支援策、養育費の確保等、経済的支援策の4本柱で、総合的なひとり親家庭の自立支援策が実施されている[2]。

[1] 子育てと生活支援[2]

(1) 母子・父子自立支援員による相談支援（母子父子寡婦福祉法8条、9条）

母子父子寡婦福祉法に基づき、都道府県知事、市長（特別区の区長を含む。）および福祉事務所設置町村長が、**母子・父子自立支援員**を委嘱する。原則として福祉事務所において、ひとり親家庭および寡婦に対し、①母子父子寡婦福祉法および生活一般についての相談指導等、②職業能力の向上および求職活動等就業についての相談指導等、③その他自立に必要な相談支援、④母子父子寡婦福祉資金の貸し付けに関する相談・指導を行う。

2014（平成26）年に、母子父子寡婦福祉法改正において、都道府県および市等に、母子・父子自立支援員を始めとするひとり親家庭等の自立支援に従事する人材の確保や資質の向上を図るための研修を行う等の措置を講ずることの努力義務が課せられた。また、2016（平成28）の「児童福

図 4-8-1　ひとり親家庭等の自立支援策

○ひとり親家庭等に対する支援として、「子育て・生活支援策」、「就業支援策」、「養育費の確保策」、「経済的支援策」の4本柱により施策を推進。

子育て・生活支援	就業支援	養育費確保支援	経済的支援
○母子・父子自立支援員による相談支援 ○ヘルパー派遣、保育所等の優先入所 ○子どもの生活・学習支援事業等による子どもへの支援 ○母子生活支援施設の機能拡充　など	○母子・父子自立支援プログラムの策定やハローワーク等との連携による就業支援の推進 ○母子家庭等就業・自立支援センター事業の推進 ○能力開発等のための給付金の支給　など	○養育費等相談支援センター事業の推進 ○母子家庭等就業・自立支援センター等における養育費相談の推進 ○「養育費の手引き」やリーフレットの配布　など	○児童扶養手当の支給 ○母子父子寡婦福祉資金の貸付 就職のための技能習得や児童の修学など12種類の福祉資金を貸付　など

○「母子及び父子並びに寡婦福祉法」に基づき、
①国が基本方針を定め、
②都道府県等は、基本方針に即し、区域におけるひとり親家庭等の動向、基本的な施策の方針、具体的な措置に関する事項を定める自立促進計画を策定。

【ひとり親支援施策の変遷】
○平成１４年より「就業・自立に向けた総合的な支援」へと施策を強化し、「子育て・生活支援策」、「就業支援策」、「養育費の確保策」、「経済的支援策」の４本柱により施策を推進中。
○平成２４年に「母子家庭の母及び父子家庭の父の就業の支援に関する特別措置法」が成立
○平成２６年の法改正（※）により、支援体制の充実、就業支援施策及び子育て・生活支援施策の強化、施策の周知の強化、父子家庭への支援の拡大、児童扶養手当と公的年金等との併給制限の見直しを実施。（※母子及び父子並びに寡婦福祉法、児童扶養手当法）
○平成２８年の児童扶養手当法の改正により、第２子、第３子以降加算額の最大倍増を実施。
○平成３０年の児童扶養手当法の改正により、支払回数を年３回から年６回への見直しを実施。
○令和２年の児童扶養手当法の改正により、児童扶養手当と障害年金の併給調整の見直しを実施。

出典）厚生労働省子ども家庭局家庭福祉課「ひとり親家庭等の支援について（令和4年4月）」厚生労働省ウェブサイト，p.10.

祉法等の一部を改正する法律」により、これまで母子・父子自立支援員は非常勤を原則とする旨が規定されていたが、この規定は削除された（母子父子寡婦福祉法8条3項、平成29年4月1日施行）。

2014（平成26）年度から相談窓口のワンストップ化を推進するために、**ひとり親家庭への総合的な支援のための相談窓口の強化事業**の推進・拡充が行われている。総合的な支援のための相談窓口（市レベル）を整備し、母子・父子自立支援員や就業支援専門員を配置し、①自治体の規模、支援サービスの状況など地域の実情に応じた相談窓口のワンストップ化を推進、②就職を軸とした的確な支援の提供、③支援施策の広報啓発活動の実施を行っている。

ひとり親家庭への総合的な支援のための相談窓口の強化事業
ひとり親家庭に対する総合的な支援体制を構築・強化するため、地方自治体の相談窓口に、就業支援を担う「就業支援専門員」を配置し、就業支援の専門性と体制の確保や、母子・父子自立支援員と連携することで、相談支援体制の質・量の充実を図るとともに、ひとり親家庭が抱えるさまざまな課題について相談できる集中相談事業を実施し、適切な支援メニューにつなげられるような体制の整備を図ることを目的とする[(2)]。

(2) ひとり親家庭等日常生活支援事業（母子父子寡婦福祉法17条、31条の7、33条）

ひとり親家庭等日常生活支援事業では、母子家庭、父子家庭および寡婦が、安心して子育てをしながら生活ができる環境を整備するため、修学や疾病などにより家事援助、保育等のサービスが必要となった際に、**家庭生活支援員**を派遣し、または家庭生活支援の居宅等において児童の世話などを行う。また、未就学児のいるひとり親家庭を対象に、定期的な保育・家事援助サービスの利用を可能にすることにより事業の充実を図る。

実施主体は、都道府県または市町村であるが、事業の一部を母子福祉団体等に委託することができる。2002（平成14）年の母子及び寡婦福祉法の改正に伴い、「母子家庭、寡婦及び父子家庭介護人派遣事業」が改められ本事業となった。

(3) ひとり親家庭等生活向上事業（母子父子寡婦福祉法31条の5、31条の11、35条の2）

ひとり親家庭等は、就業や家事等の日々の生活に追われ、家計管理、子どものしつけ・育児または自身や子どもの健康管理などさまざまな面において困難に直面することになる。また、ひとり親家庭の親の中には、高等学校を卒業していないことから希望する就業ができないことや、安定した就業が難しいなどの支障が生じている。そこで、**ひとり親家庭等生活向上事業**は、生活に関する悩み相談、家計管理・育児等に関する専門家による講習会の実施、高等学校卒業程度認定試験合格のための学習支援等を実施することにより、ひとり親家庭等の向上を図ることを目的として、**ひとり親家庭生活支援事業**と、**子どもの生活・学習支援事業**を実施している。

実施主体は、都道府県、指定都市、中核市、市町村である。事業の一部を母子福祉団体やNPO等に委託することができる。

(4) 母子生活支援施設（児童福祉法38条）

母子生活支援施設は、1997（平成9）年の児童福祉法の改正により母子寮から名称変更された。同条には「配偶者のない女子又はこれに準ずる事情のある女子及びその者の監護すべき児童を入所させて、これらの者を保護するとともに、これらの者の自立の促進のためにその生活を支援し、あわせて退所した者について相談その他の援助を行うことを目的とする」と規定されている。児童（18歳未満）およびその保護者（配偶者のない女子またはこれに準ずる事情にある女子）が対象であるが、児童が満20歳に達するまで在所することができる。

2000（平成12）年6月の「社会福祉の増進のための社会福祉事業法等の一部を改正する等の法律」により、児童福祉法の一部が改正され、都道府県、市および福祉事務所を設置する町村による措置制度から、利用者が希望する施設を選択し、都道府県等と契約する制度となった（翌年4月1日より施行）。入所手続については、福祉事務所を通じて保護が行われる。また、2004（平成16）年12月の**「配偶者からの暴力の防止及び被害者の保護に関する法律の一部を改正する法律」（改正DV防止法）**において、被害者の保護施設として、**婦人保護施設**とともに母子生活支援施設が挙げ

ひとり親家庭生活支援事業
①相談支援事業：育児や家事、健康管理等の生活一般に係る相談に応じ、必要に応じ、必要な助言・指導や各種支援策の情報提供等を実施する。②家計管理・生活支援講習会等事業（2016（平成28）年度より一部事業を組み替えて実施）：家計管理、子どものしつけ・育児や養育費の取得手続き等に関する講習会の開催等を実施する。③学習支援事業：高等学校卒業程度認定試験の合格等のためにひとり親家庭の親に対して学習支援を実施する。④情報交換事業：ひとり親家庭が互いに悩みを打ち明けたり相談しあう場を設け、ひとり親家庭の交流や情報交換を実施する。⑤短期施設利用相談支援事業：母子生活支援施設を活用し、短期間の施設利用による子育てや生活一般等に関する相談や助言の実施、ひとり親家庭の状況に応じた各種支援の情報提供、必要に応じて施設入所に関する福祉事務所等関係機関との連絡・調整を行う（2020〔令和2〕年度新設）[2]。

子どもの生活・学習支援事業（居場所づくり）
2016（平成28）年度より実施されている。ひとり親家庭の子どもが抱える特有の課題に対応し、貧困の連鎖を防止する観点から、放課後児童クラブ等の終了後に、ひとり親家庭の子どもに対し、児童館・公民館や民家等において、悩み相談を行いつつ、基本的な生活習慣の習得支援・学習支援、食事の提供等を行うことにより、ひとり親家庭の子どもの生活の向上を図る。
自治体から委託を受けたNPO法人等が、地域の実情に応じて、地域の学生

られている。夫等による暴力からの避難対応では母子に限らず、単身女性の保護も行われている。なお、2016（平成28）年6月に公布された「児童福祉法等の一部を改正する法律」により、婦人相談所長は、母子生活支援施設への入所が適当と認められる母子については、母子生活支援施設において母子保護を実施する都道府県等に報告等を行うことが義務づけられた（売春防止法36条の2、同年10月1日施行）。

2020（令和2）年3月末現在で、全国に計217施設あり、3,266世帯（充足率72%）が入所している（令和2年度福祉行政報告例）。職員として、施設長、**母子支援員**、嘱託医、**少年を指導する職員**（通称：少年指導員）、心理療法担当職員（心理療法を必要とする母子10人以上のとき）、調理員等が置かれている。

2003（平成15）年度に、**小規模分園型（サテライト型）母子生活支援施設の設置運営事業**が創設された。また、母子生活支援施設等を退所する母子家庭等にとって、自立に向けた施策が重要であることから、2007（平成19）年度に**身元保証人確保対策事業**が創設された。

(5) 子育て短期支援事業（児童福祉法6条の3の3）

子育て短期支援事業とは、母子家庭・父子家庭の親が疾病・出産・事故等により一時的に家庭における養育が困難になった場合に、都道府県が指定する児童養護施設や里親において一定期間子どもを保護し養育する事業である。2003（平成15）年に子育て支援短期利用事業から名称変更になった。子ども・子育て支援法の地域子ども・子育て支援事業の1つとして位置づけられている。**短期入所生活援助（ショートステイ）事業**と**夜間養護（トワイライトステイ）事業**からなり、実施主体は市町村である。なお、ひとり親家庭に限らず、すべての家庭を対象としている。2020（令和2）年度には、ショートステイが942ヵ所、トワイライトステイが486ヵ所で実施されたが、実施箇所の約6割が児童養護施設であった[2]。

(6) 母子・父子福祉センターと母子・父子休養ホーム（母子父子寡婦福祉法39条）

都道府県、市町村、社会福祉法人等は、母子・父子家庭の親や子どもが、心身の健康を保持し、生活の向上を図るために利用する母子・父子福祉施設を設置することができる。母子・父子福祉施設は、**母子・父子福祉センター**と**母子・父子休養ホーム**がある。母子・父子福祉センターは、無料または低額な料金で、母子家庭等に対して、各種の相談や、生活指導、生業の指導を行うなど、母子家庭の福祉のための便宜を総合的に提供することを目的とする施設である。母子・父子休養ホームは、無料または低額な料金で、母子・父子家庭に対して、レクリエーションその他休養のための便

や教員OB等のボランティア等の支援員を活用し、児童館・公民館や民家等において、実施する[2]。

小規模分園型（サテライト型）母子生活支援施設の設置運営事業
「小規模分園型（サテライト型）母子生活支援施設設置運営要綱」が定められ、2003（平成15）年8月1日より適用されている。母子生活支援施設に入所している母子家庭のうち、早期に自立が見込まれる者について、地域社会の中の小規模な施設で生活することによって、自立を支援している。また、同年度より母子生活施設の保育機能を活用して、地域で生活する母子家庭等の児童を対象とする子育てと仕事の両立支援を実施している[1]。運営主体は、地方公共団体および社会福祉法人等であり、すでに母子生活支援施設を運営しているものである。

身元保証人確保対策事業
母子生活支援施設等を退所する女子や子どもが就職の際やアパートを賃借する際に、施設長等が身元保証人になった際の損害保険契約を、全国社会福祉協議会が契約者として締結し、その保険料について補助を行う（厚生労働省雇用均等・児童家庭局長通知「身元保証人確保対策事業の実施について」）。

夜間養護（トワイライトステイ）事業
保護者が仕事その他の理由により平日の夜間または休日に不在となることで家庭において子どもを養育することが困難となった場合、その他緊急の場合において、その子どもを児童養護施設等において保護し、生活指導、食事の提供等を行う事業[2]。

宜を提供することを目的とする施設である。

2020（令和2）年10月1日現在、全国に母子・父子福祉センターは54施設、母子・父子休養ホームは2施設ある。

(7) 公営住宅の供給に関する特別の配慮（母子父子寡婦福祉法27条）

地方公共団体は、公営住宅（公営住宅法による公営住宅）の供給を行う場合には、母子家庭の福祉が増進されるように特別の配慮をしなければならないとされている。実際には、母子世帯向住宅を建設したり、母子家庭を優先的に入所できるように母子世帯枠を確保したり、収入が著しく低額な場合は家賃を免除する制度がある。

(8) 特定教育・保育施設等の優先入所の推進（母子父子寡婦福祉法28条）

市町村は、特定教育・保育施設や特定地域型保育事業の利用について、相談、助言、あっせん、要請、調整などを行う場合や、放課後児童健全育成事業を行う場合は、母子家庭の福祉が増進されるように特別の配慮をしなければならない。

また、特定教育・保育施設の設置者または特定地域型保育事業者は、特定教育・保育施設を利用する児童（保育を必要とする第2号、第3号の児童）や、特定地域型保育事業を利用する児童を選考するときは、母子家庭の福祉が増進されるように特別の配慮をしなければならない。

(9) その他の子育て・生活支援

2021（令和3）年度より、「**ひとり親家庭住宅支援資金貸付**」が創設された。母子・父子自立支援プログラムの策定を受け、自立に向けて意欲的に取り組んでいる児童扶養手当受給者に対し、住居の借り上げに必要となる資金の貸付けを行っている。また、同年度に「**ひとり親家庭等の子どもの食事等支援事業**」も創設された。新型コロナウイルス感染症の感染拡大等により困窮するひとり親家庭を始めとした要支援世帯の子ども等を対象とした子ども食堂、子ども宅食、フードパントリーなどを実施する事業者を対象として広域的に運営支援、物資支援等を行う民間団体（「中間支援法人」）を公募し、その取組みに要する経費を助成することにより、子どもの貧困や孤独・孤立への緊急的な支援を行っている[(2)]。

[2] 就業相談・就業支援[(2)]

(1) ハローワークによる支援（母子父子寡婦福祉法29条、35条）

ハローワークにおいて、子育て女性等（子育て中の女性のほか、子育て中の男性、子育てをする予定のある女性も含む）に対して就業支援サービスの提供が行われている。2006（平成18）年度から全国にマザーズハローワークが設置されている。**マザーズハローワーク事業**については、事業拠点の拡大が行われるとともに、マザーズハローワークにおけるひとり親支援専門の就職支援ナビゲーター等の配置や、ひとり親支援を行うNPO法人との連携による取組みの強化が行われている。具体的には、生活保護受給者等就労自立促進事業、職業訓練の実施、求職者支援事業などを行っている。

(2) 母子家庭等就業・自立支援事業（母子父子寡婦福祉法30条、31条の9、35条）

母子家庭等就業・自立支援事業は、2003（平成15）年度に創設された。母子家庭の母および父子家庭の父等に対し、就業相談から就業支援講習会、就業情報の提供等までの一貫した就業支援サービスや、養育費の取り決めなどに関する専門相談など生活支援サービスを提供する事業である。都道府県・指定都市・中核市は、**母子家庭等就業・自立支援センター事業**を実施する。一般市・福祉事務所設置町村は、**一般市等就業・自立支援事業**を実施する。

(3) 母子自立支援プログラム策定事業

母子自立支援プログラム策定事業は、2005（平成17）年度に創設された。福祉事務所等に**自立支援プログラム策定員**（母子・父子自立支援員等との兼務可）を配置し、児童扶養手当受給者等に対し、①個別に面接を実施し、②本人の生活状況、就業への意欲、資格取得等について状況把握を行い、③個々のケースに応じた支援メニューを組み合わせた自立支援プログラムを策定し、④プログラムに沿った支援状況をフォローするとともに、⑤プログラム策定により自立した後も、生活状況や再支援の必要性を確認するためアフターケアを実施し、自立した状況を継続できるよう支援を実施する。また、母子・父子自立支援プログラムと連携して就労支援を行うため、ハローワークに就職支援ナビゲーター等を配置し、ハローワークと福祉事務所等が連携して個々の児童扶養手当受給者等の状況、ニーズ等にきめ細やかな就労支援を行う生活保護受給者等就労自立促進事業を実施している。

(4) より良い就業に向けた能力開発のための給付金等

その他に、より良い就業に向けた能力の開発を行うために、次のような給付金の支給や事業が実施されている。①**自立支援教育訓練給付金**、②**高等職業訓練促進給付金**、③**ひとり親家庭高等職業訓練促進資金貸付事業**、④**高等学校卒業程度認定試験合格支援事業**などである。

(5) その他の雇用の促進（母子父子寡婦福祉法29条）

国および地方公共団体は、就職を希望する母や寡婦等の雇用の促進を図るため、事業主等の理解を高めるとともに、職業訓練の実施、就職のあっせん、公共的施設における雇用を促進することとされている。

母子家庭等就業・自立支援センター事業
支援メニューとしては、「就業支援事業」「就業支援講習会等事業」「就業情報提供事業」「養育費等支援事業」「在宅就業推進事業」（2015〔平成27〕年度から実施）、「面会交流支援事業」「相談関係職員研修支援事業」「広報啓発・広聴、ニーズ把握活動等事業」「心理カウンセラー等配置」（2021〔令和3〕年度から実施）がある。「養育費等支援事業」は2016（平成28）年度から「地域生活支援事業」を改称し、弁護士による離婚前を含めた養育費確保のための法律相談を実施する。「相談関係職員研修支援事業」は2016年度に「管内自治体・福祉事務所支援事業」を改称したものである[2]。

一般市等就業・自立支援事業
母子家庭等就業・自立支援センター事業の8つの支援メニューの中から、地域の実情に応じ適切な支援メニューを選択して実施する。「面会交流支援事業」は2016（平成28）年度から追加された[2]。

自立支援教育訓練給付金（母子父子寡婦福祉法31条、31条の10）
2003（平成15）年度に創設。地方公共団体が指定する教育訓練講座を受講した母子家庭の母等に対して講座終了後に、受講料の6割相当額を支給。実施主体は、都道府県、市、福祉事務所設置町村。

高等職業訓練促進給付金（母子父子寡婦福祉法31条、31条の10）
2003（平成15）年度に創設。看護師など経済的自立に効果的な資格を取得するために6月（2021

［3］養育費の確保[(1)(2)]

母子家庭が経済的に自立し、その児童が健やかに成長するためには、母子家庭の母が養育費をその父親等から確保することが重要である。以下のような取組みがなされている。

(1) 養育費に関する規定の創設と強制手続きの改善

2002（平成14）年の母子及び寡婦福祉法の改正（平成15年4月施行）では、養育費を確保できるよう努めるべきこと、国および地方公共団体は養育費確保の環境整備に努めるべきことが明記された。また、2003（平成15）年の民事執行法の改正（平成16年4月施行）により、養育費等の強制執行について、より利用しやすくし、一度の申し立てで、将来の分についても給料等の債権を差し押さえることができるようになった。さらに、2004（平成16）年の民事執行法の改正（翌年4月施行）により、養育費等の強制執行について、直接強制のほか、間接強制も可能となった。

(2) 養育費の取得に係る裁判費用の貸付と養育費算定基準の周知等

2003（平成15）年4月に、母子寡婦福祉資金の一環として、養育費の確保に係る裁判費用については、特例として生活資金（12ヵ月分の約123万円）の貸付を受けることができるようになった。

2004（平成16）年3月には、養育費の相場を知るための養育費算定表や養育費の取得手続きの概要等を示した「養育費の手引き」が作成され、母子家庭等に対する相談において活用できるように各自治体に配布された。

(3) 離婚届時等における養育費取り決めの促進策の実施

2005（平成17）年8月には、離婚するときなどを捉えて、子の養育に関する法的義務について周知し、養育費の取決書の作成を促すために「**養育費に関するリーフレット**」が作成され、市町村等に配布された。

(4) 養育費相談機関の創設・拡充

①「養育費相談支援センター」の創設

2007（平成19）年度には、母子家庭等就業・自立支援センターで受け付けられた困難事例への支援や、養育費相談に応じる人材養成のための研修等を行う「**養育費相談支援センター**」が創設された。また、養育費の意義や取り決め方法、養育費の支払いの確保の手続き、同センターの業務内容をまとめたパンフレットが作成され、自治体に配布された。

②養育費専門相談員の設置

2007（平成19）年10月に、母子家庭等就業・自立支援センターに、**養育費専門相談員**が新たに配置された。さらに、2010（平成22）年度には、養育費専門相談員の業務に、母子家庭の母が養育費の取り決め等のために家庭裁判所等へ訪れる際の同行支援が追加された。2016（平成28）年度

〔令和3〕年度に1年以上から拡充）以上養成機関等で修学する場合に、生活費の負担軽減のため本給付金を支給。実施主体は、都道府県、市、福祉事務所設置町村。

ひとり親家庭高等職業訓練促進資金貸付事業
2015（平成27）年度に創設（補正）。高等職業訓練促進給付金を活用して就職に有利な資格の取得を目指すひとり親家庭の自立の促進を図るため、本資金を貸し付ける。

高等学校卒業程度認定試験合格支援事業
2015（平成27）年度に創設。ひとり親家庭の親または児童が高卒認定試験合格のための講座を受け、受講開始時（2022〔令和4〕年度より創設）、修了時および合格時に受講費用の一部支給。

養育費等の強制執行
直接強制は、債務者の財産を換価して、そこから弁済を受ける方法である。間接強制とは、不履行の場合には養育費債務とは別に上乗せの金銭（間接強制金）を支払うよう債務者に命じて、自ら履行することを心理的に強制する方法である[(2)]。

には、母子家庭等就業・自立支援センター事業において、弁護士による養育費の法律相談も実施されている。

(5) 民法等の一部改正

2011（平成23）年の民法等の一部改正（平成24年4月施行）において、協議離婚で定めるべき「子の監護について必要な事項」の具体例として、①親子の面会交流、②子の監護に要する費用の分担等について条文上に明示された。また、離婚届に養育費の取り決めの有無のチェック欄が設けられた。法務省、最高裁判所と連携して、養育費の取り決めを促すためのリーフレットが作成され、市町村の戸籍の窓口や児童扶養手当の窓口、裁判所等に配布された。これを受けて、2012（平成24）年度より、「**面接交流支援事業**」が実施されるようになった。

面接交流支援事業
「母子家庭等就業・自立支援事業」のメニュー事業の1つ。実施主体は都道府県、市・福祉事務所設置町村（母子家庭等就業・自立支援センター）などであり、専門知識や実務経験等を有する外部団体（母子寡婦福祉団体、NPO法人等）への委託も可能である。事業実施主体に配置された面会交流支援員が、同居親または別居親に対して、円滑な面会交流に向けた支援（取り決めのある面会交流の日程調整、場所のあっせん、アドバイス、付き添いなど）を行う[2]。

[4] 経済的支援[2]

(1) 遺族基礎年金・遺族厚生年金

死別のひとり親世帯に対し国民年金制度の遺族基礎年金と、厚生年金制度における遺族厚生年金が支給されている。遺族の範囲や保険料の納付期間等について、一定の要件がある。

(2) 児童扶養手当

児童扶養手当は、**児童扶養手当法**に基づいて支給される。この法律は、「父又は母と生計を同じくしていない児童が育成される家庭の生活の安定と自立の促進に寄与するため、当該児童について児童扶養手当を支給し、もって児童の福祉の増進に寄与すること」（1条）を目的としている。

児童扶養手当法に規定された児童
この法律において「児童」とは、18歳に達する日以後の最初の3月31日までの間にある者、または20歳未満で政令で定める程度の障害の状態にある者をいう（3条）。

2003（平成15）年に、支給期間と手当額の関係の見直しが行われ、受給期間が5年等を経過したときは、政令で定めるところ（一定の事由に該当する場合は適用除外あり）により手当の一部支給停止措置の導入（2008〔平成20〕年4月から適用）がなされた。

2010（平成22）年8月より児童扶養手当法が改正され、父子家庭にも児童扶養手当が支給されることになった。2012（平成24）年8月から、児童扶養手当の支給要件に、配偶者からの暴力（DV）で「裁判所からの保護命令」が出された場合が加わった。また、従来は、老齢年金以外の公的年金を受けることができる場合には、手当は支給されないことになっていた。しかし、2014（平成26）年4月の児童扶養手当法の改正（同年12月施行）によって、公的年金給付等との併給制限の見直しが行われ、手当よりも低額の公的年金等を受給する場合に、その差額分の手当を支給されることになった。2015（平成28）年8月からは、第2子加算額が5,000円から10,000円〜5,000円に、第3子以降加算額が3,000円から6,000円〜

3,000円に増額された。2018（平成30）年8月からは、全部支給の所得制限限度額が引上げられ、130万円から160万円（扶養親族等の数が1人の場合）になった。児童扶養手当の支払回数については、2019（令和元）年11月より、現行の年3回（4月、8月、12月）から年6回（1月、3月、5月、7月、9月、11月）に見直された。さらに、2021（令和3）年3月からは、障害年金との併給制限の見直しが行われ、障害基礎年金等を受給する場合に、手当の額と障害年金の子の加算部分の額との差額分の手当を支給することになった[(2)]。児童扶養手当受給者数は、2020（令和2）年度末時点で、87万7,702人（福祉行政報告例）である[(2)]。

児童扶養手当は、次のいずれかに該当する児童を監護している母または父、父母がいない場合は当該児童を養育している養育者に支給される。イ）父母が婚姻を解消した児童、ロ）父または母が死亡した児童、ハ）父または母が一定の障害の状態にある児童、ニ）父または母の生死が明らかでない児童、ホ）その他イ）からホ）までに準ずる状態にある児童で政令で定める児童、である。ただし、児童が日本国内に住所がない場合や里親に委託されている場合などには支給されない。なお、1998（平成10）年の政令改正において、非嫡出子で父から認知された児童も支給対象とされた。

児童扶養手当の額は、受給者の所得（収入から各種控除額を減じ、さらに、受給者やその児童が父または母から養育費を受け取っている場合にはその養育費の8割相当額を加えて算出）と扶養親族等の数を勘案して決定される（**図4-8-2**）。

児童扶養手当法4条2号ホに規定する政令で定める児童
①父または母が引き続き1年以上遺棄している児童、②父または母が裁判所からDV保護命令を受けた児童、③父または母が法令により引き続き1年以上拘禁されている児童、④母が婚姻によらないで懐胎した児童、⑤前号に該当するかどうかが明かでない児童、である（児童扶養手当法施行令1条の2、2条）。

児童扶養手当の額
たとえば、手当受給者と子1人の場合、2022年度手当額は、収入が160万円（所得額87万円）未満の場合には全額支給額（月額4万3,070円）が支給される。収入が160万円以上365万円（所得額87万円から230万円）未満の場合には一部支給額（365万円未満の場合には月額1万160円）が支給される。第2子については月額最大で1万170円、第3子以降は月額最大で6,100円が加算される[(2)]。

(3) 母子父子寡婦福祉資金の貸付け（母子父子寡婦福祉法13条、31条の6、31条の11）

都道府県・指定都市・中核市は、20歳未満の児童を扶養している配偶者のない女子または配偶者のない男子および寡婦等を対象とする母子父子寡婦福祉資金の貸付け制度を実施している。**母子貸付資金・父子貸付資金・寡婦貸付資金**の種類は、①事業開始資金、②事業継続資金、③修学資金、④技能習得資金、⑤修業資金、⑥就職支度資金、⑦医療介護資金、⑧生活資金、⑨住宅資金、⑩転宅資金、⑪就学支度資金、⑫結婚資金の12種類である。無利子あるいは低金利で貸付が行われている。近年の経済状況の中で、福祉資金貸付金の拡充が図られ、貸付けは増大しているが、償還率が低下しており、その向上が課題となっている[(1)]。

(4) その他措置

生活保護制度の母子加算については、16歳～18歳の子どものみ養育するひとり親世帯については、2005（平成17）年度から段階的に廃止され、

図 4-8-2　児童扶養手当の所得制限について

○ 令和 4 年度手当額の例（手当受給者と子 1 人の家庭の場合）

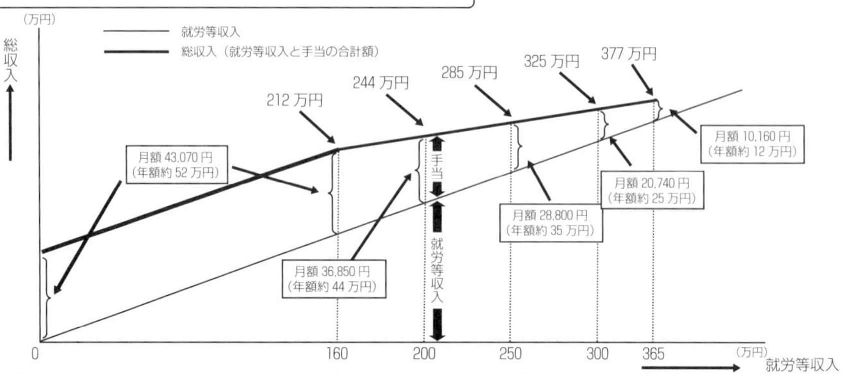

扶養親族等の数	全部支給の所得制限限度額	一部支給の所得制限限度額
0 人	49 万円（ 122 万円）	192 万円（311.4 万円）
1 人	87 万円（ 160 万円）	230 万円（ 365 万円）
2 人	125 万円（215.7 万円）	268 万円（412.5 万円）
3 人	163 万円（ 270 万円）	306 万円（ 460 万円）
4 人	201 万円（324.3 万円）	344 万円（507.5 万円）
5 人	239 万円（376.3 万円）	382 万円（ 555 万円）

※（ ）内は収入額ベース。政令上は所得額で規定されており、ここに掲げた収入額は、給与所得者を例として給与所得控除額等を加えて表示した額である。

出典）厚生労働省子ども家庭局家庭福祉課「ひとり親家庭等の支援について（令和 4 年 4 月）」厚生労働省ウェブサイト，p.78.

2008（平成 21）年度末に全廃となった。15 歳以下の子どもや 20 歳未満の障害児を養育するひとり親世帯についても、2007（平成 19）年度から 3 年かけて段階的に廃止されることになった。しかし、いずれも 2009（平成 21）年 12 月から復活し、父子家庭も対象になった。また、2020（令和 2）年度の税制改正において、未婚のひとり親に対する税制上の措置および寡婦（寡夫）控除の見直しが行われた。これまで、同じひとり親であっても、離婚・死別であれば寡婦（夫）控除が適用されるのに対し、未婚の場合は適用されず、婚姻歴の有無によって控除の適用が異なっていた。また、男性のひとり親と女性のひとり親で寡婦（夫）控除の額が違うなど、男女の間でも扱いが異なっていた。そこで、本改正では、すべてのひとり親家庭に対して公平な税制支援を行う観点から、①婚姻歴や性別にかかわらず、生計を同じとする子（総所得金額等が 48 万円以下）を有する単身者については同一の「**ひとり親控除**」（控除額 35 万円）を適用すること、②上記以外の寡婦については、引き続き寡婦控除として、控除額 27 万円を適用することとし、子以外の扶養親族を持つ寡婦についても、男性の寡夫と同様の所得制限（所得 500 万円〔年収 678 万円〕以下）が設けられた[(5)]。

D. ひとり親家庭福祉の今後の課題

さまざまな生活問題を抱えたひとり親家庭が、仕事と生活のバランスのとれた生活を送るための総合的な支援を進めていくためには、次に挙げるような課題に取り組んでいく必要がある(6)。

第1の課題は、ひとり親家庭になったときの危機対応としての相談体制を整備することである。福祉問題は、初期対応が十分に行われると、問題が深刻になることを予防できることが多い。ワンストップ化された総合的な支援のための相談窓口に専門的な母子・父子自立支援員等を配置すること、そして、母子・父子自立支援員等のひとり親家庭に対応する相談員が地域の民生委員・児童委員、主任児童委員等と連携し、地域ネットワークの構築を図っていくことが求められる。

第2の課題は、ひとり親家庭の特に母子家庭の経済的・社会的自立を促進することである。まず、年金や手当による経済的支援を充実させることが基本であるが、今後の経済社会状況を考えると、これだけでは不十分である。社会的自立のための就業を可能とするような準備教育、就業相談事業、職場開発、就業あっせん等に取り組んでいく必要がある。

第3の課題は、養育費確保支援の充実である。ひとり親家庭、特に母子家庭の貧困率が高いにもかかわらず、母子の生活を支えるべき養育費は、離婚の9割以上を占める協議離婚において、3分の1程度しか取り決めがなされておらず、取り決めがなされても、履行されないことも多くなっている。養育費については、問題が長期化・複雑化・重度化しないためには、紛争レベルが低い段階から介入して支援をしていく方が望ましい(7)。離婚調停のプロセスでメンタルな問題も抱えた親の支援や、子どものニーズを踏まえたうえでの相談支援体制を整備することが必要である。

第4の課題は、生活の基盤である住宅の確保である。離別により母子家庭になった場合、当面の住宅確保は重要な課題となる。また、ドメスティックバイオレンス等により危機的状況にある母子家庭に対しては、安全な棲家を提供することが必要である。母子生活支援施設の母子支援員は、母子家庭に生活の場を提供し、保護と自立支援を図っていくことが求められる。また、今後は、母子家庭だけではなく父子家庭に対応するためにも、一般住宅の確保やグループホーム的な住宅を整備することも必要である。

第5の課題は、父子家庭に対するサービスの充実である。父子家庭については、就労が可能であるという前提のもとに、母子家庭に比べ、特化した支援策は少ない。家事や子育てに困っている父子家庭については、ひとり親家庭等日常生活支援事業による家庭生活支援員を利用できることになっているが、十分機能しているとはいえない。また、母子家庭ほどではないが、父子家庭も就労が制約されることもあり、一般世帯と比べ必ずしも経済的に安定しているとはいえない。母子家庭と同様に父子家庭に対しても経済的支援や生活支援を充実させていくことが求められている。

注)

ネット検索によるデータ取得日は，2022 年 8 月 28 日.

(1) 厚生労働統計協会編『国民の福祉と介護の動向（2021/2022）』厚生労働省統計協会，2021，pp.108-116.

(2) 厚生労働省子ども家庭局家庭福祉課「ひとり親家庭等の支援について（令和 4 年 4 月）」厚生労働省ウェブサイト.

(3) 厚生労働省ウェブサイト「平成 28 年度　全国ひとり親世帯等調査結果報告」.

(4) 厚生労働省ウェブサイト「平成 28 年　国民生活基礎調査の概況」p.15.

(5) 財務省ウェブサイト「令和 2 年度税制改正（令和 2 年 3 月発行）」.

(6) 山縣文治『児童福祉論』ミネルヴァ書房，2005，pp.156-157.

(7) 大阪弁護士会　貧困・生活再建問題対策本部　女性と子どもの貧困部会『知っておきたい！ 養育費算定のこと—貧困家庭をなくすために』かもがわ出版，2013.

理解を深めるための参考文献

- **大阪弁護士会　貧困・生活再建問題対策本部　女性と子どもの貧困部会『知っておきたい！養育費算定のこと—貧困母子家庭をなくすために』かもがわ出版，2013.**
ひとり家庭の子どもの貧困は、養育費確保の問題でもある。深刻な母子世帯の貧困の現状やその解決法としての養育費確保について理解を深めることができる。

9. 子どもの貧困の防止

A.「子どもの貧困」とは

[1]「子どもの貧困」への注目

2009（平成 21）年 10 月 20 日、日本政府は OECD 諸国と同じ基準で計算した**相対的貧困率**を初めて公表した。それによると、2007（平成 19）年時点での日本の相対的貧困率は 15.7%、そのうち 18 歳未満の**子どもの貧困率**は 14.2%であり[(1)]、OECD 内でも高い水準であることが明らかになった。さらに、11 月 13 日には、「子どもがいる現役世帯の相対的貧困率」（2007 年）が公表され、「大人が 2 人以上いる世帯の相対的貧困率」は 10.2%であったのに対し、「大人が 1 人いる世帯の相対的貧困率」は 54.3%と、ひとり親世帯の貧困率が圧倒的に高いことが注目された[(2)]。また、本来平等に近づくはずの再分配後の所得（再分配所得）で見た子どもの貧困率が、再分配前より悪化していることも明らかとなり、制度設計のあり方が問題となった。これは、子育て世帯が負担する税金や社会保険料よりも、児童手当などの給付のほうが少なかったことに起因する[(3)]（この逆転現象は 2009 年の統計では解消した[(4)]）。こうした統計的事実を背景に、低所得世帯における子どもの貧困に注目が集まるようになったのである。

現在、子どもの貧困率は 14.0%（2019〔令和元〕年）とやや改善したが（**図 4-9-1**）、いまだ 7 人に 1 人の子どもが貧困状態にある。OECD の統計では貧困率が 40 ヵ国中低い方から数えて 24 位となっている[(5)]。

[2] 貧困をどう捉えるか

生存の危機にあるような貧困と異なり、生活水準が向上した現代社会の「貧困」は見えにくい。先進諸国での貧困を捉えるときに使われることが多い「**相対的貧困**」は、ある社会において「あたりまえ」とされる生活ができない状態、尊厳をもって社会参加をするために必要なものを欠く状態を指す。生存に必要な最低限の収入水準がない「**絶対的貧困**」に比べると、時代や、社会の文化や生活様式によって変化するものだといえる[(6)]。

このような捉え方の先駆となったのは、イギリスの**タウンゼント**による貧困概念である。タウンゼントは、それまで「生存」の問題に焦点を合わせてきた**ラウントリー**などの貧困概念を批判し、貧困を、必要な資源の不

相対的貧困率
相対的貧困率とは、等価可処分所得（世帯の可処分所得を世帯人員の平方根で割って調整した所得）の貧困線（中央値の半分）に満たない世帯員の割合をいう。また、可処分所得とは、所得から所得税、住民税、社会保険料および固定資産税を差し引いたものをいう。相対的貧困率は、貧困の量と動向を捉えることができる指標で、OECD などの国際機関や先進諸国で用いられている。

子どもの貧困率
子ども全体に占める、等価可処分所得が貧困線に満たない世帯に属する子どもの割合。

再分配所得
当初所得から税金、社会保険料を控除し、社会保障給付（現金、現物）を加えたもの。

相対的貧困
ある社会において当たり前とされる水準の生活ができない状態。ある社会のなかで尊厳をもって生活するためには、単に生存可能であるというレベルを超え、社会の規範的な生活を維持できる程度の水準が必要であるとする考え方からくる。

絶対的貧困
人間として最低限の生活を営むために必要な生活財やサービス（衣食住や医療など）が絶対的に不足している状態。相対的貧困と対置されるが、社会の生活水準を反映する部分もあり、相対的観点もある程度含まれている[(3)]。

タウンゼント
Townsend, Peter Brereton
1928–2009
イギリスの社会学者。「相対的剥奪」の概念を提唱した。

表 4-9-1　貧困率の年次推移

	1985 (昭和60)年	1988 (63)	1991 (平成3)年	1994 (6)	1997 (9)	2000 (12)	2003 (15)	2006 (18)	2009 (21)	2012 (24)	2015 (27)	2018 (30)	2018 (30) 新基準
	(単位：%)												
相対的貧困率	12.0	13.2	13.5	13.8	14.6	15.3	14.9	15.7	16.0	16.1	15.7	15.4	15.7
子どもの貧困率	10.9	12.9	12.8	12.2	13.4	14.4	13.7	14.2	15.7	16.3	13.9	13.5	14.0
子どもがいる現役世帯	10.3	11.9	11.6	11.3	12.2	13.0	12.5	12.2	14.6	15.1	12.9	12.6	13.1
大人が一人	54.5	51.4	50.1	53.5	63.1	58.2	58.7	54.3	50.8	54.6	50.8	48.1	48.3
大人が二人以上	9.6	11.1	10.7	10.2	10.8	11.5	10.5	10.2	12.7	12.4	10.7	10.7	11.2
	(単位：万円)												
中央値 (a)	216	227	270	289	297	274	260	254	250	244	244	253	248
貧困線 (a/2)	108	114	135	144	149	137	130	127	125	122	122	127	124

注：1）1994（平成6）年の数値は、兵庫県を除いたものである。
2）2015（平成27）年の数値は、熊本県を除いたものである。
3）2018（平成30）年の「新基準」は、2015年に改定されたOECDの所得定義の新たな基準で、従来の可処分所得から更に「自動車税・軽自動車税・自動車重量税」、「企業年金の掛金」及び「仕送り額」を差し引いたものである。
4）貧困率は、OECDの作成基準に基づいて算出している。
5）大人とは18歳以上の者、子どもとは17歳以下の者をいい、現役世帯とは世帯主が18歳以上65歳未満の世帯をいう。
6）等価可処分所得金額不詳の世帯員は除く。
出典）厚生労働省ウェブサイト「2019年 国民生活基礎調査の概況」p.14の表11.

図 4-9-1　貧困率の年次推移

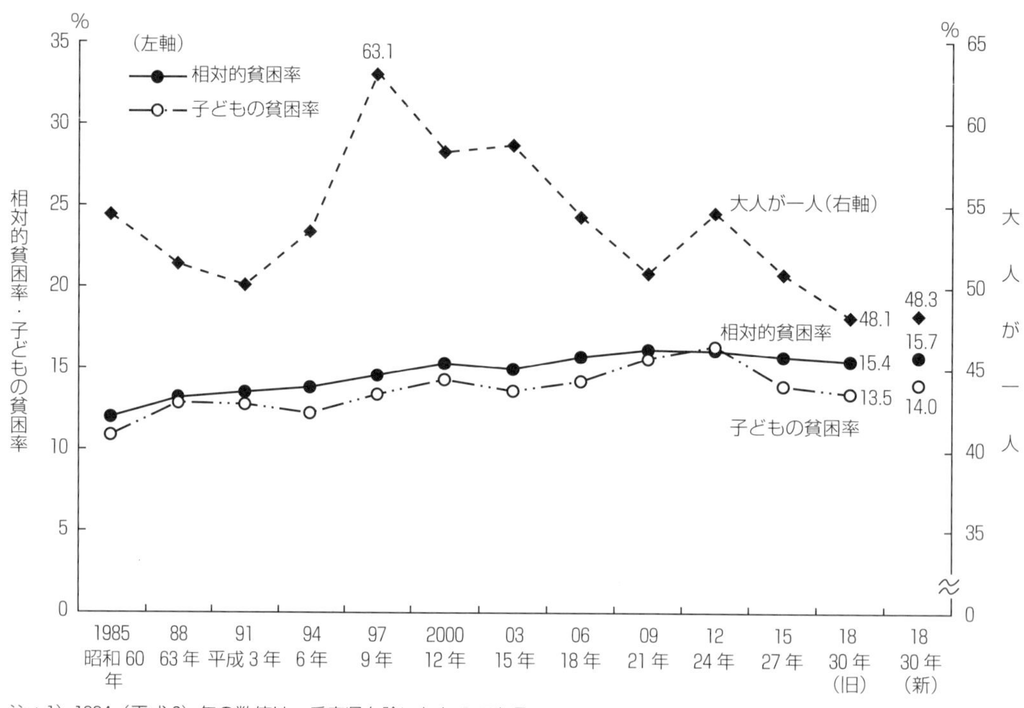

注：1）1994（平成6）年の数値は、兵庫県を除いたものである。
2）2015（平成27）年の数値は、熊本県を除いたものである。
3）2018（平成30）年の「新基準」は、2015年に改定されたOECDの所得定義の新たな基準で、従来の可処分所得から更に「自動車税・軽自動車税・自動車重量税」、「企業年金の掛金」及び「仕送り額」を差し引いたものである。
4）貧困率は、OECDの作成基準に基づいて算出している。
5）大人とは18歳以上の者、子どもとは17歳以下の者をいい、現役世帯とは世帯主が18歳以上65歳未満の世帯をいう。
6）等価可処分所得金額不詳の世帯員は除く。
出典）厚生労働省ウェブサイト「2019年 国民生活基礎調査の概況」p.14の図13.

足により規範的に期待されている生活様式を共有できない状態を示す「**相対的剥奪**」という観点から捉えることを提唱した(8)。貧困に関しては自己責任論で語られることも多いが、「剥奪」という概念で貧困を捉えることにより、貧困が何かを「奪われている」という受動的な状態であることに重点が置かれ、その状態を引き起こす社会的要因や背景へ人びとの目を向けることにつながる(9)。

B. 子どもの貧困の実態

[1] 貧困リスクの高い世帯

冒頭に示した通り、日本社会においてひとり親世帯の貧困率は高い。直近の国民生活基礎調査（2019 年）でも、子どもがいる現役世代のうち、「大人が二人以上」世帯の貧困率が 10.7％であるのに対し、「大人が一人」世帯の貧困率は 48.1％であった（**表 4-9-1**）。ただしその一方で、「夫婦と未婚の子のみ」世帯は、平均としての貧困率は低いものの、相対的貧困にある子ども全体の 51％（2016〔平成 28〕年）を占め、数としては最多であることにも留意する必要がある(11)。そのほか、子どもが 3 人以上の世帯、親の学歴が低い場合に貧困リスクが高くなることが明らかになっている(12)。

[2] 貧困がもたらす不利

(1) 子ども期の不利

子どもが貧困状態にあることは、物質的な欠乏にとどまらず、さまざまな不利と関連する。OECD による 2003 年の **PISA 調査**では、親の社会経済階層が高いほど、子どもの学力が高い傾向があった(3)。日本でも、全国学力調査（2013〔平成 25〕年）を用いて行った分析で、世帯収入と子どもの学力（国語・算数／数学）の間に、はっきりとした相関関係が認められている(13)。2021（令和 3）年に内閣府が中学 2 年生とその保護者を対象として行った調査によれば、平日 1 日あたりの勉強時間（学校の授業以外）を尋ねた設問で、「全くしない」と回答した中学 2 年生は全体で 5.3％だったのに対し、等価世帯収入が低い（中央値の 1/2 未満）場合は 12.3％と、2 倍以上の開きがあった。ふだんの勉強の仕方も、「塾で勉強する」が、等価世帯収入上位（中央値以上）の子どもで 56.4％あるのに対し、下位（中央値の 1/2 未満）の子どもでは 28.7％、「家の人に教えてもらう」は上位 28.2％、下位 20.1％と差がみられた。とりわけひとり親世帯では「家の人に教えてもらう」が 14.8％と低かった。学校の授業への理解度も、世

ラウントリー
Rowntree, Benjamin Seebohm
1871–1954
イギリスの貧困研究者。ヨークでの調査を基に、栄養学などの知見に基づく貧困線・最低生活費の算定などを行った。

相対的剥奪
relative deprivation
タウンゼントによると、相対的剥奪は次のように定義できる。「個人、家族、諸集団は、その所属する社会で慣習になっている、あるいは少なくとも広く奨励または是認されている種類の食事をとったり、社会的諸活動に参加したり、あるいは生活の必要諸条件や快適さをもったりするために必要な生活資源を欠いている時、全人口のうちでは貧困の状態にあるとされるのである」(7)。タウンゼントは、相対的剥奪の概念に即した貧困の測定を行うため、収入や支出に注目した従来の方法にかわり、生活水準にかかわる具体的な項目を用いた「相対的剥奪指標」の開発につとめた(8)。

ひとり親世帯の貧困率
ひとり親世帯の中でも、父子世帯の父の平均年間収入（手当等含む）が 420 万円であるのに比べ、母子世帯の母では 243 万円と、母子世帯のほうが厳しい状況にある(10)。

PISA 調査
Programme for International Student Assessment
OECD が進めている、国際的な学習到達度に関する調査。15 歳児を対象に読解力、数学的リテラシー、科学的リテラシーの 3 分野について、3 年ごとに本調査を実施している。

等価世帯収入の算出について
内閣府「令和3年子供の生活状況調査の分析報告書」における「等価世帯収入」とは、「年間収入に関する回答の各選択肢の中央値をその世帯の収入の値」とし、それを「同居家族の人数の平方根をとったもので除した値」である[14]。

帯収入と負の相関関係にあった[14]。

さらに、PISA調査のデータから、社会経済階層が低い子どもは、社会経済階層が上位の子どもと比べて、学校で気おくれを感じることが多く、他の生徒からの評価や教師との関係に関する設問でも、否定的な認識をする傾向があることが分かった[3]。別の調査では、子どもの自己肯定感は、貧困世帯であることと負の相関関係があることが明らかになっている[15]。自己肯定感が低いことは、勉強等に対する取組みにも否定的な効果をもたらす可能性がある。

また、貧困世帯の子どもは、そうでない世帯の子どもに比べ、健康状態が良くないという傾向もある。上記の内閣府の調査で、「過去1年の間に、お金が足りなくて、家族が必要とする食糧が買えない」経験があった（「よくあった」「ときどきあった」「まれにあった」の計）と回答した保護者は、全体で11.3％であるのに対し、等価世帯収入が低い（中央値の1/2未満）世帯では37.7％にのぼっており[14]、子どもが成長に必要な栄養を摂取することが難しい状況もうかがえる。また、足立区の調査では、生活困難世帯の子どもに朝食欠食や虫歯が多いという傾向が見られ、経済的理由以外に、保護者の健康問題への関心の低さ、子どものために確保できる時間の少なさなどの要因も指摘されている[16]。

貧困状態にある保護者は、経済的問題や居住環境の悪さなども影響し、心理的なストレスや抑うつ感を高めやすい[17]。児童虐待のあった世帯が経済的困難を抱えているケースは統計的に多いが、保護者は、不安定雇用、社会的孤立、家庭内不和や離婚、DV、疾患など複合的なストレスを抱えており、そのことが虐待リスクを高めている可能性がある[18]。また、虐待には至らなくても、家庭内が緊張の高い状態であることは、子どもに情緒面で負の影響を与える場合がある[17]。少年院に収容されている少年院生が貧困世帯の出身である割合も相対的に高い[19]。

(2) 大人になってからの不利と世代間連鎖

子ども時代の不利は大人になっても持続する可能性が高い。2020（令和元）年の内閣府のデータによると、生活保護世帯の大学等進学率は37.3％、ひとり親世帯の高等学校卒業後の進学率は58.5％（2016年）である[20]。全世帯の高等教育機関への進学率が83.5％（2020年）であるのに比べ[21]、不利な状況にある子どもの進学率は相対的に低いことがわかる。学歴社会である日本において「低学歴」であるということは、その後の職業選択でも困難に直面する場合が多い。**図4-9-2**に示されるように、貧困状態にある子どもは教育や成長の機会を「剥奪」され、さらに能力や可能性が「剥奪」され、それによって不利が次の世代へ継承されるという経路がある[9]。

図 4-9-2　子どもの貧困の悪循環と剥奪

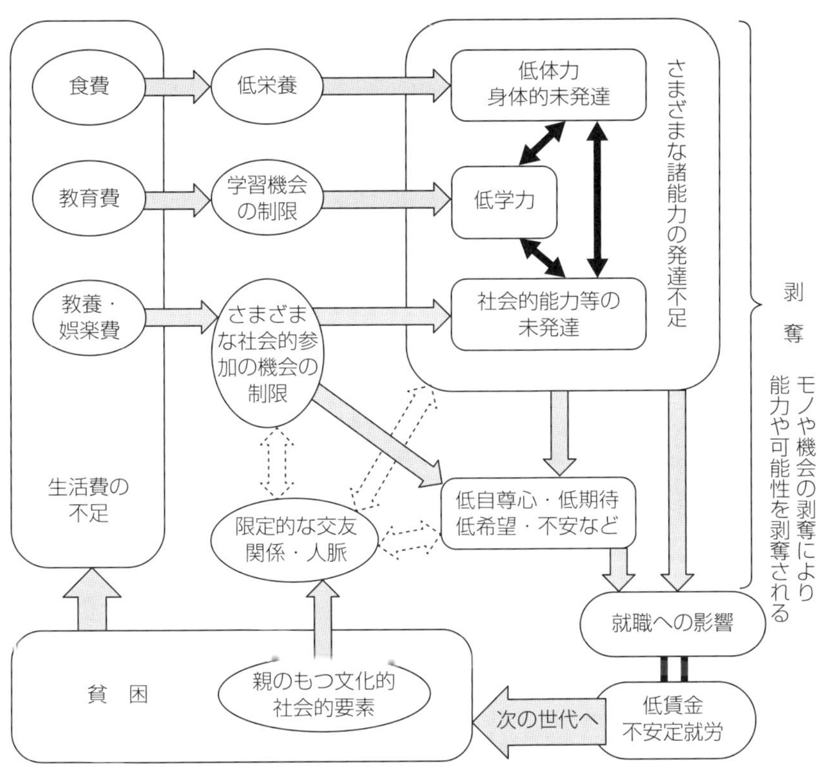

出典）山村りつ「子どもの貧困をとらえるべきか」埋橋孝文・矢野裕俊編『子どもの貧困／不利／困難を考えるⅠ』ミネルヴァ書房，2015，p.53.

こうした経路をより明らかにし、将来の不利や、「**貧困の連鎖**」を食い止めることが、子どもの貧困をめぐる重要な課題である。

貧困の連鎖
貧困が次の世代にも受け継がれること。子ども期に貧困を経験し、不利を背負った人は、大人になってからも貧困から抜け出すことが難しく、しばしば次世代の子どもたちに不利が引き継がれる[(12)]。

C. 子どもの貧困に対する政策

[1] 子どもの貧困対策法

子どもの貧困に注目が集まる中、国も対応を始め、2013（平成 25）年に「**子どもの貧困対策法**」が制定された（2014 年施行）。2019（令和元）年 6 月に改正が行われ、目的や基本理念などの充実が図られた。

子どもの貧困対策法
正式名称は「子どもの貧困対策の推進に関する法律」。

法律では、「子どもの将来がその生まれ育った環境によって左右されることのない」社会を実現するために、子どもの貧困対策を推進するものとされ（1 条）、国が子どもの貧困対策に関する「大綱」を作成する義務を負い（8 条）、都道府県は大綱を勘案して子どもの貧困対策についての都道府県計画を立てる努力義務を、市町村は大綱および都道府県計画を勘案して市町村計画を定める努力義務を負うと規定された（9 条）。また、内閣府に、特別の機関として、**子どもの貧困対策会議**を置くことになった（15 条）。

「子どもの貧困対策の推進に関する法律」（2013 年制定、2019 年改正）の目的と理念

第 1 条（目的）

この法律は、子どもの現在及び将来がその生まれ育った環境によって左右されることのないよう、全ての子どもが心身ともに健やかに育成され、及びその教育の機会均等が保障され、子ども一人一人が夢や希望を持つことができるようにするため、子どもの貧困の解消に向けて、児童の権利に関する条約の精神にのっとり、子どもの貧困対策に関し、基本理念を定め、国等の責務を明らかにし、及び子どもの貧困対策の基本となる事項を定めることにより、子どもの貧困対策を総合的に推進することを目的とする。

第 2 条（基本理念）

1 子どもの貧困対策は、社会のあらゆる分野において、子どもの年齢及び発達の程度に応じて、その意見が尊重され、その最善の利益が優先して考慮され、子どもが心身ともに健やかに育成されることを旨として、推進されなければならない。

2 子どもの貧困対策は、子ども等に対する教育の支援、生活の安定に資するための支援、職業生活の安定と向上に資するための就労の支援、経済的支援等の施策を、子どもの現在及び将来がその生まれ育った環境によって左右されることのない社会を実現することを旨として、子ども等の生活及び取り巻く環境の状況に応じて包括的かつ早期に講ずることにより、推進されなければならない。

3 子どもの貧困対策は、子どもの貧困の背景に様々な社会的な要因があることを踏まえ、推進されなければならない。

4 子どもの貧困対策は、国及び地方公共団体の関係機関相互の密接な連携の下に、関連分野における総合的な取組として行われなければならない。

[2] 子供の貧困対策に関する大綱

上記の法律に基づき、「**子供の貧困対策に関する大綱**」が 2014（平成 26）年に閣議決定されたが、2019（令和元）年の法改正を踏まえ、同年 11 月に新たな大綱が決定された。目的、理念、基本的な方針のほか、指標とその改善のための対策が示されている。

「子供の貧困対策に関する大綱」[22]（2019 年）の基本的方針と重点施策

■分野横断的な基本方針

1. 貧困の連鎖を断ち切り、全ての子供が夢や希望を持てる社会を目指す。
2. 親の妊娠・出産期から子供の社会的自立までの切れ目のない支援体制を構築する。
3. 支援が届いていない、又は届きにくい子供・家庭に配慮して対策を推進する。
4. 地方公共団体による取組の充実を図る。

■指標の改善に向けた重点施策（主なもの）

1. 教育の支援：学力保障、高校中退予防、中退後支援の観点を含む教育支援体制の整備／真に支援が必要な低所得者世帯の子供たちに対する大学等の授業料減免や給付型奨学金を実施
2. 生活の安定に資するための支援：妊娠・出産期からの切れ目ない支援、困難を抱えた女性への支援／生活困窮家庭の親の自立支援
3. 保護者に対する職業生活の安定と向上に資するための就労の支援：ひとり親への就労支援
4. 経済的支援：児童扶養手当制度の着実な実施／養育費の確保の推進

［3］具体的な施策

2013（平成25）年には生活に困窮している人を包括的に支援する「生活困窮者自立支援法」が成立している。教育コストに関しては、2010（平成22）年から高等学校等の就学に対する高等学校等就学支援金制度（2014〔平成26〕年から所得制限）が導入され、2018（平成30）年には生活保護世帯の子どもに対する進学準備給付金が創設された。さらに、2019（令和元）年10月より、幼稚園、保育所、認定こども園などの利用料が無償化された（対象は3歳から5歳まで。0歳から2歳までの住民税非課税世帯も含む）。

2015（平成27）年4月には、官民による、貧困家庭の子どもを支援する「子供の未来応援国民運動」が政府主導で始まり、同10月には、子どもの貧困対策を行うNPO法人などを寄付等によって支援する「子供の未来応援基金」が設立された。また、国や都道府県、市町村の子ども支援情報の検索ができ、企業からの寄付も受け付けるホームページが開設された。12月には、ひとり親家庭・多子世帯等の自立支援策および児童虐待防止対策の方向性を定めた、「すべての子どもの安心と希望の実現プロジェクト（すくすくサポート・プロジェクト）」が策定されている。

さらに、地方自治体による貧困対策の取組みを包括的に支援することを目的として、2016（平成28）年2月に「地域子供の未来応援交付金」が創設された。

D. 今後の課題

子どもの貧困対策はまだ始まったばかりである。今後、政策をさらに進めて行くことはもちろん、政策の効果を客観的に測定し、どの政策の有効性が高いかを、長期的な視点から検証していく必要がある[(12)]。重要なことは、貧困に至る経路を解明し、貧困の将来への影響や次世代への連鎖を断ち切ることである。同時に、子どもの貧困が、養育者である大人の貧困の問題でもあることが認識されなければならない。格差を生み出している社会構造、就労や子育てをめぐる状況が是正される必要があるだろう[(9)]。

注）

ネット検索によるデータの取得日は，いずれも2022年5月23日．

(1) 厚生労働省ウェブサイト「相対的貧困率の公表について」（平成21年10月20日）

(2) 厚生労働省ウェブサイト「子どもがいる現役世帯の世帯員の相対的貧困率の公表について」（平成21年11月13日）

(3) 阿部彩『子どもの貧困』岩波新書，2008，p.5，pp.15–17，p.43，pp.95–99.

高等学校等就学支援金制度
2010年より公立高校の授業料が無償化されたのに伴い、国立・私立高等学校等に通う生徒を対象に高等学校等就学支援金が支給されるようになった。2014年に所得制限が導入され、国公私立ともに、所得要件を満たす世帯の生徒に対し、高等学校等の授業料にあてる就学支援金が支給されている。

進学準備給付金
生活保護世帯の子どもの大学等への進学の支援を図ることを目的とした制度。大学等に進学した者に対して、進学の際の新生活立ち上げの費用として給付金を支給する。

すべての子どもの安心と希望の実現プロジェクト
2015年12月策定。施策の方向性を定めた政策パッケージ。①「ひとり親家庭・多子世帯等自立応援プロジェクト」として、自治体の窓口のワンストップ化の推進、子どもの居場所づくりや学習支援の充実、親の資格取得の支援の充実、児童扶養手当の機能の充実など、②「児童虐待防止対策強化プロジェクト」として、子育て世代包括支援センターの全国展開、児童相談所体制強化プランの策定、里親委託等の家庭的養護の推進、退所児童等のアフターケアなどが挙げられている。

地域子供の未来応援交付金
現在は①実態調査計画策定、②子供等支援事業、③つながりの場づくり緊急支援事業、④新たな連携によるつながりの場づくり緊急支援事業を実施するための経費の一部（④は10/10）について、国から交付金が交付される。

(4) 阿部彩（2014）「相対的貧困率の動向：2006，2009，2012 年」貧困統計 HP.
(5) OECD , Poverty rate (indicator), doi：10.1787/0fe1315d-en（2022.5.18).
(6) 松本伊智朗「子どもの貧困研究の視角」浅井春夫・松本伊智朗・湯澤直美編『子どもの貧困』明石書店，2008，p.21-22.
(7) タウンゼント，ピーター「相対的収奪としての貧困―生活資源と生活様式」ウェッダーバーン，D．編著 / 高山武志訳『イギリスにおける貧困の論理』海外社会福祉選書④，光生館，1974＝1977，p.19.
(8) 平岡公一「相対的剥奪指標の開発と適用」平岡公一編『高齢期と社会的不平等』東京大学出版会，2001，p.154.
(9) 山村りつ「子どもの貧困をどうとらえるべきか」埋橋孝文・矢野裕俊編『子どもの貧困／不利／困難を考えるⅠ』ミネルヴァ書房，2015，pp.51-54，p.65.
(10) 厚生労働省ウェブサイト「平成 28 年度全国ひとり親世帯等調査結果報告」
(11) 阿部彩（2018）「子どもの貧困率の動向：2012 から 2015 と長期的変動」貧困統計 HP.
(12) 阿部彩『子どもの貧困Ⅱ』岩波新書，2014，pp.11-13，p.38，p.96.
(13) 浜野隆「家庭環境と子どもの学力（1)」お茶の水女子大学編『平成 25 年度全国学力・学習状況調査（きめ細かい調査）の結果を活用した学力に影響をあたえる要因分析に関する調査研究』2014，pp.40-41.
(14) 内閣府ウェブサイト「令和 3 年 子供の生活状況調査の分析報告書」図 2-1-1-11，図 2-1-1-12，図 2-2-1-2，図 2-2-1-3，図 2-2-1-4，図 2-2-1-5.
(15) 阿部彩「子どもの自己肯定感の規定要因」埋橋孝文・矢野裕俊編『子どもの貧困／不利／困難を考えるⅠ』ミネルヴァ書房，2015，pp.87-89.
(16) たとえば、足立区・足立区教育委員会／国立成育医療研究センター研究所社会医学研究部「子どもの健康・生活実態調査　平成 27 年度報告書」2016，p.40.
(17) 山野良一『子どもの最貧国・日本』光文社新書，2008，pp.165-190，pp.171-174.
(18) 川松亮「児童相談所からみる子どもの虐待と貧困」浅井春夫・松本伊智朗・湯澤直美編『子どもの貧困』明石書店，2008，pp.89-98.
(19) 岩田美香「少年非行からみた子どもの貧困と学校」浅井春夫・松本伊智朗・湯澤直美編『子どもの貧困』明石書店，2008，pp.155-159.
(20) 内閣府ウェブサイト「令和 2 年度子供の貧困の状況及び子供の貧困対策の実施状況」.
(21) 文部科学省「令和 2 年度学校基本調査（確定値）の公表について」p.5.
(22) 内閣府ウェブサイト「子供の貧困対策に関する大綱」.

理解を深めるための参考文献

- **阿部彩『子どもの貧困―日本の不公平を考える』岩波新書，2008.**
  子どもの貧困問題やその影響を、「相対的貧困」や「相対的剥奪」の概念を用いた豊富なデータで分かりやすく提示している。解決策に焦点を当てた『子どもの貧困Ⅱ』（2014 年）も刊行されている。
- **山野良一『子どもの最貧国・日本―学力・心身・社会におよぶ諸影響』光文社新書，2008.**
  児童福祉司として働きアメリカで学んだ著者が、日米を比較しながら子どもの貧困の実態を明らかにしている。事例を挿みつつ理論・データが丁寧に紹介されている。

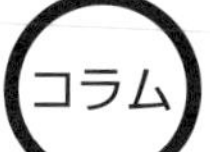

コラム　子どもを真ん中に置いた地域交流拠点としてのこども食堂

「自分も子どもたちのために何かできることをしたい」、子どもの貧困問題が社会の関心を集める中で、こういった声の受け皿となったのが「こども食堂」であった。「全国こども食堂支援センターむすびえ」によれば、2016（平成28）年時には全国で316ヵ所であったが、2021（令和3）年12月には6,014ヵ所と、増加し続けている。

「こども食堂」という名称は、子ども自身が一人でも利用できることを理解できるようにという点から名付けられた。また、決して貧困状態にある子どもだけを対象にするのではなく、すべての子どもたちを対象に、さらに、多世代での交流ができるような地域の交流拠点を目指して始められた。“子どもを真ん中に置いた地域交流拠点”が本来のこども食堂の姿である。

こども食堂にはいろいろな人たちが集まる。赤ちゃんから高校生、その保護者、大学生、地域のおじいちゃん・おばあちゃん、福祉や教育等の関係者、地域の会社の人などが、ボランティアや参加者としてかかわっている。月1回の開催のところ、ほぼ毎日実施しているところなど、目的も運営のあり方なども、多種多様である。そこに正解はない。地域の人たちが対話を重ね、自分たちでつくっている“私たちの活動”である。食事や勉強、遊びを通じ、多様な人たちが子どもを真ん中に置いて協働してつくり出す地域の居場所である。

そして、災害時などに炊き出しを行ったり、新型コロナウイルスの流行時には食材や日用品を提供するコミュニティパントリーを実施するなど、まさに“変幻自在”“多機能的”である。その証拠に、こども食堂の参加者に不登校の子どもがいたケースで、運営関係者が話し合い、隣の小学校区のこども食堂関係者も巻き込んで、不登校の子どもたちの日中の居場所をつくったこともある。

子どもを真ん中に置いた地域交流拠点としてのこども食堂は、これからの社会福祉・地域福祉を考えていく大きなキーになるかもしれない。こども食堂を通じて、人のつながりが硬直化していた地域が息を吹き返してきている。子どもたちやその家庭の姿が地域に見えるようになり、その声が聞こえ始めている。

さあ、少しでもこども食堂に関心をもったら、自分の地域のこども食堂に参加してみましょう。きっと、これまでにない自分の存在に気づくことができるのではないかと思います。人の“存在の豊かさ”に気づかせてくれる、それもこども食堂の魅力の1つなのです。

（直島克樹）

10. 児童虐待

A. 児童虐待防止法とこれまでの経緯

[1] 児童虐待対応の展開

子どもに対する虐待は、古くから存在し、戦前にも親や大人による不適切な対応や暴力を受けている子どもは多くいた。1933（昭和8）年に「児童虐待防止法」（以下、旧法）が制定されており、14歳未満の子どもに対する刑罰で禁止している規定に触れるような程度の暴行、監禁、遺棄、傷害を虐待として取り扱うことや児童の禁止制限業務などが規定されていた。この旧法は1947（昭和22）年の児童福祉法制定に伴い廃止された(1)。

戦後の児童虐待は、児童福祉法による要保護児童対策として児童相談所が中心となり対応してきた。児童福祉法には、要保護児童を発見した者は児童相談所などに通告する義務があるという通告の義務（25条）、虐待が疑われた家庭などに立ち入ることができるという立ち入り調査（29条）、保護者の同意を得ずに子どもの身柄を保護することができるという一時保護（33条）、親権者の同意がなくても家庭裁判所の承認を得て被虐待児の施設入所などをさせることができるという家庭裁判所への申し立て（28条）などが盛り込まれている。しかし、児童虐待の対応が十分に機能していたとはいえず、2000（平成12）年に「**児童虐待防止法**」が制定された。制定の背景には、1994（平成6）年の**児童の権利に関する条約**批准による子どもの権利擁護への認識の高まり、国際社会の中で対策を講じる必要性、また家庭内における児童虐待が社会問題として顕在化してきたことなどがある。この児童虐待防止法により、児童虐待の定義が初めて明文化された(2)。その後改正を重ねつつ児童虐待に対する対策が強化されてきたが、重篤な結果に至る児童虐待事件が後を絶たず、社会で取り組む重要な課題となっている。

児童虐待防止法
正式名称は「児童虐待の防止等に関する法律」。

児童の権利に関する条約
通称は「子どもの権利条約」。

児童虐待防止法1条（目的）
「この法律は、児童虐待が児童の人権を著しく侵害し、その心身の成長及び人格の形成に重大な影響を与えるとともに、我が国における将来の世代の育成にも懸念を及ぼすことにかんがみ、児童に対する虐待の禁止、児童虐待の予防及び早期発見その他の児童虐待の防止に関する国及び地方公共団体の責務、児童虐待を受けた児童の保護及び自立の支援のための措置等を定めることにより、児童虐待の防止等に関する施策を促進し、もって児童の権利利益の擁護に資することを目的とする。」

[2] 児童虐待防止法の目的

2000（平成12）年に制定された「児童虐待防止法」の「目的」は**1条**に定められ、①児童に対する虐待の禁止、②児童虐待の防止に関する国および地方公共団体の責務、③児童虐待を受けた児童の保護のための措置等を定めることにより、児童虐待の防止等に関する施策を促進することを掲げている。

[3] 児童虐待の定義

「児童虐待の定義」は、児童虐待防止法2条に示されている。児童虐待は**保護者**によるその監護する児童に対する行為である。虐待の種別として、「身体的虐待」「性的虐待」「ネグレクト」「心理的虐待」の類型がそれぞれ定義されている(**表4-10-1**)。なお、2004(平成16)年の改正において、保護者以外の同居人による身体的虐待、性的虐待、心理的虐待と同様の行為の放置が「ネグレクト」、児童が同居する家庭における配偶者に対する暴力が「心理的虐待」の対象として追加され、定義の拡大が図られた。

なお、3条において、「何人も、児童に対し、虐待をしてはならない」ことが明示されている。これは保護者による虐待のみならず、そもそも本来保護すべき子どもに対してあらゆる者からの「虐待」を禁止する規定である。

保護者
親権を行う者、未成年後見人その他の者で、子どもを現に監護、保護している場合の者をいう。そのため、親権者や未成年後見人であっても、子どもの養育を他人に委ねている場合は保護者ではない。他方で、親権者や未成年後見人でなくても、たとえば、子どもの母親と内縁関係にある者も、子どもを現実に監督、保護している場合には保護者に該当する。

表4-10-1 児童虐待の定義と具体例

	児童虐待防止法の定義	具体例
身体的虐待 2条の1	児童の身体に外傷が生じ、又は生じるおそれのある暴行を加えること。	殴る、蹴る、叩く、投げ落とす、激しく揺さぶる、やけどを負わせる、溺れさせる　など
性的虐待 2条の2	児童にわいせつな行為をすること又は児童をしてわいせつな行為をさせること。	子どもへの性的行為、性的行為を見せる、ポルノグラフィの被写体にする　など
ネグレクト 2条の3	児童の心身の正常な発達を妨げるような著しい減食又は長時間の放置、保護者以外の同居人による前二号又は次号に掲げる行為と同様の行為の放置その他の保護者としての監護を著しく怠ること。	家に閉じ込める、食事を与えない、ひどく不潔にする、自動車の中に放置する、重い病気になっても病院に連れて行かない、自宅に出入りする第三者が虐待行為をすることを放置する　など
心理的虐待 2条の4	児童に対する著しい暴言又は著しく拒絶的な対応、児童が同居する家庭における配偶者に対する暴力(配偶者(婚姻の届出をしていないが、事実上婚姻関係と同様の事情にある者を含む。)の身体に対する不法な攻撃であって生命又は身体に危害を及ぼすもの及びこれに準ずる心身に有害な影響を及ぼす言動をいう。)その他の児童に著しい心理的外傷を与える言動を行うこと。	言葉による脅し、無視、きょうだい間での差別的扱い、子どもの目の前で配偶者に対して暴力をふるう(DV)、子どものきょうだいに虐待行為を行うなど

出典)厚生労働省ウェブサイト「児童虐待の定義と現状」をもとに筆者作成.

[4] 児童虐待防止対策と法改正の経緯

2000（平成12）年「児童虐待防止法」の施行後、児童福祉法等の改正と合わせ、複数回にわたり大きな改正が行われている。

2004（平成16）年の改正では、児童虐待の定義が見直されるとともに、児童虐待に係る通告義務の範囲が、「児童虐待を受けた児童」から「児童虐待を受けたと思われる児童」に範囲が拡大された。また、市区町村は、児童家庭相談に応じることが業務として規定され、虐待の通告を行うそれまでの立場から通告を受けて対応する機関となった。同年の児童福祉法改正では、関係者間での情報交換や支援協議などを行う「要保護児童対策地域協議会」を置くことができると規定された。

2007（平成19）年の改正では、児童の安全確認等のための立入調査や保護者に対する面会・通信等の制限の強化等児童相談所による権限強化が図られた(2)。

2012（平成24）年には「民法等の一部を改正する法律」の施行により、これまでの親権喪失制度に加え、親権停止制度が創設された。

2017（平成29）年の児童福祉法の改正では、親権者等の意に反して、児童相談所長等が行う一時保護について、2ヵ月を超えて行う場合には、家庭裁判所の承認を得なければならないことが規定された。また、同年の児童虐待防止法の改正では、加害者である保護者への接近禁止命令について適用範囲が拡大され、親権者等の意に反して施設入所等の措置がとられている場合だけでなく、一時保護や保護者の同意のもとで施設入所等の措置をとっている場合にも行うことができることとなった。

2018（平成30）年には、「児童虐待防止対策の強化に向けた緊急総合対策」が児童虐待防止対策に関する関係閣僚会議において決定した。増加する児童虐待に対応し、国・自治体・関係機関が一体となって対策に取り組むため、緊急的に講ずる対策が示されるとともに、児童虐待防止対策体制総合強化プランが取りまとめられた(3)。

しかし、その後も重篤な児童虐待事件が起こり、2019（平成31）年3月に開催された児童虐待防止対策に関する関係閣僚会議により、「児童虐待防止対策の抜本的強化について」が決定され、同年6月に「児童虐待防止対策の強化を図るための児童福祉法等の一部を改正する法律」が規定された(3)。これにより、児童の権利擁護に関し親権を行う者は、児童のしつけに際して体罰を加えてはならないこととする**体罰の禁止**が明文化されるとともに、児童虐待防止対策の強化を図るため、一時保護等の介入的対応を行う職員と保護者支援を行う職員を分ける等の措置を講ずることや弁護士の配置の整備、医師または保健師の配置などによる児童相談所の体制強

体罰の禁止
児童虐待防止法14条1項には、「児童の親権を行う者は、児童のしつけに際して、体罰を加えることその他民法第820条の規定による監護及び教育に必要な範囲を超える行為により当該児童を懲戒してはならず、当該児童の親権の適切な行使に配慮しなければならない」と規定されている。

化、中核市への児童相談所の設置促進、学校、教育委員会、児童福祉施設等の職員に対する守秘義務の厳守規定、DV対策との連携など関係機関間の連携強化などの措置を講ずることが定められた[4]。この改正のうち、2022（令和4）年4月に、法律関連業務に関する弁護士の関与の強化、児童相談所における医師および保健師の必置、児童福祉司およびスーパーバイザー児童福祉司の任用要件の見直し、に係る部分が施行された。また、**成年年齢の引下げによる児童相談所等の事務の取扱い**が変更された[5]。

2022年6月に成立した児童福祉法の法改正の中で、一時保護開始時の判断に関する司法審査の導入等が決定している。

成年年齢の引下げによる児童相談所等の事務の取扱い
2022年4月1日の民法改正により成年年齢が20歳から18歳に引き下げられた。これにより18歳以上の児童相談所が措置についてこれまで得る必要のあった親権者の同意を得る必要がなくなった。

B. 児童虐待の実態

[1] 児童相談所における児童虐待相談対応件数の推移

2020（令和2）年度の児童相談所が児童虐待相談として対応した児童虐待相談対応件数は20万5,044件であり、初めて20万件を超え、過去最多となった（**図4-10-1**）。対応件数の虐待種別による内訳は、身体的虐待が5万35件（24.4％）、性的虐待が2,245件（1.1％）、ネグレクトが3万1,430件（15.3％）、心理的虐待が12万1,344件（59.2％）、となっている（**図4-10-2**）。

心理的虐待の近年の増加が顕著である。その背景として、2004（平成16）年の児童虐待防止法改正において子どもが同居する家庭における配偶者に対する暴力について心理的虐待であることが明確化され、その後、2013（平成25）年に警察がDV事案への積極的な介入および体制を強化したこと、また警察庁から通達が出され警察による積極的な児童相談所への通告の動きが広まったことがある。なお、2019（令和元）年に出された「児童の安全確保を最優先とした児童虐待への対応について」（令和元年10月1日警察庁生活安全局長・警察庁刑事局長・警察庁長官官房長通達）では、「児童が同居する家庭において、児童の面前で配偶者やその他の家族等に対する暴力や暴言が行われるなどした場合には、当該行為は心理的虐待に該当することから、確実に通告を行うこと」と明記されている。

2020年度の被虐待者を年齢別に見ると、「3歳」が1万4,195件（構成割合6.9%）、次いで「2歳」1万3,885件（同6.8%）と多くなっている（**表4-10-2**）。主な虐待者別構成割合については「実母」が47.4%と最も多く、次いで「実父」が41.3%、「実父以外の父親」が5.3%となっている（**図4-10-3**）。

図 4-10-1　児童相談所における児童虐待相談対応件数

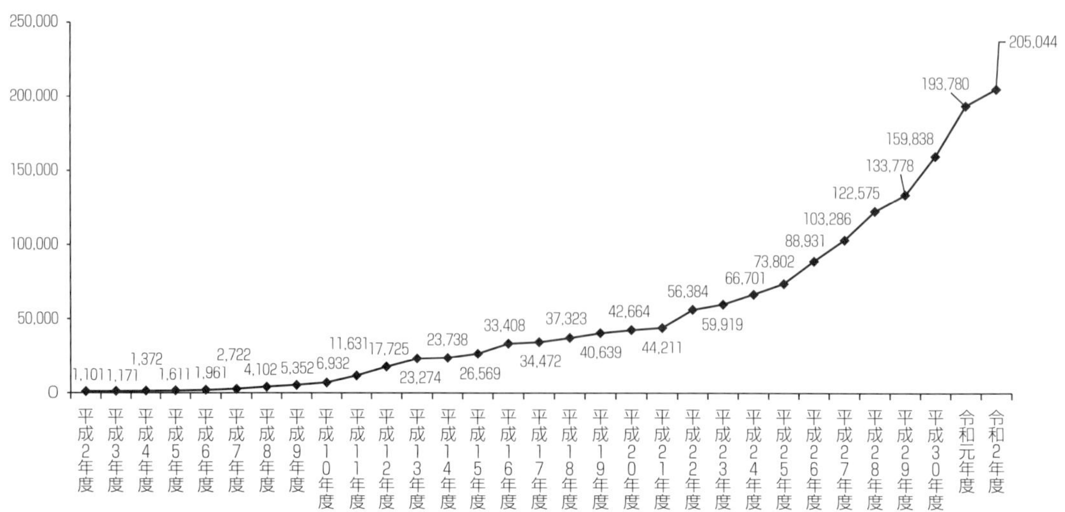

注　平成 22 年度の件数は、東日本大震災の影響により、福島県を除いて集計した数値
出典）厚生労働省ウェブサイト「令和 2 年度　児童相談所での児童虐待相談対応件数」p.1.

図 4-10-2　児童虐待の相談種別対応件数の年次推移

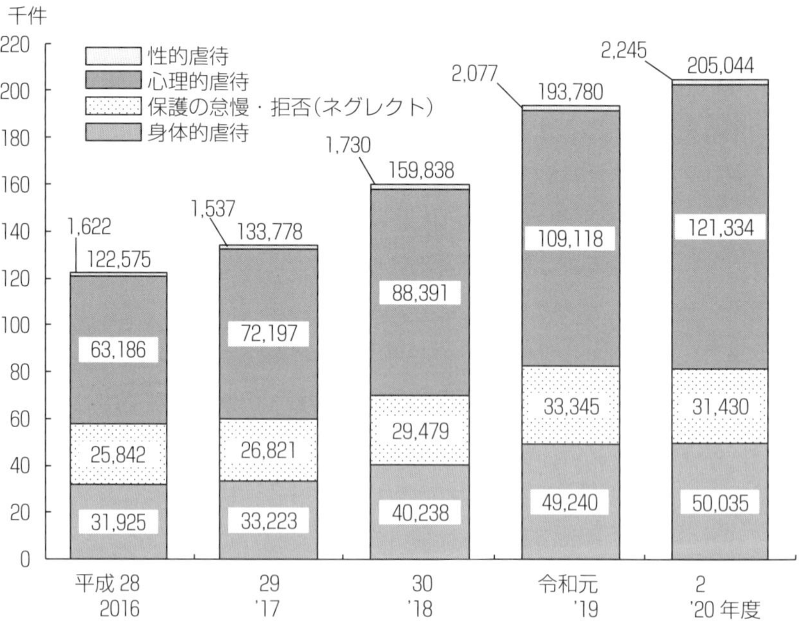

出典）厚生労働省ウェブサイト「令和 2 年度 福祉行政報告例の概況（令和 3 年 11 月 25 日）」p.8 の図 3.

表 4-10-2　児童虐待相談における被虐待者の年齢別件数の年次推移

（単位：件）

	平成 28 年度 (2016)		29 年度 ('17)		30 年度 ('18)		令和元年度 ('19)		2 年度 ('20)		対前年度	
		構成割合 (%)		構成割合 (%)		構成割合 (%)		構成割合 (%)		構成割合 (%)	増減数	増減率 (%)
総　数	122 575	100.0	133 778	100.0	159 838	100.0	193 780	100.0	205 044	100.0	11 264	5.8
0 歳	7 541	6.2	8 787	6.6	10 296	6.4	11 768	6.1	12 397	6.0	629	5.3
1 歳	8 072	6.6	9 195	6.9	11 021	6.9	12 901	6.7	13 376	6.5	475	3.7
2 歳	8 326	6.8	9 064	6.8	10 985	6.9	13 157	6.8	13 885	6.8	728	5.5
3 歳	8 208	6.7	8 990	6.7	11 184	7.0	13 107	6.8	14 195	6.9	1 088	8.3
4 歳	7 957	6.5	8 693	6.5	10 316	6.5	12 728	6.6	13 184	6.4	456	3.6
5 歳	7 506	6.1	8 209	6.1	9 961	6.2	11 943	6.2	12 738	6.2	795	6.7
6 歳	7 661	6.3	8 158	6.1	9 629	6.0	11 882	6.1	12 484	6.1	602	5.1
7 歳	7 508	6.1	7 956	5.9	9 657	6.0	11 440	5.9	12 529	6.1	1 089	9.5
8 歳	7 439	6.1	7 886	5.9	9 140	5.7	11 438	5.9	11 931	5.8	493	4.3
9 歳	7 133	5.8	7 601	5.7	9 213	5.8	11 105	5.7	11 772	5.7	667	6.0
10 歳	6 733	5.5	7 276	5.4	9 072	5.7	10 977	5.7	11 559	5.6	582	5.3
11 歳	6 554	5.3	7 109	5.3	8 530	5.3	10 679	5.5	11 305	5.5	626	5.9
12 歳	6 352	5.2	6 739	5.0	8 185	5.1	10 320	5.3	11 015	5.4	695	6.7
13 歳	6 448	5.3	6 889	5.1	7 909	4.9	9 920	5.1	10 567	5.2	647	6.5
14 歳	5 963	4.9	6 294	4.7	7 552	4.7	8 834	4.6	9 464	4.0	630	7.1
15 歳	4 998	4.1	5 494	4.1	6 386	4.0	7 955	4.1	8 040	3.9	85	1.1
16 歳	4 131	3.4	4 654	3.5	5 501	3.4	6 700	3.5	7 066	3.4	366	5.5
17 歳	3 254	2.7	3 868	2.9	4 506	2.8	5 787	3.0	6 167	3.0	380	6.6
18 歳	791	0.6	916	0.7	795	0.5	1 139	0.6	1 370	0.7	231	20.3

出典）厚生労働省ウェブサイト「令和 2 年度　福祉行政報告例の概況（令和 3 年 11 月 25 日）」p.8 の表 12.

図 4-10-3　児童虐待相談における主な虐待者別構成割合の年次推移

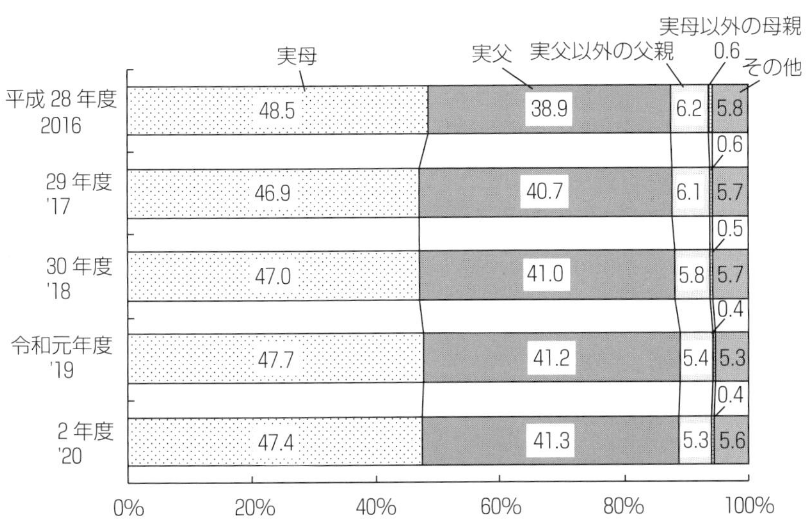

出典）厚生労働省ウェブサイト「令和 2 年度 福祉行政報告例の概況（令和 3 年 11 月 25 日）」p.8 の図 4.

[2] 警察による「児童虐待の検挙件数」

警察が2021（令和3）年に行った児童虐待の検挙人員は2,199人である。2017（平成29）年の検挙人員が1,176人であり、5年間で2倍弱の増加が見られる。2021年の様態別検挙人員を見ると身体的虐待が80.9％を占め、次いで性的虐待が15.6％となっている（**表4-10-3**）。被害児童の性別では、身体的虐待は男児が多いが、性的虐待では女児の割合が高くなっている（**表4-10-4**）。被害児童と加害者との関係では、実父や義父等男性の割合が72.6％を占めている。身体的虐待の加害者は、実父に次いで実母が多いが、性的虐待については養父・義父が最も多く、次いで実父となっている（**表4-10-5**）。

表4-10-3　態様別検挙人員

区分	人数	構成比	前年対比	
			増減数	増減率
身体的虐待	1,780	80.9%	▲13	▲0.7
性的虐待	342	15.6%	37	12.1
怠慢又は拒否	27	1.2%	▲10	▲27.0
心理的虐待	50	2.3%	3	6.4
合計	2,199	100.0%	17	0.8

出典）警察庁生活安全局少年課「令和3年における少年非行、児童虐待及び子供の性被害の状況（令和4年3月）」警察庁ウェブサイト，p.17.

表4-10-4　被害児童の状況

性別＼区分	身体的虐待	性的虐待	怠慢又は拒否	心理的虐待	合計	構成比
男児	1,085	12	9	28	1,134	51.1%
女児	718	327	13	27	1,085	48.9%
合計	1,803	339	22	55	2,219	100.0%

出典）警察庁生活安全局少年課「令和3年における少年非行、児童虐待及び子供の性被害の状況（令和4年3月）」警察庁ウェブサイト，p.17.

表 4-10-5　被害児童と加害者との関係

関係別 区分	実父	養父 継父	内縁 （男）	その他 （男）	計	構成比	実母	養母 継母	内縁 （女）	その他 （女）	計	構成比	計	構成比
身体的虐待	880	220	87	47	1,234	56.1%	516	13	2	15	546	24.8%	1,780	80.9%
性的虐待	135	149	26	22	332	15.1%	10	0	0	0	10	0.5%	342	15.6%
怠慢又は拒否	5	1	0	1	7	0.3%	18	1	0	1	20	0.9%	27	1.2%
心理的虐待	19	1	2	2	24	1.1%	24	1	0	1	26	1.2%	50	2.3%
合計	1,039	371	115	72	1,597	72.6%	568	15	2	17	602	27.4%	2,199	100.0%

出典）警察庁生活安全局少年課「令和3年における少年非行、児童虐待及び子供の性被害の状況（令和4年3月）」警察庁ウェブサイト，p.17.

[3] 児童虐待による死亡

児童虐待に対するさまざまな対応がとられているものの、虐待により死亡する子どもは、年間70人を超える。

2006（平成18）年より社会保障審議会児童部会に設置されている「児童虐待等要保護事例の検証に関する専門委員会」において、今後の対策を考える必要性から、全国の児童虐待による死亡事例等の検証が毎年実施されている。この検証は、全国の児童虐待への対応に携わる関係者が認識すべき共通の課題を明らかにし、対応策の提言を行うことを目的としている。2021（令和3）年度末において第17次（2021年8月）まで報告がまとめられている（**図 4-10-4**）。

「子ども虐待による死亡事例等の検証結果等について（第17次報告）」

図 4-10-4　児童虐待による死亡事例の推移（児童数）

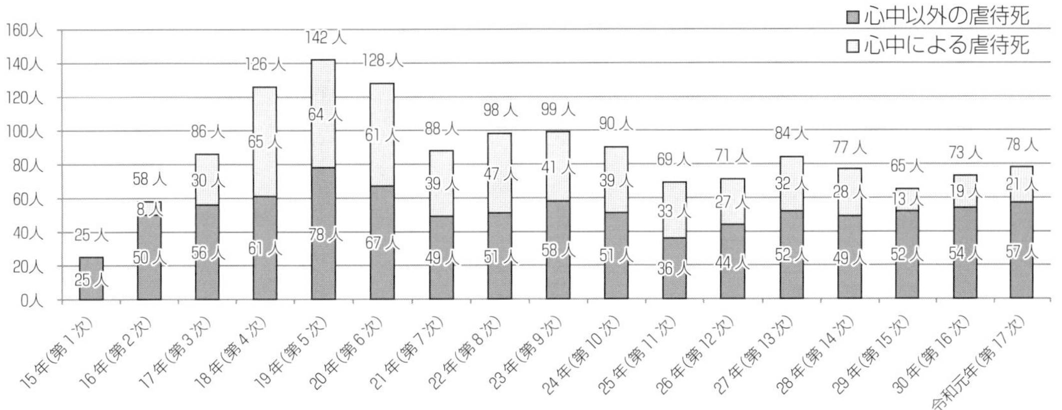

出典）令和3年度全国児童福祉主管課長会議資料「1. 児童虐待防止対策の強化について」p.93.

のまとめによると、2019（令和元年）年度（平成 31 年 4 月 1 日から令和 2 年 3 月 31 日まで）の心中以外の虐待死事例は 57 人（56 例）、心中による虐待死事例（未遂により親は生存したが子どもは死亡したものを含む）は 21 人（16 例）であり、総数は 78 人（72 例）であった。心中以外で死亡した子どもの年齢は、0 歳が 28 人（49.1%）と最も多く、うち月齢 0 ヵ月が 11 人（39.3%）であったことが報告されている。また、心中以外の虐待死における主たる加害者は、「実母」が 30 人（52.6%）と最も多い(6)。

C. 児童虐待発生時の対応の流れ

[1] 児童虐待対応における留意点・原則

児童虐待の対応のための介入や支援方策についてまとめられている「子ども虐待対応の手引き（平成 25 年 8 月改正版）」には、対応上の留意点として、①発生予防から虐待を受けた子どもの自立に至るまでの切れ目のない支援、②親子の再統合に向けた支援など子どものみならず保護者を含めた家庭への支援が示されている。また、子ども虐待対応の原則として、①迅速な対応、②子どもの安全確保の優先、③家族の構造的問題としての把

図 4-10-5 子ども家庭支援の系統図

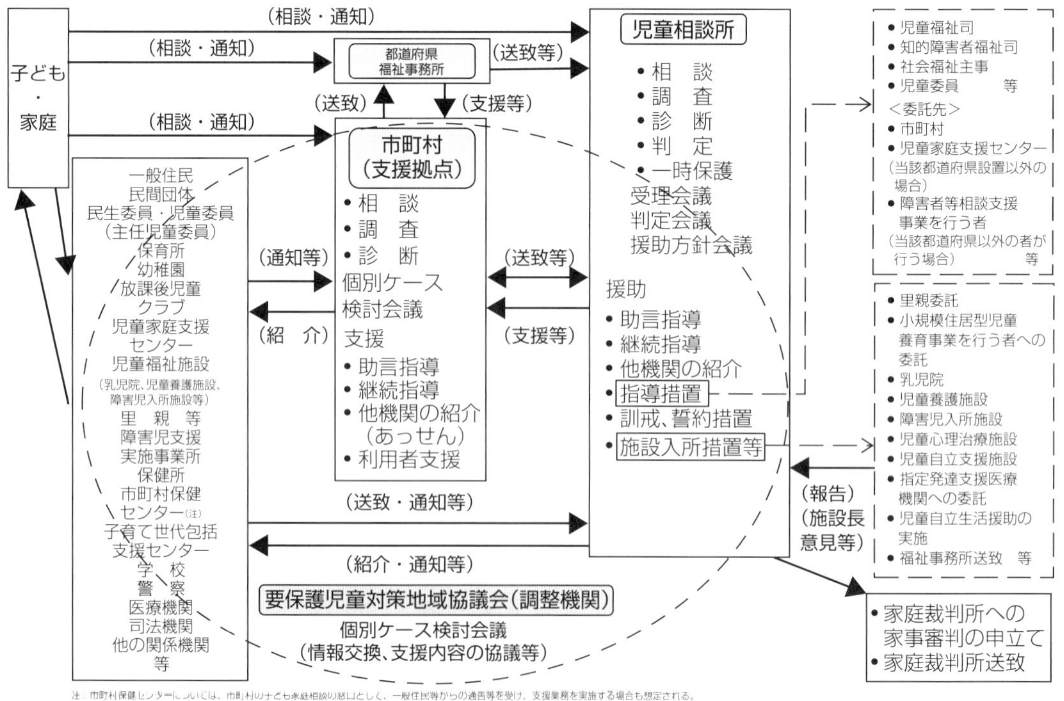

出典）厚生労働省ウェブサイト「市町村子ども家庭支援指針（ガイドライン）」p.123.

握、④十分な情報収集と正確なアセスメント、⑤組織的な対応、⑥十分な説明と見通しを示す、⑦法的対応など的確な手法の選択、⑧多機関の連携による支援が挙げられている[7]。これらの対応においては、市町村と児童相談所それぞれの役割を理解し、日頃から情報共有を行うなど連携体制の整備を図る必要があるとともに、要保護児童対策地域協議会を通じた関係機関との情報共有を積極的に実施することが求められる（**図 4-10-5**）。

[2] 児童虐待の通告

児童虐待防止法 6 条において、児童虐待に係る**通告**についての規定がされており、「児童虐待を受けたと思われる児童を発見した者は、速やかに、これを市町村、都道府県の設置する福祉事務所若しくは児童相談所又は児童委員を介して市町村、都道府県の設置する福祉事務所若しくは児童相談所に通告しなければならない」と定められている。また、同条には、児童虐待を発見したものが通告することは守秘義務違反に当たらないことを規定し、7 条には、通告を受けた場合の通告者の秘匿について明記されている。

なお、児童虐待の通報や相談を 24 時間受付ける**児童相談所虐待対応ダイヤル「189（いちはやく）」**が設置され、189 番に電話すると、近くの児童相談所につながる仕組みとなっている。

[3] 通告・相談への対応および調査

児童虐待の通告を受けた後に、児童相談所または市町村は、初期調査を行い速やかに子どもの安全確認を行う必要がある。虐待通告受理後、原則 48 時間以内に児童相談所や関係機関において、直接子どもの様子を確認するなど安全確認を実施するという全国ルールが設けられている。安全確認には、児童相談所または市町村が直接子どもに会う直接確認と、子どもが所属している学校や保育所等の機関に依頼して行う間接確認がある。子どもとの面会ができず、安全確認ができない場合には、児童虐待防止法 9 条において、児童相談所には立入調査の権限が与えられている。また、児童虐待防止法 10 条において警察署長に対する援助要請等についての規定が設けられ、保護者の妨害や現に子どもが虐待されているおそれがある場合などであって児童相談所長等のみでは立入調査が困難であると考えられる場合には、警察署長に対し援助を依頼する[8]。

児童虐待が疑われる家族に対し、援助や介入の必要性を判断するために必要な範囲で情報を収集するという調査が重要となる。個人のプライバシーの保護には十分配慮が必要であり、構成員に守秘義務が係る要保護児童対策地域協議会を活用することが望まれる。調査、安全確認や子どもや家族との面接などにより、多角的に情報を集め、虐待の重症度や程度を踏まえ総合的にアセスメントを行う。

なお、市町村が対応する中で、一時保護が必要と考えられるなど市町村での対応ができない事案については、市町村から児童相談所への事案送致を行う。一方、2017（平成29）年施行の改正法により、児童相談所から市町村への事案送致が新設されている。児童相談所と市町村は、リスクアセスメントを共有し、共通理解や円滑な情報共有を図り、役割分担を行っていくことが求められる(9)。

［4］一時保護

子どもの一時保護
児童相談所の一時保護所および児童養護施設や里親等に一時保護委託して行う。

児童相談所は、**子どもの一時保護**を実施する場合がある。児童虐待防止法において、児童虐待に係る通告（児童虐待防止法6条1項）または市町村等からの送致（同法8条1項1号）を受けた児童相談所は、子どもの安全の確認を行うための措置を講ずるとともに、必要に応じ一時保護（児童福祉法第33条1項）を行うものとされ（児童虐待防止法8条2項）、その実施に当たっては、速やかに行うものとするとされている（児童虐待防止法8条3項）。児童虐待事案における一時保護の第1の目的は、子どもの生命の安全を確保することである。緊急一時保護を行うことが必要か否かは、通告・相談への対応、調査および保護者・子どもへのアプローチなどによりアセスメントを行い、リスクなどを考慮し、その可否を判断していくこととなる（**図4-10-6、図4-10-7**）。また、一時保護は、子どもの面接や行動観察を行うなど子どもに関するアセスメントを行うために実施することもある。

一時保護は、保護者の同意が得られない場合にも、職権で一時保護を実施する権限が児童相談所長に与えられている。これについては、一時保護の期間は、一時保護の日から2ヵ月を超えることはできない（児童福祉法33条3項）と規定されている。ただし「必要があると認めるとき」には2ヵ月を超えても引き続いての一時保護ができる（同条4項）。2ヵ月を超えての一時保護について親権者が同意をしない場合には、児童相談所は一時保護の継続のため、2ヵ月ごとに家庭裁判所の承認を得る必要がある（同条5項）。

一時保護の開始時の司法審査
➡ p.66　第3章1節C.［1］参照。

なお、虐待された子どもの一時保護の実施においても、児童福祉法の改正（2022〔令和4〕年6月成立）により、裁判所が必要性を判断する「司法審査」が導入されることになった。

図 4-10-6　一時保護決定に向けてのアセスメントシート

①　当事者が保護を求めている？	□ はい　□ いいえ
□ 子ども自身が保護・救済を求めている □ 保護者が、子どもの保護を求めている	＊ 情報
②　当事者の訴える状況が差し迫っている？	□ はい　□ いいえ
□ 確認にはいたらないのの性的虐待の疑いが濃厚であるなど □ このままでは「何をしでかすか分からない」「殺してしまいそう」などの訴えなど	
③　すでに虐待により重大な結果が生じている？	□ はい　□ いいえ
□ 性的虐待（性交、性的行為の強要、妊娠、性感染症罹患） □ 外傷（外傷の種類と箇所：　　　　　　　　　　　） □ ネグレクト 例：栄養失調、衰弱、脱水症状、医療放棄、治療拒否、（　　　　　）	
④　次に何か起これば、重大な結果が生ずる可能性が高い？	□ はい　□ いいえ
□ 乳幼児 □ 生命に危険な行為 例：頭部打撃、顔面攻撃、首絞め、シェーキング、道具を使った体罰、逆さ吊り、戸外放置、溺れさせる、（　　　　　） □ 性的行為に至らない性的虐待、（　　　　　）	
⑤　虐待が繰り返される可能性が高い？	□ はい　□ いいえ
□ 新旧混在した傷、入院歴、（　　　　　） □ 過去の介入 例：複数の通告、過去の相談歴、一時保護歴、施設入所歴、「きょうだい」の虐待歴（　　　　　） □ 保護者に虐待の認識・自覚なし □ 保護者の精神的不安定さ、判断力の衰弱	
⑥　虐待の影響と思われる症状が子どもに表れている？	□ はい　□ いいえ
□ 保護者への拒否感、恐れ、おびえ、不安、（　　　　　） □ 面接場面での様子 例：無表情、表情が暗い、鬱的体の緊張、過度のスキンシップを求める、（　　　　　） □ 虐待に起因する身体的症状 例：発育・発達の遅れ、腹痛、嘔吐、白髪化、脱毛、（　　　　　）	
⑦　保護者に虐待につながるリスク要因がある？	□ はい　□ いいえ
□ 子どもへの拒否的感情・態度 例：拒否、愛情欠如、差別など不当な扱い、望まない妊娠出産、母子健康手帳未発行、乳幼児健診未受診、（　　　　　） □ 精神状態の問題 例：鬱的、精神的に不安定、妊娠・出産のストレス、育児ノイローゼ、（　　　　　） □ 性格的問題 例：衝動的、攻撃的、未熟性、（　　　　　） □ アルコール・薬物等の問題 例：現在常用している、過去に経験がある、（　　　　　） □ 公的機関等からの援助に対し拒否的あるいは改善が見られない、改善するつもりがない □ 家族・同居者間での暴力（DV 等）、不和 □ 日常的に子どもを守る人がいない	
⑧　虐待の発生につながる可能性のある家庭環境等	□ はい　□ いいえ
□ 虐待によるのではない子どもの生育上の問題等 例：発達や発育の遅れ、未熟児、障害、慢性疾患、（　　　　　） □ 子どもの問題行動 例：攻撃的、盗み、家出、徘徊、虚言、性的逸脱、退行、自傷行為、盗み食い、異食、過食、（　　　　　） □ 保護者の生育歴 例：被虐待歴、愛されなかった思い、（　　　　　） □ 養育態度・知識の問題 例：意欲なし、知識不足、不適切、期待過剰、家事能力不足、（　　　　　） □ 家族状況 例：保護者等（祖父母、養父母等を含む）の死亡・失踪、離婚、妊娠・出産ひとり親家庭等（　　　　　）	

出典）厚生労働省雇用均等・児童家庭局総務課「子ども虐待対応の手引き（平成 25 年 8 月改正版）」厚生労働省ウェブサイト，p.101.

図 4-10-7　一時保護に向けてのフローチャート

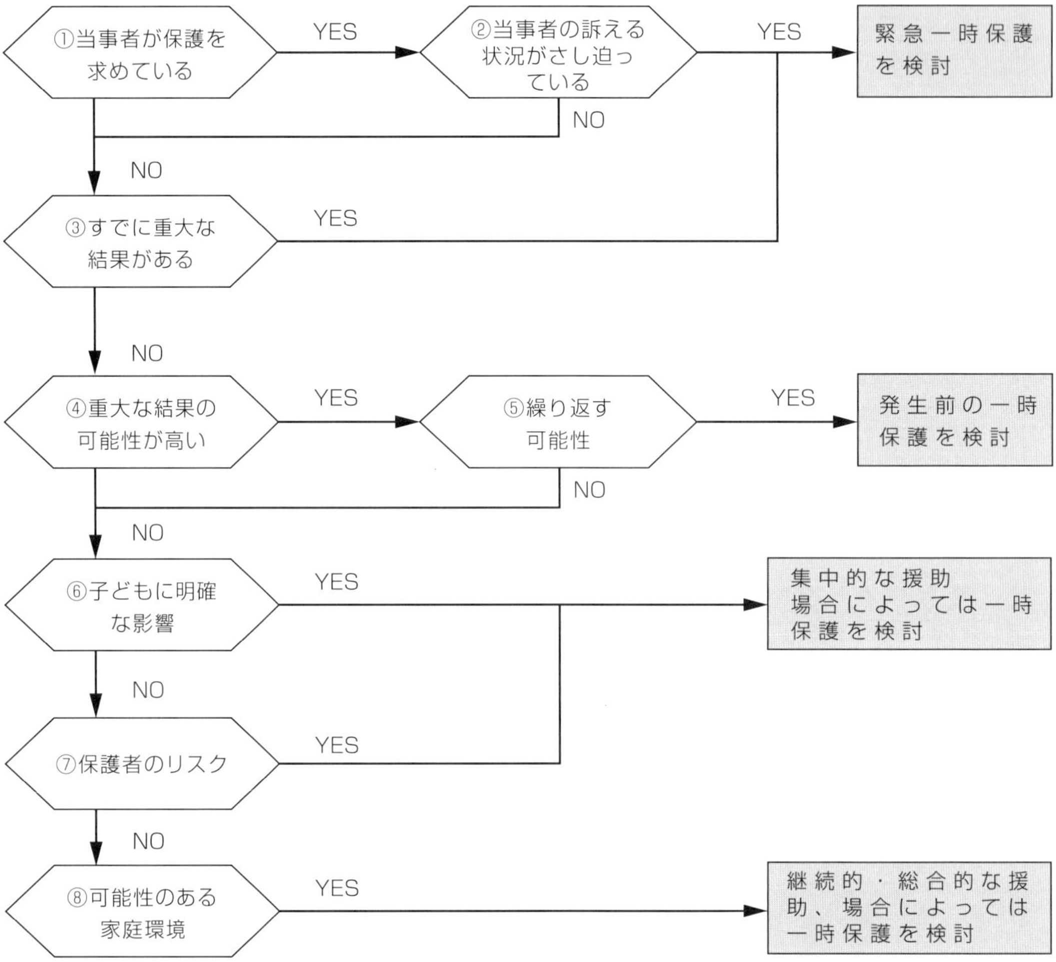

①当事者が保護を求めている　→YES→　②当事者の訴える状況がさし迫っている　→YES→　**緊急一時保護を検討**
（①NO、②NO→③へ）

③すでに重大な結果がある　→YES→　**緊急一時保護を検討**
（NO→④へ）

④重大な結果の可能性が高い　→YES→　⑤繰り返す可能性　→YES→　**発生前の一時保護を検討**
（④NO、⑤NO→⑥へ）

⑥子どもに明確な影響　→YES→　**集中的な援助　場合によっては一時保護を検討**
（NO→⑦へ）

⑦保護者のリスク　→YES→　**集中的な援助　場合によっては一時保護を検討**
（NO→⑧へ）

⑧可能性のある家庭環境　→YES→　**継続的・総合的な援助、場合によっては一時保護を検討**

（解説）

A　①②③のいずれかで「はい」がある時　→　緊急一時保護の必要性を検討

B　④に該当項目がありかつ⑤にも該当項目があるとき　→　次の虐待が発生しないうちに保護する必要性を検討

C　①～⑤いずれにも該当項目がないが⑥⑦のいずれかで「はい」がある場合

→ 表面化していなくても深刻な虐待が起きている可能性

→ あるいは虐待が深刻化する可能性

→ 虐待リスクを低減するための集中的援助。その見通しによっては一時保護を検討

A～C のいずれにも該当がなく、⑧のみに「はい」がある場合

→ 家族への継続的・総合的援助が必要。場合によっては、社会的養護のための一時保護の必要性を検討する

出典）厚生労働省雇用均等・児童家庭局総務課「子ども虐待対応の手引き（平成 25 年 8 月改正版）」厚生労働省ウェブサイト，p.102.

[5] 援助方針および支援

児童虐待に対応する際、初期介入のみならず継続的に子どもや家族についてのアセスメントを実施する。児童相談所が実施するアセスメントとして、児童福祉司による社会診断、心理職員による心理診断、医師による医学診断、一時保護所の児童指導員や保育士による行動診断などがある。それらのアセスメント結果をもとに、子どもや保護者の意向も踏まえ援助方針を決定していく。

援助においては、児童養護施設や里親等の委託により社会的養護に措置する場合、在宅指導として継続指導を行う場合がある。また、調査等の結果、助言等を行う中で援助を終結する場合もある。

施設入所などにより親子の分離を図る場合、基本的には子どもや保護者の同意をもって行う。しかし、児童相談所は未成年者を施設入所させたいが親権者がこれに同意しない場合、**児童福祉法28条**に基づく家庭裁判所の承認の審判を得て入所措置を行うこともある。また、民法834条には、「父又は母による虐待又は悪意の遺棄があるときその他父又は母による親権の行使が著しく困難又は不適当であることにより子の利益を著しく害するとき」に家庭裁判所が親権の喪失を宣告することができるという**親権喪失**の規定がある。加えて、2011（平成23）年の民法改正において、家庭裁判所は「父又は母による親権の行使が困難又は不適当であることにより子の利益を害するとき」に2年以内の期間を定めて**親権停止**の審判をする制度が創設された。児童相談所長は、親権喪失や親権停止の申し立てをする家庭裁判所への請求権を有する。

社会的養護において親子分離による措置となった場合は、児童相談所と子どもが生活している児童福祉施設や里親が連携して子どもの支援を行っていく。生活全般の支援を行うとともに虐待により傷ついた子どもの心身のケアも重要となり、**トラウマインフォームド・ケア**が求められる。また、親へのアプローチも継続し、**親と子どもの関係の再構築**を支援すること、とりわけ家庭復帰に向けた調整や、家庭復帰が困難な場合は、子どもの自立を視野に入れた支援が重要となる。

在宅指導や在宅での見守りを継続する場合、また子どもが家庭引き取りになった場合は、市町村の役割、および市町村と児童相談所、また地域の関係機関の連携が重要となる。地域の支援を導入し、要保護児童対策地域協議会の枠組みを活用しながら見守りや支援を行う。

トラウマインフォームド・ケア
Trauma-Informed Care
支援者と子どもや非加害親の双方が、トラウマに関連する一般的な知識を持つとともに、現在の子どもの情緒面や行動上の問題がトラウマ反応に起因するものであるとの視点を共有することができるような支援システムを構築すること[10]。

親と子どもの関係の再構築
児童福祉法の改正（2022〔令和4〕年6月成立、2024年4月施行）において、市区町村の「親子関係形成支援事業」、都道府県等の「親子再統合支援事業」が創設されることが決定している。

D. 児童虐待の発生予防と要保護児童対策地域協議会

[1] 発生予防と市町村の体制強化

妊娠・出産・育児期の家庭では、産前産後の心身の不調や妊娠・出産・子育てに関する悩みを抱え、周囲の支えを必要としている場合がある。児童虐待の対応においては、発生を予防するための子育て支援が重要となる。

乳児家庭の孤立を防ぎ、乳児の健全な育成環境の確保を図ることを目的として、市町村が実施主体となり、**乳児家庭全戸訪問事業（こんにちは赤ちゃん事業）**を行っている。また、市町村は、特に、子育てに対して不安や孤立感等を抱えたり、さまざまな原因で養育支援が特に必要となっている家庭に対して、**養育支援訪問事業**を実施している。

このように市町村は、児童虐待の対応について重要な役割を担っており、児童虐待の発生予防・早期発見、そのための家庭支援や児童虐待発生時の迅速・的確な対応を行うことが求められる。こうした対応には、体制の整備や専門性の強化が必要となることから、市町村において、子どもとその家庭や妊婦等を対象として、地域の実情の把握、相談対応、調査、継続的支援等を行う「**市区町村子ども家庭総合支援拠点**」の整備が進められてきた。また、母子保健においては、妊娠期から子育て期にわたる切れ目のない支援を行う「**子育て世代包括支援センター**」（法律上の名称は「**母子健康包括支援センター**」）が規定され、市町村において、設置が努力義務とされている。なお、児童福祉部門を主とする子ども家庭総合支援拠点と母子保健を主とする子育て世代包括支援センターについて、2024年4月からは、組織を一体化した相談機関（こども家庭センター）として市町村に整備する予定となっている(5)。

[2] 要保護児童対策地域協議会の運営

2004（平成16）年の児童福祉法改正により、虐待を受けた児童などに対する市区町村の体制強化を促進するため、関係機関が連携を図り児童虐待等への対応を行う「**要保護児童対策地域協議会**」（以下、要対協）を設置することができるとされ、その後の法改正で、「置くよう努めなければならない」と改められた。日本における児童虐待への対応は、「要対協」の活用を基本として行われる。

2016（平成28）年の児童福祉法改正により、児童虐待発生の迅速・的確な対応をするために、市町村が設置する要対協の調整機関は、専門的な知識および技術に基づき業務を行う調整担当者を配置し（児童福祉法25条の2第6項）、厚生労働大臣が定める基準に適合する研修を受けなけれ

乳児家庭全戸訪問事業（こんにちは赤ちゃん事業）
児童福祉法6条に規定され、生後4ヵ月までの乳児のいるすべての家庭を訪問し、下記の事業を行う事業。①育児等に関するさまざまな不安や悩みを聞き、相談に応じるほか、子育て支援に関する情報提供等を行う。②親子の心身の状況や養育環境等の把握および助言を行い、支援が必要な家庭に対し適切なサービス提供につなげる。

養育支援訪問事業
児童福祉法6条に規定され、子育て経験者等による育児・家事の援助または保健師等による具体的な養育に関する指導助言等を訪問により行い、個々の家庭の抱える養育上の諸問題の解決、軽減を図ることと目的としている。なお、児童福祉法の改正（2022〔令和4〕年6月成立、2024年4月施行）において、「子育て世帯訪問支援事業」が新設されることが決定している。

市区町村子ども家庭総合支援拠点
2016（平成28）年5月に成立した「児童福祉法等の一部を改正する法律」において、基礎的な地方公共団体である市町村は、子どもの最も身近な場所における子どもおよび妊産婦の福祉に関する支援業務を適切に行わなければならないことが明確化され、子どもとその家庭および妊産婦等を対象に、実情の把握、子ども等に関する相談全般から通所・在宅支援を中心としたより専門的な相談対応や必要な調査、訪問等による継続的なソーシャルワーク業務までを行う機能を担う拠点の整備に努めなければならないと規定された（児童福祉法10条の2）ことに

ばならないことになった（同法25条の2第8項）。

要対協で支援する対象者は、**要保護児童**、**要支援児童**および**特定妊婦**である。要保護児童は保護者のない児童または保護者に監護させることが不適当と認められる児童であり、要支援児童は保護者の養育を支援することが特に必要と認められる児童、特定妊婦は出産後の養育について出産前において支援を行うことが特に必要と認められる妊婦である。

要対協では、個別ケース検討会議を開催し要保護児童等について、その子どもに直接関わりを有している担当者や今後関わりを有する可能性がある関係機関等の担当者により、その子どもに対する具体的な支援の内容等の検討を行う。また、実務者会議においては、定例的な情報交換や、個別ケース検討会議で課題となった点のさらなる検討や定期的に（たとえば3ヵ月に1度）、すべての虐待ケースについての状況確認、主担当機関の確認、援助方針の見直し等を実施する。

E. 今後の課題

発生予防から虐待を受けた子どもの自立に至るまでの切れ目のない支援および親子の再統合に向けた支援など、子どものみならず保護者を含めた家庭への支援が求められ、それに対応する施策や児童虐待対応システムの構築が進められてきたところである。児童相談所の児童福祉司や児童心理司の増員が打ち出され、またスーパービジョン体制や市町村の体制整備など急速にその対応体制が整えられようとしている。しかし、児童相談所への通告件数の増加が続き、子どもの死亡等重篤な結果に至る児童虐待事件が後をたたない。また、危機介入のみならず介入した後の子どもの健全育成およびトラウマケア、地域における継続した見守りや自立支援も重要である。加えて、親を虐待の加害者として指導の対象とすることだけでなく、親が抱える背景を理解し支援の対象としていくことも求められる。親がDV被害を受けている場合においては、暴力の被害者としての支援やDV対応機関等との連携も重要となる。さらに、虐待による**乳幼児頭部外傷（乳幼児揺さぶられ症候群）**、**代理によるミュンヒハウゼン症候群**、**医療ネグレクト**など子どもの命にかかわる特徴的な虐待への対応も求められる。さらに近年では**教育虐待・教育ネグレクト**などにより介入が必要な家庭も見られる[(11)]。

このような多種多様な課題に対して専門性に基づき対応するための人材の確保および人材育成が求められる。児童虐待への対応を強化するため、子どもや家庭支援の新たな資格「**子ども家庭福祉ソーシャルワーカー（仮**

より、設置が促進されることとなった。

子育て世代包括支援センター（母子健康包括支援センター）
母子保健法22条に規定されている。

乳幼児頭部外傷（乳幼児揺さぶられ症候群）
子どもの頭部が強い揺さぶり等によって起こる臨床的に虐待が疑われる乳幼児の頭部外傷。

代理によるミュンヒハウゼン症候群
子どもの病気や症状を捏造して、子どもを医療機関に連れていき、子どもの病気や症状の原因等について虚偽の説明をするというもの。

医療ネグレクト
医療水準や社会通念に反して子どもにとって必要かつ適切な医療を受けさせないこと。

教育虐待・教育ネグレクト
教育に関する子どもへの虐待の総称であり、子どもに対して過大な量の時間の勉強を敷いたり、子どもが満足するような成績がとれなかったり、親の期待する勉強量に達していない場合に子どもの人格を否定する、叱責や暴力を振るう、食事を与えないなどが例に挙げられる。逆に、子どもの学習環境を十分に保証しない、保護者が相当でない理由で子どもを学校に登校させないなどの例も見られる。

称)」の創設が検討されている。今後実効性のある人材養成が期待されるところである。

注)

ネット検索によるデータ取得日は，2022 年 5 月 20 日.

(1) 吉見香「戦前の日本の児童虐待に関する研究と論点」北海道大学大学院教育学研究院教育福祉論研究グループ『教育福祉研究』第 18 号，2012, pp. 53-64.

(2) 認定特定非営利活動法人　児童虐待防止全国ネットワーク　子ども虐待防止オレンジリボン運動ウェブサイト「児童虐待防止法制度」.

(3) 児童虐待防止対策に関する関係閣僚会議「児童虐待防止対策の強化に向けた緊急総合対策（平成 30 年 7 月 20 日）」厚生労働省ウェブサイト.

(4) 厚生労働省ウェブサイト「最近の児童虐待防止対策の経緯」.

(5) 令和3年度全国児童福祉主管課長会議資料「1.児童虐待防止対策の強化について」.

(6) 厚生労働省ウェブサイト「子ども虐待による死亡事例等の検証結果等について（第 17 次報告）（令和 3 年 8 月）」.

(7) 厚生労働省雇用均等・児童家庭局総務課「子ども虐待対応の手引き（平成 25 年 8 月改正版）」厚生労働省ウェブサイト.

(8) 厚生労働省子ども家庭局長通知「児童虐待防止対策におけるルールの徹底について（子発 0607 第 4 号・令和元年 6 月 7 日）」.

(9) 厚生労働省雇用均等・児童家庭局総務課長通知「児童虐待に係る児童相談所と市町村の共通リスクアセスメントツールについて（雇児総発 0331 第 10 号・平成 29 年 3 月 31 日）」.

(10) 浅野恭子・亀岡智美・田中英三郎「児童相談所における被虐待児へのトラウマインフォームド・ケア」日本児童青年精神医学会編『児童青年精神医学とその近接領域』57 巻 5 号，2016, pp. 748-757.

(11) 日本弁護士連合会子どもの権利委員会編『子どもの虐待防止・法務実務マニュアル（第 7 版）』明石出版，2021.

理解を深めるための参考文献

- **川松亮ほか編『日本の児童相談所―子ども家庭支援の現在・過去・未来』明石書店，2022.**

  児童相談所職員・児童相談所の勤務経験のある研究者・社会的養護経験者、関連領域の医師や弁護士などにより執筆され、現在の児童相談所を多角的に理解し、これからの児童相談所を展望する幅広い知見が書かれている。

- **青山さくら・川松亮『ジソウのお仕事―50 の物語で考える子ども虐待と児童相談所（データ改訂版）』フェミックス，2021.**

  児童相談所において児童福祉司として勤務する青山氏が、出会った事例とその際の心情や葛藤を短いストーリーで紹介するとともに、川松氏による解説により説明されており、児童福祉司の日常と取り巻く制度を学ぶことができる。

- **杉山春『児童虐待から考える―社会は家族に何を強いてきたか』朝日新書，2017.**

  マスコミ等で取り上げられた多くの児童虐待事件を取材し、「残酷な親」という側面を超えて事件に至るその背景を丁寧に示している。そこから日本社会が持つ家族規範や母親への期待を紐解く。

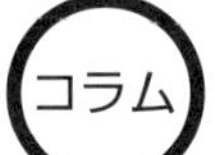

児童虐待とドメステック・バイオレンス（DV）

子どもがいる家庭において、DV と児童虐待は同じ家庭の中で、深く関連して起こる。子どもの福祉と安全を高めるためには、DV 被害者である親への支援も重要である。

小学校4年生の A ちゃんは、義父からの身体的虐待を受け、保健室の先生に話したことから虐待が発覚した。A ちゃんは、A ちゃんのお母さんも（母の）再婚相手である義父から暴力を受けており、お母さんが心配であると話した。対応した児童相談所の児童福祉司は、義父より先に母親と面接を行うことにした。そして、A ちゃんに対する義父からの虐待から守るため児童相談所での一時保護を検討していることを母親に伝えた。それとともに、母が DV を受けていることを A ちゃんから聞き心配していること、婦人相談所の一時保護等支援を受け義父からの避難も可能であると説明した。母は突然のことに当初戸惑いと動揺を見せたが、次のように話した。

「2年前に再婚した夫は当初優しかったが、結婚後、誰のおかげで生活できていると思っているのかと言い、思う通りにならないと物を投げたり、暴力を振るうようになった。最近は、A ちゃんにも手を挙げるようになり、一緒に生活することの限界を感じるようになっていた。しかし夫の金銭管理がひどく自由になるお金がないこと、離婚の話をすると夫は暴力を振るうのでどうしていいのかわからない」と泣きながら話し、離別したいという意思を示した。児童相談所の児童福祉司は、調整を行い、市町村の DV 相談や児童家庭相談担当、また婦人相談所と連携を図った。A ちゃんと母親は婦人相談所で一時保護されることとなり、3週間の一時保護の後、母子生活支援施設に入所が決定した。A ちゃんは転校し、母子生活支援施設から新しい学校に通い始めた。時々A ちゃんは暴力のことを思い出し、辛くなることがある。母は離婚手続きに不安を感じているが、母子生活支援施設の職員に相談しながらパートの仕事も始め、暴力のない新しい生活を築いていこうとしている。

この事例は、担当した児童相談所児童福祉司が A ちゃんの安全を図る対応を行うとともに、母親を虐待の放置者として責めるのではなく、母の暴力被害を心配している旨を伝え、母子で避難する方法の提示などを行った。また関係機関との連携協働を図ったことにより、母子で一緒に義父の暴力から避難することが可能となった事例である。

（増井香名子）

11. いじめ・不登校

いじめや不登校は、教育関係者のみならず、広く国民が不安を感じるところであり、その改善、解決を図ることは教育領域だけでなく児童福祉領域の緊急の課題となっている。

文部科学省は、2008（平成 20）年度に「いじめ、不登校、暴力行為、児童虐待など、児童生徒の問題行動等の状況や背景には、児童生徒の心の問題とともに、家庭、友人関係、地域、学校等の児童生徒が置かれている環境問題が複雑に絡み合っていることから、児童生徒が置かれている様々な環境に着目して働き掛け、関係機関等との連携を強化し、問題を抱える児童生徒の課題解決を図るためのコーディネーター的な存在が、教育現場に必要である」として、**スクールソーシャルワーカー活用事業**(1) を開始した。令和 4 年度スクールソーシャルワーカー活用事業の内容は**図 4-11-1** の通りである。また、「**学校教育法施行規則**」の一部改正において、スクールソーシャルワーカーの職務内容を「学校における児童の福祉に関する支援に従事する」と規定した（2017〔平成 29〕年 4 月 1 日施行）。

スクールソーシャルワーカー活用事業
スクールソーシャルワーカーは、社会福祉士や精神保健福祉士等の福祉に関する専門的な資格を有する者、福祉や教育の分野において、専門的な知識・技術を有する者または活動経験の実績等がある者であって、次の職務内容を適切に遂行できる者を、スクールソーシャルワーカーとして選考する。①問題を抱える児童生徒が置かれた環境への働き掛け、②関係機関等とのネットワークの構築、連携・調整、③学校内におけるチーム体制の構築、支援、④保護者、教職員等に対する支援・相談・情報提供、⑤教職員等への研修活動。

学校教育法施行規則
学校教育法施行規則（1947〔昭和 22〕年）は、学校教育法施行令の下位法である省令である。

図 4-11-1　スクールソーシャルワーカー活用事業

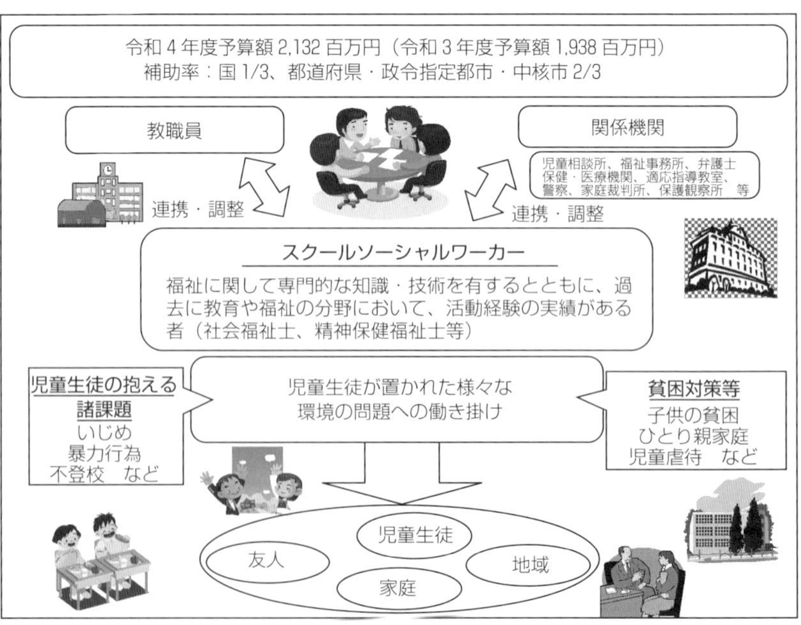

出典）文部科学省ウェブサイト「参考　スクールソーシャルワーカー活用事業実施要領等」を一部修正.

A. いじめ

[1] いじめ認知の経緯

子どもが抱える問題が社会的な変化を見せだしたのは、1970年代前半に公立中学校を中心に発生した校内暴力である。文部省（現：文部科学省）はその対策として、強い管理的生活指導体制（校則など）を敷くこととなった。その結果、校内暴力は沈静化したが、児童生徒が抱える社会的・内的な課題は、不登校や長期欠席、暴力行為などのさまざまな問題として表出しだした。さらに、児童生徒の課題は、生徒間同士の人間関係に影響し、いじめにもつながった。そして、いじめが原因とみられる不登校、自殺、事件が年々増加し、深刻な社会問題、政治問題となった。

学校におけるいじめ問題は、1985（昭和60）年頃から「いじめ」自殺事件が多発したことで、マスコミが大きく取り上げ社会問題化した。この頃、「いじめ」における社会の理解は「いじめられるほうも悪い」「いじめは昔からあった」という考えが強く、「いじめを通して子どもは成長する」などという風潮さえあった。そのため、1986（昭和61）年にいじめを苦に中学生が自らの命を絶ち、裁判にもなったが、いじめと自殺を直結させるべきでないという判断がなされている。当時の文部省の定義では「①自分より弱い者に対して一方的に、②身体的・心理的な攻撃を継続的に加え、③相手が深刻な苦痛を感じているものであって、学校としてその事実（関係児童生徒、いじめの内容等）を確認しているもの」とあり、いじめられるのは弱い者という認識やいじめかどうかを判断するのは教師側にあるという問題点が見られた。いじめの定義にある「学校としてその事実を確認しているもの」は、1994（平成6）年度の調査から削除された。

1994（平成6）年に、いじめによる自殺が1ヵ月に数件も起き、政府を挙げて対応を求められる深刻さとなった。文部省は、いじめ対策緊急会議を発足し、『児童生徒のいじめ等に関するアンケート調査結果』（1996〔平成8〕年）を公表、いじめ問題への取組みを提言した。この時期、**子どもの権利条約**の発効の影響もあり、社会の認識は、「いじめる方が悪い」「現代のいじめは昔と違う」「いじめは許せない」などの変化を見せた。そして、1995（平成7）年には**スクールカウンセラー等活用事業**が開始された。2007（平成19）年1月、今までのいじめの定義を見直し「一定の人間関係のある者から、心理的・物理的な攻撃を受けたことにより、精神的な苦痛を感じているもの」とし、いじめかどうかは当該児童生徒の立場に立って判断するよう徹底するとした。しかし、その後もいじめ認知件数は増加、自殺も後を絶たず、いじめが多発する学校構造（校則・教育・人間関係な

スクールカウンセラー等活用事業
1995（平成7）年、公立の小学校、中学校、義務教育学校、高等学校、中等教育学校、特別支援学校および地方公共団体が設置する児童生徒の教育相談を受ける機関（以下「学校等」という）に児童生徒の心理に関して高度に専門的な知識・経験を有するスクールカウンセラーまたはスクールカウンセラーに準ずる者（以下「スクールカウンセラー等」という）を配置。

ど）の問題の広がりを示唆するものとなった。

[2] いじめ防止対策推進法

2011（平成23）年、当時中学2年の男子がいじめを苦に自殺するに至った事件（大津市いじめ自殺事件）の翌年に本事件が誘因となって**いじめ防止対策推進法**が国会で可決され、2013（平成25）年に施行された。

いじめ防止対策推進法は、1条に目的、2条に定義、3条を基本理念としている。

> **第一条**　この法律は、**いじめが、いじめを受けた児童等の教育を受ける権利を著しく侵害し、その心身の健全な成長及び人格の形成に重大な影響を与えるのみならず、その生命又は身体に重大な危険を生じさせるおそれがある**ものであることに鑑み、児童等の尊厳を保持するため、いじめの防止等（いじめの防止、いじめの早期発見及びいじめへの対処をいう。以下同じ。）のための対策に関し、基本理念を定め、国及び地方公共団体等の責務を明らかにし、並びにいじめの防止等のための対策に関する基本的な方針の策定について定めるとともに、いじめの防止等のための対策の基本となる事項を定めることにより、いじめの防止等のための対策を総合的かつ効果的に推進することを目的とする。
>
> **第二条**　この法律において「いじめ」とは、児童等に対して、当該児童等が在籍する学校に在籍している等当該児童等と一定の人的関係にある他の児童等が行う心理的又は物理的な影響を与える行為（インターネットを通じて行われるものを含む。）であって、当該行為の対象となった児童等が心身の苦痛を感じているものをいう。
>
> **第三条**　いじめの防止等のための対策は、いじめが全ての児童等に関係する問題であることに鑑み、児童等が安心して学習その他の活動に取り組むことができるよう、学校の内外を問わずいじめが行われなくなるようにすることを旨として行われなければならない。
>
> 2　いじめの防止等のための対策は、全ての児童等がいじめを行わず、及び他の児童等に対して行われるいじめを認識しながらこれを放置することがないようにするため、いじめが児童等の心身に及ぼす影響その他のいじめの問題に関する児童等の理解を深めることを旨として行われなければならない。
>
> 3　いじめの防止等のための対策は、いじめを受けた児童等の生命及び心身を保護することが特に重要であることを認識しつつ、国、地方公共団体、学校、地域住民、家庭その他の関係者の連携の下、いじめの問題を克服することを目指して行われなければならない。

[3] いじめの現状と背景

いじめの重大事態
いじめ防止対策推進法28条1項によると下記のように規定される。
①いじめにより当該学校に在籍する児童等の生命、心身又は財産に重大な被害が生じた疑いがあると認めるとき。
②いじめにより当該学校に在籍する児童等が相当の期間学校を欠席することを余儀なくされている疑いがあると認めるとき。

文部科学省の「**令和2年度児童生徒の問題行動・不登校等生徒指導上の諸課題に関する調査結果**」(2) によると、小・中・高等学校および特別支援学校におけるいじめの認知件数は51万7,163件（前年度61万2,496件）と前年度より9万5,333件減少しており、児童生徒1,000人当たりの認知件数は39.7件（前年度46.5件）である（**図4-11-2**）。児童生徒1,000人当たりの認知件数の都道府県の差は、最大で9.8倍あり、いまだに教員のいじめ認知に差があることは、紛れもない事実である。また、いじめ防止対策推進法28条1項に規定する**重大事態**の発生件数は514件（前年度723件）と減少している。文部科学省は同調査概要(3) の中で、2020（令和2）

図 4-11-2　いじめの認知（発生）率の推移（1,000 人当たりの認知件数）

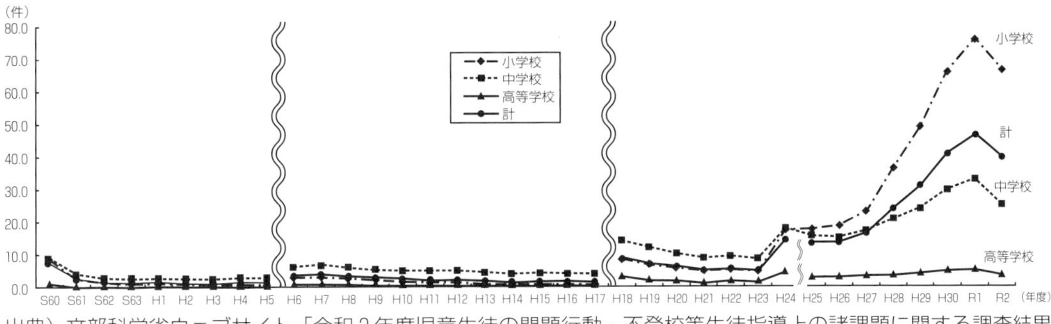

出典）文部科学省ウェブサイト「令和 2 年度児童生徒の問題行動・不登校等生徒指導上の諸課題に関する調査結果について」p.22.

年度は新型コロナウイルス感染症による環境変化、活動制限など、児童生徒が直接対面してやり取りをする機会やきっかけの減少と、これまで以上に児童生徒に目を配り指導したことが、いじめ減少に影響したとしている。

いじめの発見のきっかけは、アンケート調査などの学校の取組みを含む「学校の教職員等が発見」が67.5%と高いが、本人の訴えによるものが17.6%となっている。また、いじめの内容では、小、中、高、特別支援学校とも冷やかしやからかい、悪口や脅し文句、嫌なことを言われるなどが、半数以上を占めている。高等学校ではパソコンや携帯電話による誹謗・中傷が高くなっている。

いじめにおいて、ふざけや、いたずらという認識を変えなければならない。「ふざけ」型のいじめの重大性を明確に認識することが重要である。現在、「**心理的ふざけ**」や「**物理的ふざけ**」がいじめの中核になっていると、森田洋司らは述べている[4]。また、いじめが見えにくかったり、いじめが継続したりエスカレートしやすい、いじめられている児童生徒が増えているなどの特徴がある。

心理的ふざけ
学用品などを隠し、困って探しているのを楽しむなど。

物理的ふざけ
プロレスごっこなどの中で、一方的に殴るなど。

いじめの背景には、学校という構造的な課題や日本に根付いてない人権の課題、環境変化（子どもの遊びの減少やテレビやメディアの影響など）、大人による体罰なども影響していると考えられる。

[4] スクールソーシャルワーカーの役割

いじめ防止対策推進法において、学校は、当該学校におけるいじめの防止等に関する措置を実効的に行うため、複数の教職員・心理や福祉等の専門的知識を有する者その他の関係者により構成される「いじめの防止等の対策のための組織」（以下「学校いじめ対策組織」という）を置く（法 22 条）とし、スクールソーシャルワーカーが組織の一員として対応することが明記されている。

スクールソーシャルワーカーは児童生徒の尊厳保持の立場で、いじめを受けた児童生徒の安全・安心・教育保障などを学校組織の一員として教員とともに支えていかなければならない。また、必要に応じて（いじめが犯罪行為である場合など）関係機関との連携を行い、いじめを受けた子どもの保護者への支援やクラス環境（人間関係）を教員とともに調整するなど、学校組織における役割を認識し活動することが重要である。

また、いじめが発見されたときの対応だけでなく、学校内でのいじめの予防や発見に努めることが大切であり、スクールソーシャルワーカーは客観的に学校組織をアセスメントし、いじめ予防・発見の組織構築（チーム支援）に働きかけること大切である。

教育機会確保法
正式名称は「義務教育の段階における普通教育に相当する教育の機会の確保等に関する法律」。教育基本法および児童の権利に関する条約等の趣旨にのっとり、不登校児童生徒に対する教育機会の確保、夜間等において授業を行う学校における就学機会の提供その他の義務教育の段階における普通教育に相当する教育の機会の確保等を総合的に推進することを目的としている。

問題を抱える子ども等の自立支援事業
不登校、暴力行為、いじめ、児童虐待、高校中退への対応といった、学校が抱える課題の適切な対応を図る観点から、関係機関とのネットワークの構築、未然防止、早期発見・早期対応につながる取組み、学習プログラムや活動プログラム等の開発などについて、実践研究を行い、効果的な取組みについて全国に普及し、自立支援の充実を図るものである。本事業の効果は、文部科学省が実施する「児童生徒の問題行動等生徒指導上の諸問題に関する調査（現：児童生徒の問題行動・不登校等生徒指導上の諸課題に関する調査）を指標として検証される。

B. 不登校

[1] 不登校の経緯

現在の不登校という用語が使用されるのは1991（平成3）年以降で、それ以前は学校恐怖症や登校拒否と言われた時期があった。本節では、学校恐怖症や登校拒否が使われた時期も含め、不登校とする。受験戦争という言葉が使われた1970年代は優等生の息切れとして不登校の理解が始まった。1980（昭和55）年以降、学校に行かないだけで普段は同じであることから、不登校を成熟の準備期間であるとし、成熟を待つための居場所づくりを中心に支援が始まった。しかし、さまざまな対応を駆使しても減少しない不登校に対し、文部科学省の「不登校問題に関する調査研究協力者会議」（2003〔平成15〕年）は「子どもを放って置くことで状況は改善しない」として教師らが学校復帰へ向けて働きかけることの重要性を提示した報告書骨子案をまとめた。2016（平成28）年の『不登校児童生徒への支援に関する最終報告：文部科学省』において、支援の目標を「児童生徒が将来的に精神的にも経済的にも自立し、豊かな人生を送れるよう、その社会的自立に向けて支援することである。」とし、学校登校が目標ではなく社会的自立を目標とした支援の展開を明らかにした。不登校の理解の変遷に伴い、支援目標も変化していった。

そして、2016（平成28）年制定の「**教育機会確保法**」（2017〔平成29〕年2月14日施行）[(5)] では、不登校児童生徒が行う多様な学習活動の実情を踏まえた個々の状況に応じた支援や不登校児童生徒が安心して教育を受けられるよう、学校における環境整備を図ることを明示している。

また、文部科学省では、2007（平成19）年度から「**問題を抱える子ど**

も等の自立支援事業**」により、不登校などの未然防止、早期発見・早期対応など児童生徒の支援を行うため、教育委員会が設置・運営し、不登校児童生徒の指導・支援を行う**教育支援センター（適応指導教室）**を活用した取組みなどを支援している。さらに2017（平成29）年度からは「**不登校への対応におけるNPO等の活用に関する実践研究事業**」において、不登校児童生徒に多様な支援を行うため、NPO等の学校外の機関などに対して、不登校児童生徒の実態に応じた効果的な活動プログラムの開発などを委託している。

教育支援センター（適応指導教室）
不登校児童生徒の集団生活への適応、情緒の安定、基礎学力の補充、基本的生活習慣の改善等のための相談・適応指導（学習指導を含む。以下同じ）を行うことにより、その学校復帰を支援し、もって不登校児童生徒の社会的自立に資することを目的として教育委員会によって設置されている。

［2］不登校の現状と背景

不登校について文部科学省は「何らの心理的、情緒的、身体的、あるいは社会的な要因・背景により、児童生徒が登校しないあるいはしたくともできない状況にあるために年間30日以上欠席した者のうち、病気や経済的理由による者を省いたもの」と定義している。

不登校は、小・中学生において1997（平成9）年度に10万人を超え、それ以降増加の傾向をたどっている。少子化で小・中学生の数が減少しているにもかかわらず2020（令和2）年度は19万6,127人と過去最高となった（**図4-11-3**）。不登校児童生徒数は、8年連続で増加し、約55%の不登校児童生徒が90日以上欠席している。高校生においては4万3,051人で、前年度より減少した（**図4-11-4**）。不登校になったきっかけは学習の課題、対人関係、いじめ等だけでなく、なんとなく行かなくなったという場合もある。また、発達障害のある児童生徒が周囲との人間関係や学習におけるつまずき、学校環境への不適応等をきっかけに不登校に至ることも増えている。

図4-11-3　不登校児童生徒の推移

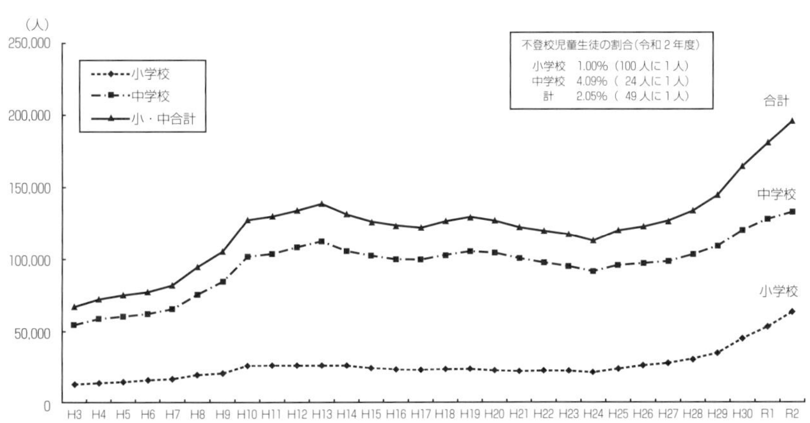

出典）文部科学省ウェブサイト「令和2年度児童生徒の問題行動・不登校等生徒指導上の諸課題に関する調査結果について」p.69.

図 4-11-4　高等学校における不登校生徒数の推移

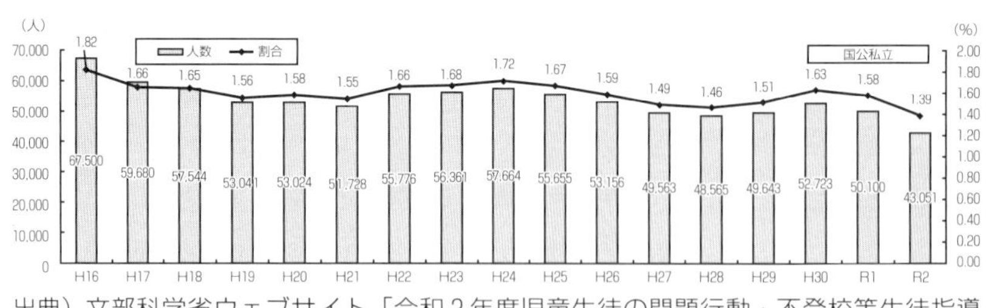

出典）文部科学省ウェブサイト「令和 2 年度児童生徒の問題行動・不登校等生徒指導上の諸課題に関する調査結果について」p.199.

［3］スクールソーシャルワーカーの役割

文部科学省は、2019（令和元）年 10 月**「不登校児童生徒への支援の在り方について」**において、支援の視点は児童生徒が自らの進路を主体的に捉えて、社会的に自立することを目指す必要があること、学校教育の意義・役割、不登校の理由に応じた働きかけやかかわりの重要性、家庭への支援について提言している。そして、学校の取組みとして、①「児童生徒理解・教育支援シート」を活用した組織的・計画的支援、②不登校が生じないような学校づくり、③不登校児童生徒に対する効果的な支援の充実、④不登校児童生徒に対する多様な教育機会の確保、⑤中学校等卒業後の支援が挙げられている。そして③の効果的な支援の充実として 1）不登校に対する学校の基本的姿勢、2）早期支援の重要性、3）効果的な支援に不可欠なアセスメント、4）スクールカウンセラーやスクールソーシャルワーカーとの連携協力、5）家庭訪問を通じた児童生徒への積極的支援や家庭への適切な働きかけ、6）不登校児童生徒の登校にあたっての受入体制、7）児童生徒の立場に立った柔軟な学級替えや転校等の対応について示している。これらは、学校が不登校児童生徒への支援として行わなければならないことである。スクールソーシャルワーカーは学校や児童生徒をサポートするために、学校現場でコーディネート的な立場で、問題を抱える児童生徒が置かれた環境への働き掛け、関係機関等とのネットワークの構築、連携・調整、学校内におけるチーム体制の構築、保護者、教職員等に対する支援・相談などにおいて、効果的なソーシャルワーク実践を行う必要がある。

C. いじめ・不登校におけるスクールソーシャルワークの課題

いじめが、完全になくなることは不可能かもしれない。しかし、いじめが起こりにくい環境にしていくことは可能である。いじめは、学校現場の課題だけでなく、子どもの最善の利益を目指して改善・解決を図るべき児童福祉領域の課題でもある。スクールソーシャルワーカーの強みを活かし、子どものいじめに影響を与えうる環境（学校・家庭・地域）に着目し、いじめが起きにくい環境づくりに向けたスクールソーシャルワーク実践を、学校現場のみならず、家庭や地域において展開していくことが今後の課題となる。

現在の不登校は、これが原因で不登校になったというよりも、子ども自身と環境の相互作用で起きていることが多く、不登校となった児童生徒の社会的自立に向けた支援だけでなく、不登校における予防、早期の気づきが大切である。言い換えれば、子どもと環境の状況から不登校になりうるかもしれないという予測である。さらに、欠席の兆候が見られたら、早期発見・早期対応に切り替えた支援を行うことが重要である。不登校については、子どもが学校不適応を起こしているという捉え方が強いが、学校が子どもに合わなくなってきているという側面もある。今後も不登校予防・早期発見・早期対応には、予防・発見・支援機能をもつスクールソーシャルワーク実践に期待されるところが大きい。不登校児童生徒への支援は、子どもの発達権や学習権、参加権などの実現を目指すスクールソーシャルワーカーの重要課題である。

現在は、学校教育現場や教育行政においてスクールソーシャルワーカーの要請、配置が進み、ソーシャルワークの知識、技術のある社会福祉士・精神保健福祉士が多く活躍している。一般社団法人日本ソーシャルワーク教育学校連盟は、「**スクール（学校）ソーシャルワーク教育課程認定事業**」を実施し、より専門性の高いスクールソーシャルワーカーを養成している。

注）

ネット検索によるデータ取得日は，2022年5月19日.

(1) 文部科学省ウェブサイト「参考　スクールソーシャルワーカー活用事業実施要領等」.
(2) 文部科学省ウェブサイト「令和2年度 児童生徒の問題行動・不登校等生活指導上の諸課題に関する調査結果について（令和3年10月13日）」.
(3) 文部科学省ウェブサイト「令和2年度 児童生徒の問題行動・不登校等生活指導上の諸課題に関する調査結果の概要（令和3年10月13日）」.
(4) 文部科学省ウェブサイト「いじめ―教室の病い』新訂版，金子書房，1994.

(5)　文部科学省ウェブサイト「別添１　義務教育の段階における普通教育に相当する教育の機会の確保等に関する法律（概要）」.

理解を深めるための参考文献

● **菅野純・桂川泰典編『いじめ―予防と対応Q&A73』明治図書，2012.**

支援者として、いじめの背景、要因をはじめ校種別のいじめの特徴などを理解できる。また、いじめの早期発見から初期対応、被害救済、加害指導、保護者対応、連携などについて質問に答える形で具体的な対応策を学べる文献である。

● **齊藤万比古『増補　不登校の児童・思春期精神医学』金剛出版，2016.**

精神医学の領域から、不登校の現状、不登校と心の発達、思春期の不登校心性のほか不登校に関連した課題について幅広く書かれた文献であり、不登校の児童生徒理解を深める１冊となる。

● **日本弁護士連合会『いじめ問題ハンドブック―発見・対応から予防まで』こうち書房，1995.**

弁護士の立場から、いじめについての理解、具体的な救済のあり方や留意点についてまとめられた実践的なハンドブックで社会福祉士のいじめ理解、支援の参考となる文献である。

● **森田洋司・清永賢二『いじめ―教室の病い（新訂版）』金子書房，1994.**

いじめ現象における人間関係について、代表的な学説の理解を深める文献である。

12. 女性福祉

A. 売春防止法

［1］売春防止法の概要

公娼制度があった戦前の日本では、婦人団体を中心とした廃娼運動が1880年代以降断続的に続けられていたが[1]、制度の廃止には至らなかった。戦後になり、GHQの動きを含めた社会情勢の変化や世論の高まりを背景に、1956（昭和31）年に売春防止法が制定され（1958〔昭和33〕年施行）、これによって売春が禁止され、公娼制度は解体されることになった。

売春防止法は、売春する主体を女性に限定したうえで、売春女性とあっせん業者を処罰する側面と、売春した女性および売春するおそれのある女性（**要保護女子**）を保護更生させる**婦人保護事業**という2つの側面をあわせもった法律であった。このうち後者の婦人保護事業については、2022（令和4）年成立の「困難女性支援法」（2024年4月施行）に再編され、売春防止法からは削除されることになった。詳しくは後述する。

売春防止法は、「売春」を「対償を受け、又は受ける約束で、不特定の相手方と性交すること」（2条）と定義し、「何人も、売春をし、又はその相手方となつてはならない」（3条）と定めるものの、売春そのものに対する罰則はなく、処罰されるのは売春を勧誘、斡旋、助長するような行為のみである。売春主体としての女性には5条（勧誘罪）が適用され、それ以外の罰則は斡旋業者などを対象としている。

［2］売春防止法の改正

売春防止法は、売春する女性への偏見が法律に内包されること、売春をする「おそれ」だけでも補導処分や保護更生の措置をとり得るものであることなど、多くの批判があった[3]。そのため、2022年に困難女性支援法の附則において売春防止法の一部改正が行われ、売春防止法の1条に定める「目的」から「性行又は環境に照して売春を行うおそれのある女子に対する補導処分及び保護更生の措置を講ずる」という部分が削られることになった。また、5条に違反した満20歳以上の女性が、懲役または禁錮刑の執行を猶予されたときにとられる補導処分と婦人補導院への収容などを定めた第3章、および「性行又は環境に照して売春を行うおそれのある女

公娼制度
公権力による売買春の統制制度。日本では16世紀に確立したが、明治初期に近代的公娼制度が導入された。形式上の芸娼妓解放令（1872〔明治5〕年）や娼妓取締規則（1900〔明治33〕年）などが出されたにもかかわらず、廃業は自由ではなく、実態としては前借金等で貧困女性を拘束する制度であった[1][2]。

廃娼運動
公娼制度の廃止を目指す運動。日本では明治初期から始まり、日本キリスト教婦人矯風会、廓清会、救世軍などが中心となった。

社会情勢の変化
敗戦後は米軍相手の慰安施設（RAA）も設立されたが、性病の蔓延で閉鎖。1946（昭和21）年にGHQによる廃娼令が出された後、街娼となる女性が増加し社会問題となった。この状況を背景に、戦後の婦人参政権付与とともに活発化した女性団体が主導し、戦後の売春禁止運動が展開された[2]。

売春防止法5条（勧誘罪）
「売春をする目的で、次の各号の一に該当する行為をした者は、六月以下の懲役又は一万円以下の罰金に処する。
一　公衆の目にふれるような方法で、人を売春の相手方となるように勧誘すること。
二　売春の相手方となるように勧誘するため、道路その他公共の場所で、人の身辺に立ちふさがり、又はつきまとうこと。
三　公衆の目にふれるような方法で客待ちをし、又は広告その他これに類似する方法により人を売春の相手方となるように誘引すること。」

子」を「要保護女子」として、婦人相談所が、相談、調査、医学的・心理学的・職能的判定、指導、一時保護を行うことなどを定めていた第4章も削られ、それに関連して婦人補導院法も廃止されることになった。第4章に規定されていた「婦人保護事業」は、次項に述べる「困難女性支援法」に抜本的改正のうえ引き継がれる。

[3] 売春防止法の問題点

法改正により、売春防止法のいくつかの問題点は改善されたが、売春防止法が売春を禁止する一方で、「**風営法**」における「性風俗関連特殊営業」という形態が売春の温床となっているという点(4)、女性や業者への罰則が維持される一方で売春の相手方の処罰規定が設けられていない点など、矛盾が残るものとなっている。こうした法の抜け穴を整備して、売春防止法を実効性のあるものにすべきといった主張がある一方で、性的サービスを「セックスワーク」として正当な労働に位置づけ、非犯罪化することで従事する女性の権利擁護につなげようとする立場もある(5)。

なお、2022（令和4）年6月には「**AV出演被害防止・救済法**」が成立した。これは2022年4月からの民法の成人年齢引き下げにより、それまで未成年者取消権を行使することで親の同意がない契約を解除することができた18、19歳の被害増加が懸念されたことから、急遽成立に至ったものである。AV（アダルトビデオ）出演により出演者の心身や私生活に重大な被害が生じているという認識のもと、性をめぐる個人の尊厳が重んじられること等を原則とし、契約書等の書面での交付や説明義務、契約してから1ヵ月の撮影禁止、撮影終了後4ヵ月間の公表禁止、撮影時に同意しても公表から1年間（法施行後2年間は「2年間」）は性別・年齢を問わず無条件に契約解除ができることなどを定めている。一方で、法律が金銭授受を伴う性行為を認めるような内容となっている点が、売春防止法と矛盾するとも指摘されている。

風営法
正式名称は「風俗営業等の規制及び業務の適正化等に関する法律」。1948（昭和23）年制定、1984（昭和59）年改称。風俗営業および性風俗関連特殊営業等について、営業時間、営業区域等の制限などを規定する。性風俗関連特殊営業は、都道府県公安委員会に届け出て、必要要件を満たしていれば合法的営業となる。

AV出演被害防止・救済法
正式名称は「性をめぐる個人の尊厳が重んぜられる社会の形成に資するために性行為映像制作物への出演に係る被害の防止を図り及び出演者の救済に資するための出演契約等に関する特則等に関する法律」。2022（令和4）年6月22日公布、翌日施行。

B. 困難女性支援法

[1] 婦人保護事業から困難女性支援法へ

婦人保護事業は、もともと売春防止法施行に伴う業者の廃業で生活困窮に陥る女性の生活再建を図ることを目的としたものだったが、時代の変容と相談ニーズの多様化に伴い、「要保護女子」の規定を拡大解釈することによって、女性全般の相談支援を担う事業に変遷してきた。婦人保護事業を構成するのは、**婦人相談所・婦人相談員・婦人保護施設**である。

困難女性支援法
正式名称は「困難な問題を抱える女性への支援に関する法律」。2022（令和4）年5月25日公布、2024年4月1日施行。

婦人相談所／婦人相談員／婦人保護施設
困難女性支援法においてはその業務内容が見直されるとともに、それぞれ女性相談支援センター、女性相談支援員、女性自立支援施設に変更される（2024年4月より）。

2001（平成13）年にDV防止法が成立すると、配偶者暴力相談支援センターとしての役割を婦人相談所等が果たすこととなった。また、2004（平成16）年からは「**人身取引対策行動計画**」（2004年12月）に基づき、婦人保護事業が人身取引被害者への支援を担うことになり、2013（平成25）年からは「DV防止法」および「**ストーカー規制法**」の改正によって、ストーカー被害者の支援を婦人相談所が行うことになった[7]。支援対象の拡大に従って、「更生」「指導」の場としての婦人保護事業の位置づけと「支援」ニーズとのずれが大きくなり、またそれに対応する体制も不十分であると指摘されてきた[8]。こうした婦人保護事業の問題については1980年代末頃から断続的に検討の場が設けられてきたが、直接的には2016（平成28）年に設置された厚生労働省子ども家庭局長主宰「困難な問題を抱える女性への支援のあり方に関する検討会」での議論が、新しい制度の枠組みにつながった。

［2］困難女性支援法の概要

(1) 目的と定義

新しく成立した困難女性支援法（2024年4月施行）の特徴の1つは、広く「**困難な問題を抱える女性**」を対象に、これまで売春防止法に規定されていた婦人保護事業を同法から切り離し、従来の「更生」「指導」という制度の性格を「支援」に転換したところにある。「困難な問題を抱える女性への支援」が目指す方向性のイメージは**図4-12-1**に示した通りである。法の目的は、「女性が日常生活又は社会生活を営むに当たり女性であることにより様々な困難な問題に直面することが多いことに鑑み、困難な問題を抱える女性の福祉の増進を図るため、困難な問題を抱える女性への支援に関する必要な事項を定めることにより、困難な問題を抱える女性への支援のための施策を推進し、もって人権が尊重され、及び女性が安心して、かつ、自立して暮らせる社会の実現に寄与すること」（1条）とされ、また「困難な問題を抱える女性」とは、「性的な被害、家庭の状況、地域社会との関係性その他の様々な事情により日常生活又は社会生活を円滑に営む上で困難な問題を抱える女性（そのおそれのある女性を含む。）」（2条）とされた。基本理念としては、女性の福祉の増進に向けた多様な支援を包括的に提供する体制を整備すること、関係機関および民間団体との協働、人権の擁護と男女平等の実現が掲げられた（3条）。

(2) 計画

厚生労働大臣は、困難な問題を抱える女性への支援のための施策に関する基本的な方針（以下、基本方針）を定めなければならない（7条）。都

人身取引対策行動計画
2000年11月に国連で人身取引議定書が採択されたことをきっかけに、人身取引に対する総合的・包括的な対策を推進するために策定された計画。その後「人身取引対策行動計画2009」「人身取引対策行動計画2014」が策定されている。なお「人身取引」とは、「搾取」を目的とし、暴力等の「手段」を用いて、対象者を獲得するなどの「行為」をすることをいう。売春や性的サービス、労働の強要などはこれにあたる[6]。

ストーカー規制法
正式名称は「ストーカー行為等の規制等に関する法律」。特定の者やその関係者に対する「つきまとい等」を規制し、被害者への援助措置を定めた法律。2000（平成12）年施行、2013年、2016年改正。

困難な問題を抱える女性への支援のあり方に関する検討会
第5回検討会で行った中間的な論点整理を踏まえ、厚生労働省は、2019年6月21日に「婦人保護事業の運用面における見直し方針について」を公表した。①他法他施策優先の取扱いの見直し、②一時保護委託の対象拡大と積極的活用、③婦人保護施設の周知・理解、利用促進、④携帯電話等の通信機器の使用制限等の見直し、⑤広域的な連携・民間支援団体との連携強化、⑥SNSを活用した相談体制の充実、⑦一時保護解除後のフォローアップ体制等の拡充、⑧児童相談所との連携強化等、⑨婦人保護事業実施要領の見直し、⑩母子生活支援施設の活用促進、が挙げられている[9]。

図 4-12-1　困難な問題を抱える女性への支援の将来イメージ

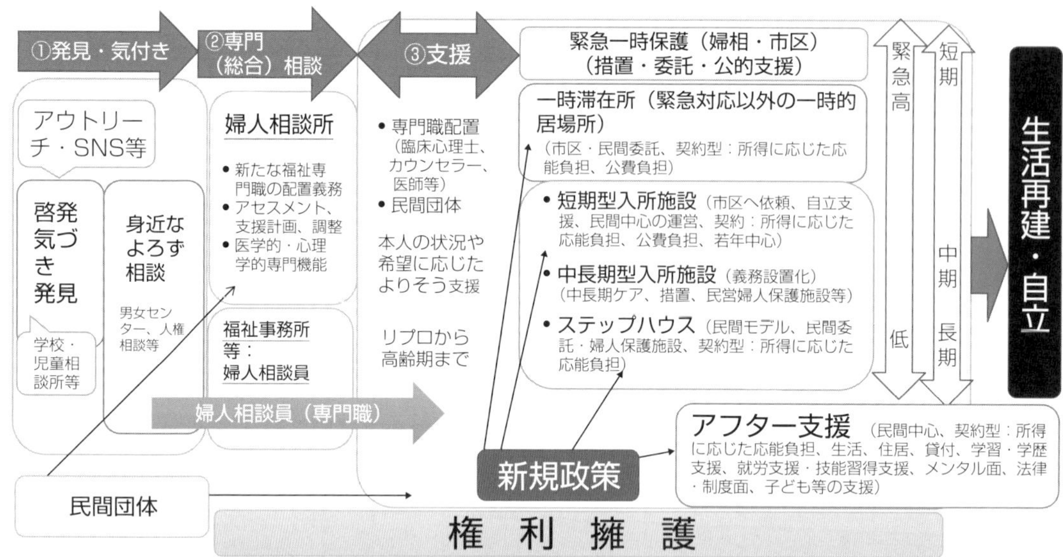

出典）困難な問題を抱える女性への支援のあり方に関する検討会「困難な問題を抱える女性への支援のあり方に関する検討会　中間まとめ（令和元年 10 月 11 日）」p.14.

基本方針
基本方針においては、困難な問題を抱える女性への支援に関する基本的な事項、支援のための施策の内容に関する事項、施策の実施に関する重要事項を定める。

女性相談支援員
売春防止法等においては「婦人相談員」設置主体は都道府県（義務）と市のみであったが、新たに町村にも広げられた。また、婦人相談員の要件は、「社会的信望」「職務を行うに必要な熱意と識見」であったのに対し、女性相談支援員では「専門的な知識経験」に配慮することが定められた。なお、婦人相談員は当初「非常勤」という規定があり（2016 年削除）、2020 年現在でも都道府県・市ともに設置している相談員の約 85％が非常勤であることから(10)、相談員の安定的雇用や専門性の確保が引き続き課題となる。

道府県は、基本方針に即して、当該都道府県における困難な問題を抱える女性への支援のための施策の実施に関する基本的な計画（「都道府県基本計画」）を定めなければならない。また、市町村（特別区を含む）は、基本方針に即し、かつ、都道府県基本計画を勘案して、当該市町村における困難な問題を抱える女性への支援のための施策の実施に関する基本的な計画（「市町村基本計画」）を定めるよう努めなければならない（8 条）。

(3) 女性相談支援センター（9 条）

都道府県は、女性相談支援センターを設置しなければならない。また、指定都市は、女性相談支援センターを設置することができる。女性相談支援センターの主な業務は、以下の通りである。①困難な問題を抱える女性の相談に応じること、女性相談支援員または相談を行う機関を紹介すること、②女性および女性が同伴する家族の緊急時の安全の確保および**一時保護**、③女性の心身の健康の回復を図るため、医学的または心理学的な援助その他の必要な援助、④自立生活促進のための就労支援、住宅確保、援護、保育制度利用などの情報提供、助言、連絡調整、⑤居住して保護を受けられる施設利用についての情報提供、助言、連絡調整その他。

また、女性相談支援センターには、一時保護を行う施設を設けなければならない。一時保護は、女性相談支援センターが自ら行うか、厚生労働大臣が定める基準を満たす者に委託して行う。さらに、女性相談支援センターは、その業務を行うに当たっては、必要に応じ、困難な問題を抱える女性への支援に関する活動を行う民間の団体との連携に努めるものとされている。

(4) 女性相談支援員（11条）

都道府県（女性相談支援センターを設置する指定都市を含む）は、困難な問題を抱える女性について、その発見に努め、その立場に立って相談に応じ、専門的技術に基づいて必要な援助を行う職務に従事する職員（「女性相談支援員」）を置くものとされている。市町村での設置は努力義務である。女性相談支援員の任用に当たっては、その職務を行うのに必要な能力および専門的な知識経験を有する人材の登用に特に配慮しなければならない。

(5) 女性自立支援施設（12条）

都道府県は、困難な問題を抱える女性を入所させて、その保護を行うとともに、その心身の健康の回復を図るための医学的または心理学的な援助を行い、およびその自立の促進のためにその生活を支援し、あわせて退所した者について相談その他の援助を行うこと（「自立支援」）を目的とする施設（「女性自立支援施設」）を設置することができる。自立支援は、都道府県が自ら行うほか、市町村や社会福祉法人等に委託することも可能である。同伴児童に対する学習・生活支援も行う。

(6) その他

上記のほか、民間の団体との協働による支援（13条）、民生委員等の協力（14条）、支援調整会議（15条）、教育及び啓発（16条）、調査研究の推進（17条）、人材の確保等（18条）、民間の団体に対する援助（19条）、都道府県・市町村の支弁（20条）、都道府県等の補助（21条）、国の負担・補助（22条）などが定められている。一部を除き、2024年4月1日から施行される。また、政府は、公布後3年を目途として、この法律に基づく支援を受ける者の権利擁護、支援の質を評価する仕組みについて検討を加え、施行後3年を目途として、この法律の施行の状況について検討を加え、その結果に基づいて所要の措置を講ずるものとされている。

C. DV防止法

[1] DV防止法成立の経緯

ドメスティック・バイオレンス（以下、DV）が日本国内の政策課題として本格的に取り上げられるようになった契機は、1995年の第4回世界女性会議で採択された「北京宣言および行動綱領」で、重要分野の1つに「女性に対する暴力」が位置づけられ、国内行動計画に盛り込む必要性が

同伴児童に対する学習・生活支援
現行の婦人相談所一時保護施設・婦人保護施設においては、都道府県等により以下のような保護・自立支援が行われている。
①同伴児童が適切な教育を受けられるよう、学習指導員を配置するとともに、教材等の整備に必要な経費を補助する。
②同伴児童が小・中学校等に安全・安心に通学できるよう、生活支援員による通学への同行に必要な旅費等を補助する。
③同伴児童のケアを行う指導員を配置し、虐待を受けた児童へのケアの充実強化を図る。

民間の団体との協働
地方公共団体は民間の団体と協働して、その自主性を尊重しつつ、困難な問題を抱える女性の発見、相談その他の支援に関する業務を行うこととされている。都道府県は義務（「行うものとする」）、市町村は任意である。これは特に「若年被害女性等支援事業」との協働が念頭におかれている[(11)]。

支援調整会議
地方公共団体は、単独でまたは共同して、関係機関等（民間の団体、支援に従事する者等を含む）により構成される「支援調整会議」を組織するよう努めるものとされている。

教育及び啓発
国および地方公共団体は、困難な問題を抱える女性への支援に関し国民の関心と理解を深めるとともに、女性が困難な問題を抱えた場合に支援を適切に受けられるよう、教育および啓発に努めるものとされている。

生じたことであった[12]。その後、政府の国内行動計画として初めて「女性に対する暴力の根絶」を女性の人権課題に掲げた「男女共同参画2000年プラン」（1996〔平成8〕年）などを経て、2001（平成13）年に「配偶者からの暴力の防止及び被害者の保護に関する法律」（現：「配偶者からの暴力の防止及び被害者の保護等に関する法律」）が制定された。その後改正が行われ、暴力の範囲や保護命令の対象が徐々に広げられてきた。

DV防止法
正式名称は「配偶者からの暴力の防止及び被害者の保護等に関する法律」。2001（平成13）年4月13日公布、一部を除き同年10月13日施行。

DV防止法改正の主な内容
2004年改正：①暴力の定義を拡大（身体的暴力に加え、言葉や態度などによる精神的暴力も含む）、②保護命令の対象を元配偶者にも拡大、退去命令の期間を2週間から2ヵ月へ拡大。
2007年改正：保護命令制度の拡充（「脅迫を理由とする保護命令」「電話等禁止命令」「親族への接近禁止」の導入）、市町村基本計画策定の努力義務化など。
2013年改正：同居する交際相手からの暴力が適用対象になり、法律名を「配偶者からの暴力の防止及び被害者の保護等に関する法律」に改称。
2019年改正：児童相談所との連携、同伴家族を保護の適用対象とすることを明確化。
2022年改正：「婦人相談所」「婦人相談員」「婦人保護施設」を「女性相談支援センター」「女性相談支援員」「女性自立支援施設」に改める（2024年4月1日施行）。

［2］DV防止法の概要

(1)「配偶者からの暴力」の定義

対象となるのは「配偶者からの暴力」だが、離婚した後に引き続き受ける暴力も対象となる。「配偶者」には、事実婚の状態にある者を含み、「離婚」には、事実婚の状態を解消した場合も含まれる（1条3項）。さらに、生活の本拠を共にする交際相手からの暴力（関係解消後に続く場合も含む）にも準用される（28条の2）。また「身体に対する暴力（身体に対する不法な攻撃であって生命又は身体に危害を及ぼすものをいう）」だけでなく、「これに準ずる心身に有害な影響を及ぼす言動」も暴力に含まれる（1条1項）。

なお、法律ではDVの加害者および被害者として男女両性を想定しているが、法律の前文においては、「配偶者からの暴力の被害者は、多くの場合女性であり、経済的自立が困難である女性に対して配偶者が暴力を加えることは、個人の尊厳を害し、男女平等の実現の妨げとなっている」として、法の主目的が女性の被害者の救済にあることが示唆されている。実態としても、警察によって検挙された配偶者間における傷害や暴行の被害者は女性が圧倒的に多く、2020（令和2）年の警察庁のデータにおいて女性が被害者となった割合は、殺人で144件中86件（59.7%）、傷害で2,253件中2,027件（90.0%）、暴行で4,362件中3,893件（89.2%）となっている[13]。一方で、同年の内閣府の調査では、男性の18.4%が「身体的暴力」「精神的暴力」「経済的圧迫」「性的強要」のいずれかの被害を経験したと回答しており（女性は25.9%）[13]、女性より少なくはあるが、男性の被害についても解明が望まれる。

(2) 計画

DV防止法では、国（内閣総理大臣、国家公安委員会、法務大臣、厚生労働大臣）による「基本方針」（「配偶者からの暴力の防止及び被害者の保護のための施策に関する基本的な方針」）の策定、都道府県による「都道府県基本計画」（「配偶者からの暴力の防止及び被害者の保護のための施策の実施に関する基本的な計画」）の策定が義務とされている（2条の2、2

条の3)。さらに、市町村(特別区を含む)は「市町村基本計画」を定めるよう努めなければならない(2条の3第3項)。

(3) 通報

配偶者からの暴力(身体に対する暴力に限る)を受けている者を発見した者には、配偶者暴力相談支援センターまたは警察官に通報する努力義務がある(6条1項)。医師その他の医療関係者は、配偶者からの暴力によって負傷し、または疾病にかかったと認められる者を発見したときは、配偶者暴力相談支援センターまたは警察官に通報することができるとされているが(2項)、「その者の意思を尊重するよう努める」ともされている(4)。

(4) 配偶者暴力相談支援センター

配偶者暴力相談支援センターは、DV被害者を支援する専門相談機関である。都道府県は、当該都道府県が設置する婦人相談所(2024年4月より女性相談支援センター。以下同じ)やその他の適切な施設において、配偶者暴力相談支援センターとしての機能を果たすようにするものとされている(3条)。女性センターや福祉事務所に機能をもたせている都道府県もある。市町村での設置は努力義務である。

配偶者暴力相談支援センターの業務は、以下の通りである(14)。

相談や相談機関の紹介/カウンセリング/被害者および同伴者の緊急時における安全の確保および一時保護/自立して生活することを促進するための情報提供その他の援助/被害者を居住させ保護する施設の利用についての情報提供その他の援助/保護命令制度の利用についての情報提供その他の援助。

一時保護については、婦人相談所が自ら行うか、一定の基準を満たす者に委託して行う。母子生活支援施設や、**民間シェルター**も、基準を満たせば委託対象となる。なお、子どもがいる家庭において配偶者等からの暴力が行われている場合は、配偶者暴力相談支援センターの機能を有する婦人相談所が一時保護を勧奨し、被害者と子どもを同時に保護することが望ましいとされている(15)。

配偶者暴力相談支援センターへの相談件数は、2020(令和2)年度の1年間で、来所・電話相談等あわせて12万9,491件(うち、女性12万5,916件、男性3,575件)であり、相談体制の拡充のため新設された「DV相談プラス」における相談件数も含めると18万2,188件と、2019年度の約1.5倍となった。また、相談件数のうち1,680件は日本語が十分に話せない被害者から、1万2,452件は障害をもつ被害者から寄せられている(16)。

(5) 被害者の保護

被害者保護の体制としては、配偶者暴力相談支援センターの設置のほか、

心身に有害な影響を及ぼす言動
「精神的な暴力」(心無い言動等により、相手の心を傷つけるもの)、「性的暴力」(性行為や中絶の強要、避妊の拒否など)等があたる。ただし、保護命令制度については、「身体に対する暴力」と「生命等に対する脅迫」だけが対象となり、また、配偶者からの暴力の発見者による通報や警察官による被害の防止および警察本部長等の援助に関する規定についても、「身体に対する暴力」だけが対象となる。

女性センター
都道府県、市町村等が自主的に設置している女性のための総合施設。

一時保護
第二次男女共同参画基本計画を踏まえ、2011年3月より、恋人からの暴力を受けている者も一時保護の委託対象に加わった。

民間シェルター
民間団体によって運営されている、暴力を受けた被害者が緊急一時的に避難できる施設。

被害者と子どもを同時に保護
野田市の児童虐待事案を受け、児童虐待とDVが相互に重複して発生しているという認識から、2019年に配偶者暴力相談支援センターと児童相談所等の連携協力が強化されたもの。

DV相談プラス
新型コロナウイルスの感染拡大に伴う外出自粛、休業等の影響によるDVの増加・深刻化の懸念を踏まえ、2020年4月20日に開設された。24時間の電話相談対応、WEB面談対応のほか、SNS・メール相談、外国語相談にも対応している。

警察官による被害の防止（8条）、警察本部長等の援助（8条の2）、福祉事務所による自立支援（8条の3）、その他、関係機関の連携（9条）が定められている。

さらに、配偶者からの「身体に対する暴力又は生命等に対する脅迫」により、生命または身体に重大な危害を受けるおそれが大きいとき、裁判所は、被害者の申立てにより、配偶者に対して**保護命令**を出すことができる。保護命令はDV防止法の中核である。保護命令には、**接近禁止命令**と、**退去命令**がある（10条）。

①申立人への接近禁止命令（6ヵ月間、申立人の身辺につきまとい、またはその通常所在する場所の付近を徘徊してはならないことを命ずる保護命令）

②申立人への電話等禁止命令

③申立人の子への接近禁止命令

④申立人の親族等への接近禁止命令

⑤退去命令（2ヵ月間、申立人と共に生活の本拠としている住居から退去すること、およびその住居の付近を徘徊してはならないことを命ずる保護命令）

なお、②〜④は①の命令の実効性を確保する付随的な制度であり、①と同時か、①がすでに出ている場合にのみ発令される[17]。保護命令に違反した者には、1年以下の懲役または100万円以下の罰金が科せられる（29条）。

[3] 今後の課題

2013（平成25）年の改正で法の適用対象範囲が「生活の本拠を共にする交際相手」まで拡大されたが、法の本来の対象が異性愛の「配偶関係」であることから、生活の本拠を共にしない親密な関係性や、同性同士の関係性が含まれないという問題がある。また、保護命令違反罪以外、加害者の法的責任が問われず、被害者がこれまでの生活や人間関係を捨てて逃げる選択肢しかないという点も問題視されている[18]。加害者の更生については、「加害者の更生のための指導の方法」に関する「調査研究の推進」への努力が25条で指摘されるにとどまり[19]、継続した課題となっている。

退去命令
退去命令の期間は、「被害者が逃げて、荷物を運び出すのに十分な時間」とされる[12]。法制定時は2週間であったが、2004年の改正により2ヵ月に拡大された。

申立人への電話等禁止命令
申立人への接近禁止命令の期間中、次に掲げるいずれの行為も禁止する保護命令。①面会の要求。②行動を監視していると思わせるような事項を告げ、または知り得る状態に置くこと。③著しく粗野または乱暴な言動。④無言電話、または緊急やむを得ない場合を除き、連続して、電話をかけ、ファクシミリ装置を用いて送信し、もしくは電子メールを送信すること。⑤緊急やむを得ない場合を除き、午後10時から午前6時までの間に、電話をかけ、ファクシミリ装置を用いて送信し、または電子メールを送信すること。⑥汚物、動物の死体その他の著しく不快または嫌悪の情を催させるような物を送付し、または知り得る状態に置くこと。⑦名誉を害する事項を告げ、または知り得る状態に置くこと。⑧性的羞恥心を害する事項を告げ、もしくは知り得る状態に置き、または性的羞恥心を害する文書、図画その他の物を送付し、もしくは知り得る状態に置くこと。

注）

ネット検索によるデータの取得日は，いずれも2022年6月30日.

(1) 藤目ゆき『性の歴史学―公娼制度・堕胎罪体制から売春防止法・優生保護法体制へ』不二出版，1997，pp.89–111，pp.326–331.

(2) 藤目ゆき「公娼制度」井上輝子ほか編『岩波女性学事典』岩波書店，2002，pp.120–122.

(3) 角田由紀子『性と法律—変わったこと、変えたいこと』岩波新書, 2013, pp.215–225.
(4) 堀千鶴子「現代の買売春と婦人保護事業」林千代編『「婦人保護事業」五〇年』ドメス出版, 2008, pp.83–86.
(5) 青山薫「セックスワーカーへの暴力をどう防ぐか—各国の法体系と当事者中心のアプローチ」SWASH編『セックスワーク・スタディーズ—当事者視点で考える性と労働』日本評論社, 2018, pp.138–145.
(6) 警察庁ウェブサイト「人身取引（性的サービスや労働の強要等）対策」.
(7) 厚生労働省婦人相談員相談・支援指針策定ワーキングチーム「婦人相談員相談・支援指針—厚生労働省平成26年度先駆的ケア策定・検証調査事業（平成27年3月）」」厚生労働省ウェブサイト, 第4回　困難な問題を抱える女性への支援のあり方に関する検討会（平成30年10月24日）参考資料, pp.1–2.
(8) 戒能民江・堀千鶴子『婦人保護事業から女性支援法へ—困難に直面する女性を支える』信山社, 2020, pp.70–71.
(9) 困難な問題を抱える女性への支援のあり方に関する検討会「困難な問題を抱える女性への支援のあり方に関する検討会中間まとめ（令和元年10月11日）」厚生労働省ウェブサイト.
(10)「婦人相談員の配置状況」厚生労働省ウェブサイト, 困難な問題を抱える女性への支援.
(11) 国会会議録検索システムウェブサイト「第208回国会　参議院　厚生労働委員会　第8号　令和4年4月12日」.
(12) 戒能民江「DV防止法の成立」戒能民江編『ドメスティック・バイオレンス防止法』尚学社, 2001, pp.3–4, p.42.
(13) 内閣府男女共同参画局ウェブサイト「男女共同参画白書　令和3年版」I–7–1図およびI–7–2図.
(14) 内閣府男女共同参画局ウェブサイト「配偶者暴力相談支援センター」.
(15) 内閣府男女共同参画局長・厚生労働省子ども家庭局長通知「配偶者暴力相談支援センターと児童相談所等との連携強化等について（府共第154号子発0228第5号平成31年2月28日）」.
(16) 内閣府男女共同参画局ウェブサイト「配偶者暴力相談支援センターにおける相談件数等（令和2年度分）（令和4年3月31日）」.
(17) 裁判所ウェブサイト「保護命令の種類」.
(18) 戒能民江「DV被害者支援から見えてきたもの—支援の現状と課題」国際ジェンダー学会『国際ジェンダー学会誌』編集委員会編『国際ジェンダー学会誌』第15号, 2017, pp.14–15, p.21. 山口佐和子によれば、処罰についての賛否は分かれる。
(19) 山口佐和子「ドメスティック・バイオレンス」杉本貴代栄編『フェミニズムと社会福祉政策』ミネルヴァ書房, 2012, pp.151–152.

理解を深めるための参考文献

- **角田由紀子『性と法律—変わったこと、変えたいこと』岩波新書, 2013.**
  結婚と離婚、DV、性暴力、売買春など、ジェンダーに関する問題に実際に弁護士として関わってきた著者が、法律家の立場から解説、問題提起している。
- **戒能民江・堀千鶴子『婦人保護事業から女性支援法へ—困難に直面する女性を支える』信山社, 2020.**
  困難女性支援法成立に尽力してきた著者らが、売春防止法および婦人保護事業のこれまでの経緯や問題点を明らかにするとともに、困難女性支援法の成立に向けた動きを解説している。

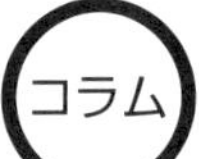

女性の一時保護の現場から—「暴力被害」と「生活困窮」

婦人相談所においてソーシャルワーカーとして長年仕事をしてきた。婦人相談所には、さまざまな理由により困難を抱えた女性たちが一時保護につながってくる。

最も多いのはDV被害者であり、夫婦間でみられるDVだけでなく、交際相手からのデートDVの被害者を担当することもあった。その他、暴力被害ケースでは、知人から暴行を受け金銭搾取されていた女性、売春を強要され売り上げを搾取されている女性もいた。また、結婚斡旋業者の仲介で日本人男性と結婚し来日する中でDV被害を受けたり、人身売買が疑われる被害を受けた発展途上国出身の外国人女性にも出会った。さらに、親から長年暴力を受けてきたが支援につながったことがない20代女性、児童養護施設退所後就職するも失業し生活ができなくなった18歳の女性、出会い系サイトで知り合った男性の子どもを妊娠しネットカフェで生活していた19歳の女性など、支援が必要な若年女性にも多く出会い担当した。また、非正規雇用で働いていたが病気により失業しホームレス状態になった単身女性、収入が減り家賃を滞納し自宅に住めなくなった母子など、生活困窮も身近な問題であった。

このように一時保護の理由は、大きく分けると「暴力被害」と「生活困窮」に大別される。それぞれの背景を見ていくと、社会の支援システムの不備と、ジェンダー課題、女性や母子の貧困などの社会問題につながってくる。たとえば、被虐待経験や社会的養護で育った経験をもつ女性のケースからは、児童期の十分な支援やケアが足りていないことを感じてきた。知的障害や発達障害、その疑いがある相談者も多く、これまで適切な支援につながっていたならばこのような被害にあわないですんだのではないか、もっと早く問題に対応できていたのではないかと思うことも多くあった。そして何より親密な関係において暴力が存在すること、また弱者を利用しようとする人びとが少なからず存在し、そのターゲットは女性に向けられることが多く、そこには性暴力や性の搾取もみられ、それらを容認する社会があることを感じてきた。

「困難女性支援法」が2024年4月から施行され、女性福祉は1956（昭和31）年制定の売春防止法を基礎とする対応からの転換点を迎えようとしている。困難な問題を抱える女性への支援のための施策が推進され、人権が尊重され、女性が安心して暮らせる社会の実現が強く期待される。

（増井香名子）

キーワード集

アスペルガー症候群

〔Asperger syndrome〕
知的発達の遅れを伴わず、かつ、自閉症の特徴のうち言葉の発達の遅れを伴わないもの。発達障害者支援法（2条1項）で発達障害の1つとされている。アメリカ精神医学会の最新の診断基準（DSM-5）では自閉症スペクトラム障害に含むとされた。

新しい社会的養育ビジョン

2016（平成28）年、児童福祉法が改正され、子どもが権利の主体であり、子どもの最善の利益を優先して発達環境を整えるべき指針が明示された。この実現のために2017（平成29）年8月に策定されたのが「新しい社会的養育ビジョン」である。「子どもの権利、ニーズを優先し、家庭のニーズも考慮してすべての子ども家庭を支援するために、身近な市区町村におけるソーシャルワーク体制の構築と支援メニューの充実を図る」ため、①市区町村を中心とした支援体制の構築、②児童相談所の機能強化と一時保護改革、③代替養育における「家庭と同様の養育環境」原則の段階を追っての徹底、④永続的解決（パーマネンシー保障）の徹底、⑤代替養育や集中的在宅ケアを受けた子どもの自立支援の徹底、等が具体的な改革目標として定められた。

新しい少子化対策について

2005（平成17）年、日本が1899（明治32）年に人口動態の統計をとり始めて以来、初めて出生数が死亡数を下回り、出生数は106万人、合計特殊出生率は1.26と、いずれも過去最低を記録した。こうした予想以上の少子化の進行に対処するために、2006（平成18）年6月に少子化社会対策会議において本対策が決定された。「子ども・子育て応援プラン」の着実な推進にあわせ、すべての子育て家庭を支援するという視点のもとに、妊娠・出産から高校・大学生期に至るまでの年齢進行ごとの新しい子育て支援策や、働き方の改革に関する施策が推進されることになった。

育児休業

育児・介護休業法によって規定された、雇用労働者が育児のために休業することができる制度。労働者が申し出ることにより子が1歳（保育所に入所できない等の場合最長2歳）になるまで取得できる。父母ともに取得した場合には1歳2ヵ月まで延長可能。

意見表明権

児童の権利に関する条約には、12条で意見表明権が規定されている。締約国は、自己の意見を形成する能力のある児童がその児童に影響を及ぼすすべての事項について自由に自己の意見を表明する権利を確保する。

石井十次

〔1865-1914〕
宮崎県に生まれる。19歳のときに洗礼を受ける。熱心なキリスト教信者。22歳のときに岡山孤児院を設立。ピーク時には1,200名の孤児を救済し、生涯を通して孤児救済に尽力した。また1909（明治42）年、当時のスラム街である大阪名護町に愛染橋保育所を開設した。

石井亮一

〔1867-1937〕
佐賀県に生まれる。1891（明治24）年の濃尾大地震の際に孤児を引き取り、それが契機となって東京に孤女学院を設立し、知的に遅れのある児童の教育

を行った。これは、のちに滝乃川学園となる。日本で最初の知的障害児施設、日本精神薄弱児愛護協会（現、日本知的障害者福祉協会）を結成するなど、知的障害児問題に一生を捧げた。

一時保護（いちじほご）

児童福祉法33条には、児童相談所長は、必要があると認めるときは、措置をとるに至るまで、児童に一時保護を加えることができるとされている。一時保護は、緊急保護、行動観察、短期入所指導の目的で実施される。2022（令和4）年の児童福祉法の改正により、児童相談所が一時保護を開始する際には、親権者等が同意している場合を除き司法審査が導入されることとなった（2024年より実施）。また、困難女性支援法に基づく女性相談支援センターでは、困難な問題を抱える女性とその同伴家族の一時保護が実施される。

1.57ショック（いちてんごなな）

1989（平成元）年の合計特殊出生率が、それまで最低であった1966（昭和41）年の1.58を下回ったことを指す言葉。1966年は「ひのえうま（丙午）」の年にあたり、迷信により人びとが出産を控えたという特殊事情があった。この年よりも合計特殊出生率の低下が判明したことを「ショック」と表し、翌1990年は少子化が「問題」として認識される初年となった。

糸賀一雄（いとがかずお）

〔1914–1968〕

鳥取県に生まれる。1946（昭和21）年、戦災孤児と知的障害児を収容する施設「近江学園」を設立し、園長となる。1963（昭和38）年には重症心身障害児のための施設「びわこ学園」を設立した。重度の障害をもつ子どもたちに恩恵を施すのではなく、障害をもつ子どもたちが主体的に生きていける社会の形成を志向した「この子らを世の光に」という言葉で知られる。

医療的ケア児（いりょうてきケアじ）

人工呼吸器の使用、たんの吸引や経管栄養などの医療的ケアが、日常的に必要な児童のこと。医学の進歩よりNICU等で長期に入院した後、在宅で生活する医療的ケア児の増加を受け、2016（平成28）年の児童福祉法の改正により「その心身の状況に応じた適切な保健、医療、福祉その他の各関連分野の支援を受けられるよう」連絡調整が可能な体制整備を行うことが、地方公共団体努力義務として規定された（56条の6第2項）。

ウィニコット

〔Winnicott, Donald Woods 1896–1971〕

絶対的依存状態にある乳児が、母親との依存関係を通して、相対的依存へと移行し、母親から分離していくとした。また、絶対的依存状態にある乳児が受ける「抱っこ」という概念が、乳児の基本的経験として必要であるとした。

エリクソン，E. H.

〔Erikson, Erik Homburger 1902–1994〕

生涯発達の視点から人生を8つの時期に分け、各発達段階にはその時期に中心的な発達課題があると論じた。青年期の課題としてアイデンティティの確立、その準備段階としてのモラトリアムの概念で知られている。

エンゼルプラン

正式名称「今後の子育て支援のための施策の基本的方向について」の通称である。1994（平成6）年、文部、厚生、労働、建設（旧省庁名）の4大臣合意により策定された少子化対策の最初の計画で、後の10年間に取り組むべき基本的方向と重点施策が定められた。仕事と子育ての両立支援など子どもを生み育てやすい環境づくりに向けての対策として、保育所の量的拡大や低年齢児（0～2歳児）保育、延長保育等の多様な保育サービスの充実が目指された。

オーウェン

〔Owen, Robert 1771–1858〕

産業革命期の19世紀イギリスにおいて、児童労働禁止の立場から、1816年に「性格形成学院」を設立し、幼児の保護および教育をすすめた。人間の性格は、環境によって形成されるという性格形成論を唱えた。オーウェンの活動は、その後の工場法制定にも影響を与えた。

解離性障害

〔dissociative disorder〕
一般的には多重人格として知られているが、正確にはDSM-5の基準である解離性健忘（自伝的記憶の喪失）、解離性同一性障害（いわゆる多重人格）、離人感・現実感消失症（自分自身に対する非現実的感覚）、などが当てはまる障害と判断されるものである。虐待によって生じるとの説もあるが、議論も多く確定はできていない。

家庭裁判所

児童福祉法25条には、罪を犯した満14歳以上の児童を発見した場合は、家庭裁判所に通告しなければならないとされている。少年事件の保護処分には、保護観察所の保護観察、児童自立支援施設または児童養護施設への送致、少年院送致の種類がある。

家庭支援専門相談員（ファミリーソーシャルワーカー）

乳児院、児童養護施設、児童心理治療施設、児童自立支援施設に入所している児童に対し、早期の家庭復帰が達成されることを目的に、保護者等への育児指導や相談等を行う専門職員のこと。

家庭児童相談室

福祉事務所の家庭児童福祉に関する相談業務を強化するために設置された相談機関である。地域住民の比較的身近な相談機関としての役割が期待されている。家庭相談員および社会福祉主事が配置される。

家庭的保育事業

児童福祉法に規定される事業の1つで、いわゆる「保育ママ」である。市町村が乳児または幼児が保育を必要とすると認める場合において、家庭的保育者の居宅その他の場所において、家庭的保育者による保育を行う事業をいう。「家庭的保育事業ガイドライン」が定められており、家庭的保育者の定義（市町村長の認定を受け家庭的保育を行う者）等が明記されている。保育を必要とする3歳児未満（必要に応じて3歳以上）の乳幼児を対象とする家庭的保育事業については、子ども・子育て支援法（7条5項）に地域型保育事業の1つとして位置づけられている。

感化法

1900（明治33）年、非行少年等を教育や保護によって感化することを目的として制定された法律。その後、都道府県の義務として感化院が設置された。1933（昭和8）年に少年教護法となり、1947（昭和22）年には児童福祉法のなかに教護院が位置づけられ、少年救護法は廃止された。

救護法

第一次世界大戦末期には、物価高騰による生活苦を背景に米騒動や労働運動が勃発し、これらの社会不安を受けて政府は社会事業対策を打ち出していく。1874（明治7）年に制定された恤救規則ではますます深刻化する国民の救貧対策に対応できなくなり、それに代わるものとして救護法が1929（昭和4）年に制定されたが、財源難から3年遅れて施行された。対象者は、65歳以上の老人、13歳以下の幼者、妊産婦、病人であり、労働能力のある者はその対象とされなかった。

くるみんマーク／プラチナくるみんマーク

次世代育成支援対策推進法に基づき行動計画を策定し、その行動計画に定めた目標を達成するなど、一定の要件を満たした企業が申請を行い、厚生労働大臣から認定されることで使うことができる子育てサポート企業マークのこと。特に厳しい基準を満たし特例認定を受けた場合にはプラチナくるみんマークとなる。子育てに理解がある優良企業であるというアピールができることと、税制優遇措置などのメリットがある。

結社・集会の自由

児童の権利に関する条約（1989年）15条には、「締約国は、結社の自由および平和的な集会の自由についての児童の権利を認める」とし、「民主的社会において必要なもの以外のいかなる制限も課すことができない」として、締約国の責務を明らかにしている。

健康診査

母子保健法における健康診査は、疾病や発達の遅れを発見し、適切な指導を行うため、妊婦および乳幼児に対して市町村が実施している。幼児については、1歳6か月児健診と3歳児健診が実施される。

合計特殊出生率

15歳から49歳までの女性の年齢別出生率の合計から算出したもので、1人の女性が一生の間に産む平均的な子どもの数とみなされる。2020（令和2）年の日本の数値は1.33で、人口維持に必要な水準の2.06を大きく下回っている（2022年「人口統計資料集」）。

子育て支援事業

市町村は、児童の健全な育成に資するため、放課後児童健全育成事業や子育て短期支援事業、乳児家庭全戸訪問事業等の実施に努めなければならない（児童福祉法21条の9）。また、放課後児童健全育成事業の利用の促進に努めなければならず（同法21条の10）、子育て支援事業に関し、必要な情報の提供を行うものとされている（同法21条の11）。

こども家庭センター

「全ての妊産婦、子育て世帯、子どもへ一体的に相談支援を行う」機関。2023年4月に内閣府の外局として創設される「こども家庭庁」が所管する。設置は市区町村の努力義務となる。従来、市区町村に設置されている児童福祉に関する相談支援拠点や、母子保健型の「子育て世代包括支援センター」の意義や機能は維持した上で組織を見直し、より包括的な相談支援を行う。具体的には、妊娠届から妊産婦支援、子育てや子どもに関する相談を受けて支援をつなぐためのマネジメント（サポートプランの作成）等を実施する。

こども家庭庁

こども施策を総合的に推進するために、新たに内閣総理大臣直属の機関として内閣府の外局に設置される行政機関（2023年4月発足）。心身の発達の過程にあるこどもが、自立した個人として等しく健やかに成長することのできる社会の実現に向け、政策の企画・立案・調整等を実施する。これまで各省庁の縦割りの中で実施されてきたこどもに関する施策を有機的にまとめると共に、省庁で扱う問題の谷間となり見過ごされてきた施策を実施することで、歯止めのかからない少子化や、虐待、いじめ、貧困などこどもの権利侵害の状況を改善していくことをめざす。庁内の特別の機関として内閣総理大臣を会長とする「こども政策推進会議」が設置される。

こども基本法

こども施策を総合的に推進することを目的として新たに制定された法律（2022〔令和4〕年）。こども家庭施策に関する基本理念を示すとともに、こどもを「心身の発達の過程にある者」と定義し、その養育は「家庭を基本として行われる」という認識を示した。次代の社会を担う全てのこどもが最善の利益を保障されて育つことのできる社会の実現のために、国・地方公共団体がこどもの状況に応じた施策を実施する責務を定めたほか、事業者にも雇用環境の整備について努力義務を課している。施行期日は2023年4月。

子ども・子育て応援プラン

2004（平成16）年、少子化社会対策会議決定「少子化社会対策大綱に基づく重点施策の具体的実施計画について」のこと。2002（平成14）年の「少子化対策プラスワン」とともに、次世代育成支援対策行動計画策定（2005年から10か年計画）にあたってのガイドラインを提示している。その後、2010（平成22）年の「子ども・子育てビジョン」の閣議決定により、2014（平成26）年度までの子ども・子育て支援に関する具体的内容が示された。

子ども・子育て支援給付

子ども・子育て支援法に規定された給付で、子どものための現金給付（児童手当）と、子どものための教育、保育給付（施設型給付費・特例施設型給付費・地域型保育給付費・特例地域型保育給付費）及び子育てのための施設等利用給付がある。

子ども・子育て支援法

急速な少子化の進行、家庭や地域環境の変化に鑑み、子ども・子育て支援給付など必要な支援を行って、子どもが健やかに成長できる社会の実現を目指す法律で、2012（平成24）年に制定された。その内容は、子ども・子育て支援給付、認定こども園・幼稚園・保育所といった特定教育・保育施設および特定地域型保育事業者、地域子ども・子育て支援事業、子ども・子育て支援事業計画、子ども子育て会議等から構成されている。

コルチャック

〔Korczak, Janusz 1878-1942〕

ユダヤ系ポーランド人。ポーランドの小児科医、児童文学作家で教育者でもあった。1911年からユダヤ人孤児のための孤児院「ドム・シェロト」の院長となる。ホームの運営を子どもたちの自治によって行うことを主導し、「子ども裁判」「子ども議会」などを生み出した。ナチスのユダヤ人絶滅政策により、200名の子どもたちと運命を共にし、ガス室に送られ生涯を終えた。子どもを人権の主体と考えるその実践は、「児童の権利に関する条約」につながった。

困難女性支援法（こんなんじょせいしえんほう）

正式名称は「困難な問題を抱える女性への支援に関する法律」。DVや性被害、貧困など、多様化する困難に直面する女性を自立に向けて包括的に支援することを目的として2022（令和4）年に成立した（2024年4月施行）。従来は売春防止法に基づく「婦人保護事業」として実施されていた支援を現代の状況に合わせるとともに、国が支援に関する基本方針を示し、それに基づき都道府県が計画を策定することを義務づけた。

里親（さとおや）

要保護児童の養育を希望し、要件を満たして里親名簿に登録された者等。委託の措置は都道府県知事（指定都市・児童相談所設置市は市町）がとる。里親の種類には、「養子縁組を希望する里親」のほか、「親族里親」「養育里親」があり、養育里親には「専門里親」が含まれる。児童に対する監護、教育、懲戒に関する権限が定められている（47条3項）。

里親委託（さとおやいたく）

児童相談所長は、要保護児童発見者の通告（児童福祉法25条）を受けた児童等について、里親に委託しまたは乳児院、児童養護施設等に入所させる必要があると認めたときは、都道府県知事に報告することとなっている。その際、都道府県知事は里親委託等の措置を採らなければならない。

里親支援センター（さとおやしえん）

2022（令和4）年の児童福祉法改正により新設された里親支援事業を行う児童福祉施設。里親の普及啓発、里親の相談に応じた必要な援助、施設入所児童と里親相互の交流の場の提供、里親の選定・調整、委託児童等の養育の計画作成といった里親支援事業や、里親や委託児童等に対する相談支援等を行う。

次世代育成支援対策推進法（じせだいいくせいしえんたいさくすいしんほう）

2003（平成15）年制定。地域における子育ての支援等の実施に関する、市町村行動計画や都道府県行動計画が、この法に基づき、前期計画（2005～2009年度の5か年）および後期計画（2010～2014年度の5か年）として策定された。一般事業主および特定事業主が行動計画を策定した場合、厚生労働大臣にその旨を届け出なければならない。また、一般事業主行動計画の策定・届出義務の対象は、常時雇用者101人以上の事業主となっている。当初2015（平成27）年3月31日までの時限立法だったが、2025年3月31日まで延長された。

思想、良心、宗教の自由（しそう、りょうしん、しゅうきょうのじゆう）

児童の権利に関する条約14条において、締約国は、児童が思想、良心および宗教の自由についての権利を行使するに当たり、父母等が、児童の発達能力に適合する方法で指示を与える権利と義務の尊重を規定して、締約国の責務を明らかにしている。

市町村の業務（しちょうそんのぎょうむ）

児童および妊産婦の福祉に関し、必要な実態の把握、必要な情報の提供、家庭その他からの相談に応ずるなどの業務のほか、子育て支援事業の実施、保育の実施、障害福祉サービスの提供、乳幼児の健康診査、児童扶養手当支給の申請受理や支給決定、児童手当の認定支給等の業務を実施する。

児童（じどう）

児童福祉法4条では、児童を「満18歳に満たない者」と規定し、さらに乳児、幼児、少年に分類している。しかし、国内で適用される法令の種類によってその範囲や名称が異なる。児童の権利に関する条約では、「18歳未満のすべての者」を児童としている。

児童委員

児童福祉法16条には、市町村の区域に児童委員を置くと規定されている。民生委員を兼ねることにより、都道府県知事の推薦によって、厚生労働大臣が委嘱する。その職務は、児童および妊産婦の状況把握、情報提供、援助および指導等である。また、要保護児童発見者は、児童委員を介して通告することができる（児童福祉法25条および児童虐待防止法6条）。

児童委員の活動要領

雇用均等・児童家庭局長通知「児童委員の活動要領の改正について」（2004〔平成16〕年）の別添。児童委員の職務や活動内容の明示のほか、主任児童委員の職務についても明示されている。

児童家庭支援センター

児童福祉法44条の2において、地域の児童の福祉に関する各般の問題につき、児童に関する家庭その他からの相談に応じ、必要な助言を行い、また児童相談所、児童福祉施設との連絡調整等を行う児童福祉施設である。児童福祉施設に附置する（ただし附置を要件としない）ものとされている。

児童虐待

2000（平成12）年に児童虐待防止法（児童虐待の防止等に関する法律）が制定され、児童虐待の定義が明示された。①身体的虐待、②性的虐待、③ネグレクト（保護の怠慢・拒否）、④心理的虐待の4種別に分類される。

児童虐待等の場合の措置

児童福祉法28条には、保護者の児童虐待等の場合の都道府県の措置が規定されている。また、虐待等により、児童を里親に委託し、または乳児院等に入所させようとする時は、家庭裁判所の承認をとることになっている。家庭裁判所は、当該保護者への指導措置をとるよう都道府県に勧告することができる。

児童虐待の早期発見

児童虐待防止法5条には、児童の福祉に業務上関係のある団体や、児童の福祉に職務上関係のある者は、児童虐待を発見しやすい立場にあることを自覚し、児童虐待の早期発見に努めなければならないとされている。

児童虐待防止法

正式名称は「児童虐待の防止等に関する法律」。2000（平成12）年制定。児童に対する虐待の禁止、児童虐待の予防および早期発見、国および地方公共団体の責務、児童の保護および自立支援のための措置等を定め、児童虐待の防止等に関する施策の促進を目的とする法律である。都道府県知事は、当該保護者に対する出頭要求、立入調査、再出頭要求および当該児童の臨検、捜索等をさせることができる。2019（令和元）年6月（2020〔令和2〕年4月施行）の改正により、親権者は、児童のしつけに際して体罰を加えてはならないことになった（14条）。

児童憲章

児童福祉法で示された理念を普及させるために制定された、すべての児童の幸福をはかるための日本独自の宣言。1951（昭和26）年のこどもの日（5月5日）に制定され、3項目から成る前文のほか、全12条から成り立っている。

児童健全育成施策

児童福祉法2条には児童（健全）育成の責任が明記されている。児童厚生施設（児童館、児童遊園）の整備、放課後児童健全育成事業（放課後児童クラブ）の整備、地域組織活動（母親クラブ）の促進、児童環境づくり基盤整備事業、社会保障審議会福祉文化分科会による児童福祉文化財の推薦等が実施されている。

児童厚生施設

児童福祉法7条における児童福祉施設の1つ。同40条において児童遊園、児童館等児童に健全な遊びを与えて、その健康を増進し、または情操をゆたかにすることを目的とする施設とされている。「児童の遊びを指導する者」を置くことになっている。

児童指導員

児童福祉施設に配置される児童の指導に関する専門職種である。児童の施設生活全般に関する援助業務のほか、家庭環境との関係調整等の相談業務にも関わることになるが、現場では保育士等との連携において職務が遂行されることになる。

児童自立支援施設

児童福祉法7条における児童福祉施設の1つ。同44条では、不良行為をなし、またはなすおそれのある児童および家庭環境その他の環境上の理由により生活指導等を要する児童を入所させ、または保護者の下から通わせて、個々の児童の状況に応じて必要な指導を行い、その自立を支援することに加え、退所した者について相談その他の援助を行うことを目的としている。児童自立支援専門員および児童生活支援員が配置される。都道府県は児童自立支援施設を設置しなければならない(児童福祉法施行令36条)。

児童自立支援専門員・児童生活支援員

児童自立支援施設に置かなければならない職員(児童福祉施設の設備および運営に関する基準80条)のこと。おおむね児童5人につき1人以上配置することとされている。児童自立支援専門員は児童の生活指導を担い、児童生活支援員は児童の生活支援を担うこととされている。

児童自立生活援助事業（自立援助ホーム）

児童福祉法6条の3に規定された事業で、いわゆる自立援助ホームのことをいう。義務教育を終了した児童または児童以外の満20歳に満たない者であって措置解除等をされた者や、大学などに通学する満22歳未満の者への住居の提供や日常生活上の援助、相談、生活指導、就業指導などを行う。児童相談所の措置によって開始される。近年では施設への措置を経ないで直接措置される者も増えている。第二種社会福祉事業である。

児童心理司

児童相談所に配置されている心理判定や心理療法などを行う心理の専門職。2016（平成28）年の児童福祉法改正で、児童相談所に義務設置されることが規定された。

児童心理治療施設

2016（平成28）年の児童福祉法改正により情緒障害児短期治療施設から名称変更されたもので、家庭環境、学校における交友関係その他の環境上の理由により社会生活への適応が困難となった児童を、短期間入所させ、または保護者の下から通わせて、社会生活に適応するために必要な心理に関する治療および生活指導を主として行い、あわせて退所した者について相談その他の援助を行うことを目的とする施設（2017〔平成29〕年4月施行)。現在は被虐待児の入所が多い。

児童相談所

都道府県・政令指定都市に必置。児童に関する家庭その他からの相談のうち、専門的な知識および技術を必要とするものに応じる役割や、必要な判定・指導、児童の一時保護の実施等を業務とする。また、市町村に対し必要な援助・相互間の連絡調整等や障害者総合支援法に規定する業務等も実施する。また児童福祉法には、児童相談所長の役割や採るべき措置が規定されている。2006（平成18）年には中核市、2016（平成28）年には特別区も設置できることとなった。

児童相談所運営指針

児童相談所の相談の種類や内容を示した運営指針である。児童相談所の業務は自治体単位であるため、国のガイドラインとしての役割をもたせた通知である。2016年（平成28）年9月の改正では、「子どもの最善の利益の優先」が加えられ、また「児童」が「子ども」と表現されるようになった。2018（平成30）年7月の改正では、転居した場合の児童相談所間における情報共有の徹底や、引継ぎが完了するまでの間は、児童福祉司指導および継続指導を解除せず、援助を継続することが明記された。2022（令和4）年3月の改正では、児童福祉司スーパーバイザーの専門性の強化、弁護士の配置、里親支援について規定された。

児童手当

2012（平成24）年度から、父母その他の保護者が子育てについての第一義的責任を有するという基本的認識の下に、児童を養育している者に児童手当を支給することにより、家庭等における生活の安定に寄与するとともに、次代の社会を担う児童の健やかな成長に資することを目的とする新しい児童手当が実施されている。支給対象は、中学生までとして所得制限を設けた。所得制限額未満の者には、月額1万円あるいは1万5,000円が支給される。また、費用負担については国と地方の負担割合を2：1とし、被用者の3歳未満児（所得制限額未満）への支給に要する費用については15分の7を事業主の負担とする（公務員分は所属庁の負担）。

児童の権利宣言

1959年、国連採択。児童に固有の権利を保障する初めての国際宣言である。しかし、あくまで「宣言」にとどまるため、国際的な法的拘束力を持たせることに限界があり、後の「児童の権利に関する条約」（1989年）を待つことになる。

児童の権利に関するジュネーブ宣言

1924（大正13）年に当時の国際連盟によって採択された国際宣言である。第一次世界大戦によって犠牲になった子どもたちの事態を国際的に反省し制定された背景がある。国際宣言はその後、「世界人権宣言」（1948年国際連合）、「児童の権利宣言」（1959年国際連合）と続く。

児童の権利に関する条約

1989（平成元）年、国際連合にて採択された国際条約。日本は1994（平成6）年に批准した。第二次世界大戦により子どもたちが犠牲になった国際的反省のもと、ポーランド政府による起草により初の子どものための国際条約として採択され、初めて「意見表明権（12条）」が示された。

児童の最善の利益

児童の権利宣言（1959年）において初めて示された理念。同2条に、「児童は、特別の保護を受け、…この目的のために…児童の最善の利益について、最高の考慮が払われなければならない」とある。その後、「児童の権利に関する条約」（1989年）3条においても、「児童に関するすべての措置をとるに当たっては、公的若しくは私的な…いずれかによって行われるものであっても、児童の最善の利益が主として考慮されるものとする」と表記された。2016（平成28）年改正の児童福祉法ではこの理念が明文化された。

児童の年齢区分と関係諸法

児童福祉法では「児童」を「満18歳に満たない者」と規定している（1歳未満「乳児」、満1歳から小学校就学前「幼児」、小学校就学始期から18歳未満「少年」）。また、児童手当法では「児童」を「18歳に達する日以後の最初の3月31日までの間にある者」と規定している。一方、母子および寡婦福祉法や少年法では「20歳に満たない者」をそれぞれ「児童」「少年」と規定するなど、根拠法令によって子どもの定義が異なっている。

児童の発達理論

子どもの発達段階と発達課題についての諸理論が整理されている。たとえばエリクソン（Erikson, E. H.）は、人間の発達段階における発達課題を基本的信頼、自律、自発性、勤勉、同一性、親密さ、生殖性、自我の統合の8段階に整理した。

児童発達支援

障害児を児童発達支援センターその他の施設に通わせ、日常生活における基本的な動作の指導や知識技能の付与、集団生活への適応訓練等を行うものである（児童福祉法6条の2第2項）。

児童福祉司

児童相談所で中核的な役割を果たす任用資格である。当該区域において、児童の保護その他の児童の福祉に関する事項について、相談に応じ、専門的技術に基づいて必要な指導を行う等児童の福祉増進に努めることを職務とする。児童福祉法13条には、児童福祉司の任用条件が定められている。厚生労働大臣の指定する学校等を卒業または修了した者。大学において専修する学科等を卒業し定める施設において1年以上相談援助業務に従事したもの。医師。社会福祉士。公認心理師。社会福祉主事として2年以上児童福祉事業に従事した者等となっている。なお、精神保健福祉士は社会福祉士と同等とみなされ、任用資格をもつ。

児童福祉施設

児童福祉法7条には12種類の児童福祉施設が規定

されている。児童福祉施設は「児童福祉施設の設備及び運営に関する基準」において設備および運営についての最低基準が定められることになっている。

児童福祉施設の職員

国家資格としての保育士（保育所、児童養護施設等）のほか、任用資格としての児童指導員（児童養護施設等）、児童自立支援専門員・児童生活支援員（児童自立支援施設）、児童の遊びを指導する者（児童厚生施設）、母子支援員・少年を指導する職員（母子生活支援施設）が、各児童福祉施設に配置される。その配置基準は児童福祉施設の設備及び運営に関する基準に規定される。

児童福祉施設の設備及び運営に関する基準

「児童福祉施設は、最低基準を超えて、常に、その設備及び運営を向上させなければならない」(4条）ことになっている。また、その基準によって、「入所している者が、明るくて、衛生的な環境において、素養があり、かつ、適切な訓練を受けた職員の指導により、心身ともに健やかにして、社会に適応するように育成されることを保障」(2条）される。

児童福祉審議会

都道府県および指定都市に義務設置される児童福祉に関する調査審議を行う機関。行政の一方的な判断にならないように広く関係者の意見を反映させるためのもので、行政の諮問、意見具申機関としての性格を持つ組織。

児童福祉の原理

児童福祉法には児童の福祉を保障するための原理が規定されている（1～3条)。2016（平成28）年の改正により「全て児童は、児童の権利に関する条約の精神にのつとり、適切に養育されること、その生活を保障されること、愛され、保護されること、その心身の健やかな成長及び発達並びにその自立が図られることその他の福祉を等しく保障される権利を有する」(1条）とされた。

児童福祉法

児童保護だけにとどまらず、児童における「福祉」を助長しなければならないとして、1947（昭和22）年12月に制定・公布され、翌年実施された。それまでの児童保護に関する立法である「児童虐待防止法」や「少年教護法」などを吸収した総合立法である。2008（平成20）年の改正により、子育て支援事業および家庭的保育事業を法律上に位置づけ、里親制度の改正や小規模住居型児童養育事業の創設等が定められた。2012（平成24）年の改正においては、児童福祉施設が12種類に再編された。2016（平成28）年の改正では「児童の最善の利益の優先」が理念に加えられた。

児童福祉法の対象の定義

「児童」を「満18歳に満たない者」とし、そのうち「乳児」を「満1歳に満たない者」、「幼児」を「満1歳から、小学校就学の始期に達するまでの者」、「少年」を「小学校の始期から、満18歳に達するまでの者」としている。また、「障害児」を身体に障害のある児童、知的障害のある児童、発達障害を含む精神に障害がある児童のほか、難病の児童について規定している。さらに、「妊産婦」を「妊娠中または出産後1年以内の女子」と定義している。

児童扶養手当

「児童扶養手当法」(1961年制定）に規定。母子家庭や父子家庭の生活の安定と自立の促進を通して児童の福祉の増進を図ることを目的とする手当である。支給は、所得による支給制限があるが、母子・父子家庭とも対象となった。なお、「児童」とは18歳に達する日以降、最初の3月31日までをいい、心身におおむね中程度以上の障害（特別児童扶養手当2級と同じ程度以上の障害）がある場合は、20歳まで手当が受けられる。

児童養護施設

保護者のない子ども、虐待されている子ども、その他環境上養護を要する児童を入所させて、これを養護し、あわせてその自立を支援することを目的とする児童福祉施設である。最近では、心理療法担当職員の配置のほか、2000（平成12）年度から地域小規模児童養護施設（グループホーム）が開始されている。5年に一度、「児童養護施設入所児童等調査結果」(最新平成30年2月）が、厚生労働省により発表されている。

自閉症スペクトラム障害

2013年のアメリカ精神医学会の最新の診断基準（DSM–5）で示されたもので、それまで、細かく分けていた広汎性発達障害やアスペルガー障害などを、1つの連続体（はっきりと区別するのではなく、さまざまな症状が連続してあらわれるもの）として表した。自閉症スペクトラム障害の特性としては、社会性（人とのコミュニケーションが苦手等）や行動（同じ行動を繰り返す、こだわりがある）、言語（オウム返しのような反復等）、知的発達（遅れやばらつきがある）などがあるが、これらも個人差があり、明確にすべての人に見られるというわけではない。また、特性があるだけでは障害といえず、そのことによって社会生活に困難を抱えている場合に用いられる。

社会的養護

保護者がいない、または保護者のもとで養育させることが適切でない児童に対し、国や地方公共団体、地域など社会的な支えによって、児童の養育を支えていく仕組み。日本では児童養護施設などの施設を利用した自立支援が中心で、里親への措置は未だに割合が小さい。

出生数の推移

日本の年間出生数は、第1次ベビーブームの頃が約270万人（1949〔昭和24〕年）、第2次ベビーブームの頃が約209万人（1973〔昭和48〕年）。いわゆる「1.57ショック」の根拠となった1989（平成元年）は、約124.7万人。2021（令和3）年は約84.2万人で14年連続で減少し、過去最低の出生数となっている（人口動態統計）。

主任児童委員

児童委員のうちから主任児童委員が厚生労働大臣によって指名される（児童福祉法16条3項）。担当区域を持たず、児童委員の職務について、児童の福祉に関する機関と児童委員との連絡調整を行うとともに、児童委員の活動に対する援助および協力を行う（同17条2項）。

障害児

児童福祉法4条の2により、身体に障害のある児童、知的障害のある児童、精神に障害のある児童（発達障害者支援法2条2項に限定する発達障害児を含む）または治療方法が確立していない疾病その他の特殊の疾病であって障害者の日常生活および社会生活を総合的に支援するための法律4条1項の政令で定めるものによる障害の程度が同項の厚生労働大臣が定める程度である児童をいう。

障害児相談支援

障害児通所支援を利用するすべての児童に対して行われる事業で、障害児の特性や家庭環境などを配慮して障害児支援利用計画を立てる障害児支援利用援助と、その見直しを行っていく継続障害児支援利用援助とがある。

障害児通所支援

従来の細分化されていた障害児に対する支援（児童デイサービスや知的障害児通園施設、肢体不自由児通園施設など）が再編されてできた事業。児童発達支援、医療型児童発達支援、放課後等デイサービス（特別支援学校などに通う障害児の放課後や休日などの支援）、保育所等訪問指導（障害児が通う保育所等に専門職が訪問し相談支援等に応ずる）から成る。市町村が窓口となって対応する。2022（令和4）年5月の児童福祉法の改正により、医療型児童発達支援は、児童発達支援に一元化される（2026年4月施行）。

障害児入所施設

知的障害児施設、盲ろうあ児施設、肢体不自由児施設、重症心身障害児施設といった障害児が入所していた施設が統合され、2012（平成24）年4月より一本化された。障害の重度化等を踏まえ、複数の障害に対応できるようにする目的があった。福祉型と医療サービスも提供する医療型がある。入所の手続きは都道府県（児童相談所）が窓口となる。

小規模住居型児童養育事業（ファミリーホーム）

児童福祉法に規定される事業の1つであり、社会福祉法に規定される第二種社会福祉事業である。保護者のない児童または保護者に監護させることが不適当であると認められる児童の養育に関し、相当の経験を有する者等の住居において養育を行う事業（当該児童5人または6人の規模）である。このような事業を行う住居を「ファミリーホーム」と称する。3人以上の養育者を置かなければならず、その養育者は一定の要件を満たす者でなければならない。

少子化社会対策大綱

「少子化社会対策基本法」（7条）に基づく、総合的かつ長期的な少子化に対処するための施策の指針。2004（平成16）年、2010（平成22）年（子ども・子育てビジョン）、2015（平成27）年に続き、2020（令和2）年に閣議決定された。2024年度までの子ども・子育て支援に関する整備目標が掲げられた。おおむね5年後を目途に見直しが行われる。

少年

児童福祉法4条では、児童を「18歳に満たない者」とし、そのうち少年を「小学校就学の始期から、満18歳に達するまでの者」と規定している。民法では、2022（令和4）年の法改正により「年齢18歳をもって、成年とする」（4条）と規定することにより、18歳未満を未成年者としている。少年法では「20歳に満たない者」を少年としているが、18歳・19歳の者については特定少年として、重罪を犯したときは、成年と同様の審議が行われることになった。

少年院

少年院法によって規定されている生活指導、職業指導などを行う矯正施設で、行った非行の程度や年齢等を考慮し、家庭裁判所の審判によって保護処分の1つとして入院が決定される。おおむね12歳以上で心身に障害がない者が入る第1種、犯罪傾向が進んだおおむね16歳以上の者が入る第2種、心身に障害がある者が入る第3種、刑の執行を受ける者が入る第4種、特定少年対象の第5種がある。在院期間は成人とは異なり、細かい期限は決められていない。

少年教護法

1933（昭和8）年制定。少年（14歳未満）に対する教育的保護、少年教護院（感化院から名称変更）の規定等が実施された。それまでの感化法（1900〔明治33〕年）に代わる法律であり、1947（昭和22）年に児童福祉法が制定されるまで実施された。

少年法

少年（20歳未満）の健全な育成を期し、非行のある少年に対して性格の矯正および環境の調整に関する保護処分を行うとともに、少年および少年の福祉を害する成人（20歳以上）の刑事事件について特別の措置を講ずることを目的とする法。心身が未成熟で社会的経験の乏しい少年を対象とする同法は、刑法・刑事訴訟法の特別法にあたる。

女性自立支援施設

困難女性支援法の施行に基づき、現在の「婦人保護施設」から2024年4月に名称変更される。都道府県や市町村、または社会福祉法人が設置する生活型施設。困難な問題を抱える女性の意向を踏まえながら、入所・保護、医学的・心理学的な援助、自立の促進のための生活支援、また、退所した者についての相談等を行う。支援対象者が児童を同伴する場合は、その児童の学習・生活も支援する。

女性相談支援員

困難女性支援法に基づき、女性相談支援センター等でさまざまな困難を抱える女性の支援にあたる専門職。現在の「婦人相談員」から2024年4月に名称変更される。その職務は、困難な問題を抱える女性の発見に努め、その立場に立って相談に応じ、専門的技術に基づいて必要な援助を行うことである。都道府県、女性相談支援センターを設置する指定都市には配置が義務づけられており、市町村は配置に努めることが規定されている。

女性相談支援センター

困難女性支援法に基づき都道府県が義務設置する機関である（指定都市は任意設置）。現在の「婦人相談所」から2024年4月に名称変更される。家族の問題や妊娠や出産、配偶者からの暴力など女性が抱える問題全般について、女性相談支援員など専門の相談員が電話や面接での相談に応じ、医学的・心理的な援助や関連制度に関する情報提供等を提供する。必要に応じて一時保護を行う機能もある。2002

（平成 14）年から、配偶者暴力相談支援センターの機能も担っている。

自立支援医療

障害者総合支援法に規定された医療費の支給制度。身体に障害のある児童に対する育成医療、身体障害者に対する更生医療、および精神障害者に対する精神通院医療の 3 種類からなる。障害に関わる公費負担医療制度間での負担の不均衡を解消し、医療費の多寡と所得の多寡に応じた、公平な負担を求めるもの。

自立支援計画

児童養護施設等では、衣食住を保障することのみならず、あわせてその自立を支援することを目的とすることから、児童の個別的な自立支援計画を策定する。策定の際には、能力や年齢に応じて子ども本人の意向を反映すること、保護者の意向を確認した上で、子どもの権利保障を重視して作成することが求められる。

親権

未成年の子に対する親の権利義務。身辺監護（監護教育の権利義務、居所指定権、懲戒権、職業許可権）と財産管理に大別でき、父母が共同して行う。養子は養親が、非嫡出子は母が親権者となる。父母が離婚すると一方が親権者となり、協議離婚以外では家庭裁判所が決定する。子への利益相反行為は禁止され、財産管理では自己のためにする程度の注意義務を負う（善管注意義務より低い）。

親権喪失宣告の審判等の請求

父または母による親権の行使が困難または不適当であることにより子の利益を害するときに、子、その親族、未成年後見人、未成年後見監督人または検察官や、児童相談所長が親権喪失宣告の請求を家庭裁判所に対して行うことができる（民法 834 条の 2、児童福祉法 33 条の 7）。

親権の一時停止

2012（平成 24）年 4 月から始まった制度で、親権者の行為が子の利益に反するとき、一時的に親権を停止させることができる。日本における親権はとても重く、喪失宣告の請求も審判の決定も少ないことから作られた。親権停止中は、未成年後見人が選任され、子どもの権利を守るとともに親権を停止するに至った原因を取り除き、親子再統合について検討される。停止期間は 2 年までで、延長するには家庭裁判所での再審理が必要となる。親権の一時停止中は、一時保護中は児童相談所所長が、施設委託中は施設が親権を代行することが定められた。

親権を行う者

民法 820 条には「親権を行う者は、子の監護および教育をする権利を有し、義務を負う」と規定され、同 818 条において「成年に達しない子は、父母の親権に服する」ことになっている。なお、里親は、受託中の児童で親権者のあるものについても、監護、教育、懲戒に関する必要な措置をとることができる（児童福祉法 47 条 3 項）。

第 1 次ベビーブーム／第 2 次ベビーブーム

1949（昭和 24）年の日本の出生数は戦後最高の約 270 万人で、この年を含めた出産ブーム（1947 ～ 49 年）を第 1 次ベビーブームという。また、第 1 次ベビーブーム世代が出産時期を迎えた 1973（昭和 48）年には出生数が 209 万人となり、この前後を含めた出産ブーム（1971 ～ 74 年）を第 2 次ベビーブームという。

第 1 回ホワイトハウス会議（児童福祉白亜館会議）

アメリカホワイトハウス（白亜館）にて、大統領によって召集され開催されるアメリカ国内の全国児童福祉会議。1909 年に第 1 回会議が開催され、家庭との関連を重視した児童福祉のあり方が勧告された。その後、約 10 年間ごとに全国児童福祉会議が開催されている。

高木憲次

〔1888–1963〕

肢体不自由児に対する治療と教育を兼ねた社会的な療育の必要性を主張した。「肢体不自由」名称の命名者。日本初の肢体不自由児のための学校「光明学校」の設立（1932〔昭和 7〕年）、園長を務めた「整肢療護園」（1942〔昭和 17〕年）の実践を経て、戦後、肢体不自由児施設が児童福祉施設として位置づけられるのに尽力した。

地域子育て支援拠点事業

これまでの「つどいの広場事業」と「地域子育て支援センター事業」の両事業を、2007（平成 19）年より「ひろば型」、「センター型」、「児童館型」の 3 類型に分類し、さらに、2012（平成 24）年度からは、「ひろば型」と「センター型」を「一般型」に、「児童館型」を「連携型」に再編したもの。地域子育て支援拠点事業は、児童福祉法に規定される事業の 1 つであり、社会福祉法に規定される第二種社会福祉事業である。また、子ども・子育て支援法の地域子ども・子育て支援事業の 1 つでもある。

地域型保育事業

主に 3 歳未満の子どもをもつ利用者に、多様な保育の選択肢を提供する目的で設置された。0 ～ 2 歳の待機児童対策および人口減少地域の保育施設の確保方策の面もあわせもつ。市町村、民間事業者等を事業主体とし、市町村により認可され、子ども子育て新制度の「地域型保育給付」の対象となる。6 ～ 19 人の小規模保育事業、1 ～ 5 人を保育者の自宅等の場所で保育する家庭的保育事業、事業所の従業員の子どもと保育を必要とする地域の子どもを合わせて保育する事業所内保育事業、保育を必要とする子どもの自宅に保育者が出向く居宅訪問型保育事業、の 4 種類が、児童福祉法に規定されている。

地域小規模児童養護施設

2000（平成 12）年につくられた児童養護施設の分園にあたる小規模な生活の場をいう。社会的自立を図るため、住宅街の中などに通常の民家を用意し、そこで 6 人程度の児童が生活する、いわゆるグループホームである。

注意欠陥多動性障害（ADHD）

〔attention-deficit hyperactivity disorder〕

課題の持続が難しく 1 つの活動に集中できず、気が散りやすい注意の障害と、じっとしていなければならない状況でも過度に落ち着きがないといった多動性・衝動性を示す障害のこと。

DV 防止法

正式名称は「配偶者からの暴力の防止及び被害者の保護等に関する法律」。2001（平成 13）年 10 月施行。配偶者からの暴力の防止および被害者の保護のための国や地方公共団体の責務等を明記している。また都道府県に配偶者暴力相談支援センターの設置を定めている。2004（平成 16）年改正では、保護命令の対象範囲が拡大され、さらに 2007（平成 19）年の改正では、保護命令制度の拡充が図られた。2013（平成 25）年改正では、法律名称の一部が「被害者の保護」から「被害者の保護等」に変更され、生活の本拠を共にする交際相手からの暴力およびその被害者が法の適用対象に含まれた。

特定妊婦

出産後の養育について、出産前において支援を行うことが特に必要と認められる妊婦のことで、児童福祉法 6 条の 3 第 5 項に規定されている。内容としては、夫婦の不仲や親の精神疾患や知的遅れ、家計が不安定な家の妊婦が想定され、児童虐待など養育のリスクを抱えやすい妊婦であるとみなされる。特別な配慮・支援が必要とされる。

特別児童扶養手当

この手当は、精神または身体に障害を有する児童について手当を支給することにより、これらの児童の福祉の増進を図ることを目的として、20 歳未満で精神または身体に中程度以上の障害を有する児童を家庭で監護、養育している父母またはその他の者を対象とする。

特別養子縁組

実親との法律上の親子関係を消滅させ、安定した養親子関係を成立させるための制度である。児童が 6 歳未満であることが条件であったが、2019（令和元）年 6 月に民法の一部が改正され、養子となる者の年齢の上限が原則 15 歳未満に引き上げられた。児童福祉司による支援期間を設け、養親は一定の研修的期間を経ることが条件である（民法 817 条の 2 ～ 2）。社会的養護の範囲には入っていないものの、2016（平成 28）年の児童福祉法改正により、養子縁組に関する相談・支援が都道府県の業務として位置づけられることとなった。

都道府県の業務

児童福祉法には、都道府県の業務が定められている（11条）。市町村の業務に関する必要な援助、児童および妊産婦の福祉に関する広域的な実情の把握、児童に関する家庭その他からの相談のうち専門知識や技術を必要とするものへの対応、児童およびその家庭への必要な調査や判定業務、児童の一時保護、里親についての相談援助業務などである。その他、児童相談所の設置（12条）、児童福祉施設の設置・認可・廃止等に関する業務（35条）等のほか、児童福祉施設の設置および運営について、条例で基準を定めなければならないことになっている(45条)。

都道府県の採るべき措置

児童福祉法には、都道府県の役割や採るべき措置が規定されている。たとえば、要保護児童発見の通告（25条）を受けた児童に対し児童相談所の採るべき措置に関する報告を受けたとき（26条）または少年法の規定による送致のあった児童につき、必要な措置を採らなければならない（27条）。

留岡幸助

〔1864–1934〕

感化教育事業の第一人者。1899（明治32）年、東京巣鴨に感化院「家庭学校」を設立するなどして、1900（明治33）年制定の感化法に大きな影響を与えた。1914（大正3）年には、北海道家庭学校を設立し、小舎夫婦制による実践を行った。

乳児院

乳児を入院させて養育し、あわせて退院した者について相談その他の援助を行うことを目的とする児童福祉施設である。特に必要のある場合には、幼児を含むことができる。看護師等の配置が原則だが、一定の条件の下、保育士または児童指導員をもってこれに代えることができる。

乳児家庭全戸訪問事業（こんにちは赤ちゃん事業）

児童福祉法に規定される事業の1つであり、社会福祉法に規定される第二種社会福祉事業である。市町村における実施の努力義務が課されている。市町村区域内のすべての乳児（原則として生後4ヵ月を迎えるまでの乳児）のいる家庭を訪問し、子育てに関する情報の提供、養育環境等の把握を行い、養育についての相談援助を行う事業をいう。「乳児家庭全戸訪問事業ガイドライン」が定められており、事業の実施内容や実施方法等が明記されている。

認可外保育施設

児童福祉法に基づく認可を受けていない保育施設のこと。認可外保育施設は、児童福祉法59条の2の規定に基づき、事業の開始の日から1ヵ月以内に都道府県知事に届けなければならないことになっている。また設置者は、毎年、運営の状況を都道府県知事に報告しなければならない。

妊産婦

妊娠中の女子または出産後1年以内の女子をいう（児童福祉法5条、母子保健法6条）。

認定こども園

「就学前の子どもに関する教育、保育等の総合的な提供の推進に関する法律」（2006年制定）の規定による公示がされた施設をいう。小学校就学前の子どもに対し、教育・保育を一体的に提供するほか、地域における子育て支援を行うことも求められる。

野口幽香

〔1866–1950〕

1900（明治33）年、日本で最初の託児所となる「貧民幼稚園」（二葉幼稚園）を設立した。また1922（大正11）年、「母の家」を付設し、母子寮の先駆となった。

発達障害

脳の生まれつきの機能障害により、社会生活を送ることに困難を抱えている状態（の人）をいう。コミュニケーションや対人関係を作ることが苦手な人が多く、それゆえ、さまざまなトラブルが発生しやすい。発達障害者支援法では、自閉症、アスペルガー症候群その他の広汎性発達障害、学習障害、注意欠陥多動性障害で、その症状が通常低い年齢において発現するものと定義しているが、DSM-5では、自閉症スペクトラム障害という表現を使って整理している。都道府県が設置する発達障害者支援センター等が相談の専門機関である。

ピアジェ

〔Piaget, Jean 1896–1980〕
スイスの児童心理学者。子どもの認知発達の研究から発生的認識論を提唱した。認知発達の4つの段階（感覚運動期、前操作期、具体的操作期、抽象的操作期）や子どもの知能や心性の研究、保存の概念などで有名。

被措置児童虐待

児童福祉施設や里親への措置、一時保護などが行われている児童に対し、施設職員や児童相談所などの行政機関職員、里親が不適切な行為を行うことをいう。被措置児童虐待は絶対にあってはならないが、万が一発見したものは、速やかに、都道府県の設置する福祉事務所、児童相談所、都道府県の行政機関、都道府県児童福祉審議会、もしくは市町村に通告しなければならない(児童委員を介して通告も可)。

ファミリー・サポート・センター事業（子育て援助活動支援事業）

住民同士の支え合いを基本として、利用会員と援助会員が子育てを協力しながらしていく仕組みをいう。たとえば子どもの送迎などはその一例である。2015（平成27）年度からの子ども子育て支援新制度発足に伴い、地域子ども・子育て支援事業に位置づけられた（児童福祉法6条の3第14項）。

保育士

児童福祉法18条の4に定義される国家資格である。登録を受けることが前提となり、保育士の名称を用いて、専門的知識および技術をもって、児童の保育のほか、児童の保護者に対する保育に関する指導を行うことを業とする者をいう。また、信用失墜行為の禁止等が規定されている。

保育士の責務

保育所に勤務する保育士は、乳児、幼児等の保育に関する相談に応じ、および助言を行うために必要な知識および技能の修得、維持および向上に努めなければならないことになっている（児童福祉法48条の4第2項）。

保育士の秘密保持義務

国家資格である保育士は、正当な理由がなく、その業務に関して知り得た人の秘密を漏らしてはならない義務がある。この義務は、保育士でなくなった後においても同様であることになっており（児童福祉法18条の22）、違反した者には、1年以下の懲役または50万円以下の罰金に処せられる。

保育士の名称独占

保育士は、児童福祉施設でその職に就いているかどうかにかかわらず、その名称を使用することができる。また、保育士でない者は、保育士や保育士に紛らわしい名称を使用してはならない（児童福祉法18条の23）。この規定に違反した者は、30万円以下の罰金に処せられることになっている。

保育所

保育を必要とする乳児および幼児、また特に必要があるときはその他の児童を日々保護者の委託を受けて、保育することを目的とする児童福祉施設である。保育士、嘱託医および一定の条件の下に調理員を置かなければならないことになっている（児童福祉施設の設備および運営に関する基準33条)。児童福祉法に規定される保育所を「認可保育所」と称する。

放課後児童健全育成事業（放課後児童クラブ）

小学校に就学している児童を対象とする第二種社会福祉事業である。保護者が労働等により昼間家庭にいないものに、児童厚生施設等を利用しながら、授業の終了後に適切な遊びおよび生活の場を与えて、その健全な育成を図る事業である。

放課後等デイサービス事業

2012（平成24）年に児童福祉法に規定された事業。幼稚園、大学を除く学校通学中の障害児に放課後や夏休み等の長期休暇中、生活能力向上のための支援等（現在は「訓練等」、2026年より変更）を継続的に提供することにより、障害児の自立を促進し、放課後等の居場所づくりを推進することを目的とする。

保健師・助産師

保健師助産師看護師法に規定される国家資格であ

る。保健師は、保健所や市町村保健センター、医療機関等において、母子保健、精神保健等の分野の保健活動に専門的に関わる。助産師は、病院等で、助産または妊婦等の保健指導を業とし、その免許は女性に限られている。

保護観察

保護観察官の監督のもと、社会内で非行や犯罪に手を染めず、正しい生活を一定期間送ることをいう。少年非行の対応では、家庭裁判所の審判の結果、保護処分の１つとして扱われる。保護観察官をサポートする者として、保護司やBBSがある。

母子家庭等就業・自立支援センター事業

就業支援を柱とした母子家庭等に対する総合的な自立支援策の一環として2003（平成15）年から開始された事業。母子家庭の母等に対し、就業相談、就業支援講習会の実施、就業情報の提供等の就業支援サービスを提供するとともに、関係機関との連携を図りながら地域生活の支援や養育費の取り決め等の専門相談を行う。

母子健康包括支援センター（子育て世代包括支援センター）

2016（平成28）年の母子保健法の改正で、市町村が必要に応じ、設置することが規定されたセンター（2017〔平成29〕年4月施行）。母子保健の相談に応じたり、母、乳幼児に対する支援を行ったり、保健医療機関や福祉機関と連携を行うことで母子の健康増進を図るものである。この機関は、児童虐待の発生予防として、妊娠期から子育て期まで、切れ目ない支援を提供する子育て世代の包括的支援の拠点的位置づけのものである。

母子健康手帳

市町村に妊娠の届け出をした者に対し、交付される（母子保健法16条）。母子健康手帳には、妊婦健康診査や乳幼児健康診査などの健康診査、訪問指導、保健指導の記録、予防接種の接種状況の記録が記載されることが規定されている。これらの手帳の記録により、母子に関わる専門職が、継続性・一貫性のあるケアを提供することを可能にする。

母子支援員

母子生活支援施設において、母子の生活指導を行う者をいう。任用資格として母子生活支援施設に配置されなければならない職員である。個々の母子の家庭生活および稼動の状況に応じながら、就労、家庭生活および児童の養育に関する相談および助言を行う等の支援を実施する。

母子父子寡婦福祉法

正式名称は「母子及び父子並びに寡婦福祉法」。1964（昭和39）年「母子福祉法」が制定され、1981（昭和56）年「母子及び寡婦福祉法」に改正、2014（平成26）年からは現在の名称になっている。「母子家庭等」および「寡婦」の福祉を図ることを目的とする法律。「母子家庭等」とは、「母子家庭及び父子家庭」をいう。また、「寡婦」とは配偶者のいない女子であって、かつて配偶者のいない女子として民法の規定により児童を扶養していたことのあるものをいう。この場合の「児童」とは20歳未満のものをいう。保育所の入所選考にあたっては、特別の配慮を有する。

母子・父子自立支援員

母子父子寡婦福祉法8条により規定。2014（平成26）年の改正から母子・父子自立支援員に名称変更された。母子家庭・父子家庭・寡婦に対し、生活一般の相談に応じ、経済・教育など諸問題の解決を助け、その自立に必要な指導にあたり、改正法では、職業能力向上と求職活動に関する支援を行うことが追加された。

母子生活支援施設

配偶者のない女子またはこれに準ずる事情のある女子およびその者の監護すべき児童を入所させて、自立促進のための生活支援、退所者の相談援助を行うことを目的とした児童福祉施設。児童福祉施設の設備および運営に関する基準により母子支援員が配置されなければならない。

母子保健

国および地方公共団体は、母性並びに乳児および幼児の健康の保持および増進に努めなければならない

（母子保健法5条）。市町村は、母子保健計画の策定のほか、保健指導、新生児訪問指導、一定の条件にある幼児の健康診査、必要に応じた妊産婦、乳児、幼児の健康診査、母子健康手帳の交付等を行うことになっている。

母子保健法

1965（昭和40）年制定。母性、乳児および幼児の健康の保持および増進を図るため、母子保健に関する原理を明らかにするとともに、保健指導、健康診査、医療その他の措置を講じながら、国民保健の向上に寄与することを目的とした法律である。妊産婦、乳児、幼児、保護者、新生児、未熟児に関する定義が規定されている。

母子保護法

1937（昭和12）年に12歳未満の子を有する貧困母子家庭救済のために制定された法律である。内容は、生活扶助、養育扶助、生業扶助、医療扶助等である。

未成年後見制度

18歳未満の児童の親権者の死亡、不在の際に、親権者の代わりに児童の監護、教育等、親権を実施する後見人のこと。家庭裁判所により選任される。2016（平成24）年に民法が改正され、親権の一時停止制度が成立した際に、未成年後見人制度も改正され、個人のほか、社会福祉法人等の法人も後見人になること、複数人の後見人で役割分担をして親権を実施することが可能になった。

養育医療

医学的な対応が必要な体重2,000グラム以下の児童に対し、適切な医療の提供を行ったり医療費を支給したりする制度。当初都道府県が実施していたが、2013（平成25）年度より市町村が実施することになった。

要支援児童等

乳児家庭全戸訪問事業の実施その他により把握した保護者の養育を支援することが特に必要と認められる児童のこと（児童福祉法6条の3第5項）。これは、同法の「要保護児童」（保護者のない児童または保護者に監護させることが不適当であると認められる児童）とは区別され、養育支援訪問事業の実施などにより、その養育が適切に行われることが望まれている児童をさす。

要保護児童対策地域協議会

地方公共団体は、要保護児童等（要保護児童、要支援児童、特定妊婦等）の適切な保護または支援を図るため、関係機関等により構成される要保護児童対策地域協議会を置くように努めなければならない（児童福祉法25条の2）。要保護児童およびその保護者に関する情報等の交換を行うとともに、要保護児童等に対する支援の内容に関する協議を行うものとされている（同法25条の2第2項）。

要保護児童発見者の通告義務

要保護児童を発見した者は、市町村、都道府県の設置する福祉事務所、児童相談所に通告しなければならない（児童福祉法25条および児童虐待防止法6条）。児童委員を介して通告することもできる。罪を犯した満14歳以上の児童については、家庭裁判所に通告する。また、児童の福祉に職務上関係のある者は、児童虐待の早期発見に努めなければならない（児童虐待防止法5条）。

療育医療

児童福祉法20条に基づき、都道府県は、結核にかかっている児童に対し、療育にあわせて学習の援助を行うため、病院に入院させて療育の給付を行うことができる。この際に医療が給付される。

※平戸ルリ子「国家試験対策用語集」八重樫牧子・原葉子編『児童や家庭に対する支援と児童・家庭福祉制度（第4版）』2020, pp.235–249に基づき、加筆・修正を加えた。

索引

（太字で表示した頁には用語解説があります）

さ～そ

た〜と

な〜の

ま〜も

や〜よ

ら〜ろ

わ

福祉臨床シリーズ編集委員会

責任編集

執筆分担

八重樫牧子　(やえがし　まきこ)　福山市立大学　名誉教授
……はじめに、第１章1-3節、第４章３節・5-8節、第４章６節コラム

原　葉子　(はら　ようこ)　東京通信大学人間福祉学部　教授
……はじめに、第１章４節、第４章１節E-F・９節・12節

土田美世子　(つちだ　みよこ)　龍谷大学社会学部　教授……はじめに、第２章、キーワード集

執筆者 (五十音順)

執筆分担

秋山雅代　(あきやま　まさよ)　日本福祉教育専門学校社会福祉士養成学科　専任講師
……第４章１節A-D・G-H、第４章１節コラム

泉　宗孝　(いずみ　むねたか)　新見公立大学健康科学部　助教……第４章３節、第４章３節コラム

君島昌志　(きみじま　まさし)　東北福祉大学総合福祉学部　准教授……第３章１節

周防美智子　(すおう　みちこ)　岡山県立大学保健福祉学部現代福祉学科　特任准教授……第４章11節

髙月教恵　(たかつき　のりえ)　新見公立大学　名誉教授／福山市立大学　名誉教授……第４章４節

直島克樹　(なおしま　かつき)　川崎医療福祉大学医療福祉学部　講師
……第３章2-5節、第４章９節コラム

平戸ルリ子　(ひらと　るりこ)　東京家政大学人文学部　教授……第４章２節

増井香名子　(ますい　かなこ)　日本福祉大学社会福祉学部　准教授
……第４章10節、第４章10節コラム、第４章12節コラム

児童・家庭福祉
【新・社会福祉士シリーズ15】

2022(令和４)年11月15日　初　版１刷発行
2024(令和６)年４月15日　　同　２刷発行

編　者　八重樫牧子・原　葉子・土田美世子
発行者　鯉渕友南
発行所　株式会社　弘文堂　101-0062　東京都千代田区神田駿河台1の7
TEL 03(3294)4801　振替 00120-6-53909
https://www.koubundou.co.jp

装　丁　水木喜美男
印　刷　三美印刷
製　本　井上製本所

ISBN978-4-335-61220-6